U0129571

张仲景医学全集

总主编

傅延龄　李家庚

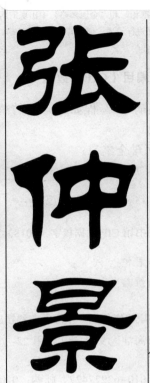

张仲景

疾病学

（第3版）

主编

程如海　徐竹梅

中国健康传媒集团
中国医药科技出版社

内 容 提 要

本书以《伤寒论》和《金匮要略》中出现的病名为纲，对每一种疾病从概述、辨证论治、历代医家补充、医案精选 4 个方面进行论述，使读者全面认识该病。全书脉络清晰，文献资料丰富，能够有效指导临床，是一部实用性和学术性俱佳的专著。

图书在版编目（CIP）数据

张仲景疾病学 / 程如海，徐竹梅主编. —3 版. —北京：中国医药科技出版社，2018.12

（张仲景医学全集）

ISBN 978-7-5214-0570-5

Ⅰ.①张⋯ Ⅱ.①程⋯ ②徐⋯ Ⅲ.①《伤寒杂病论》-研究 Ⅳ.①R222.19

中国版本图书馆 CIP 数据核字（2018）第 261841 号

美术编辑 陈君杞

版式设计 易维鑫

出版　**中国健康传媒集团｜中国医药科技出版社**

地址　北京市海淀区文慧园北路甲 22 号

邮编　100082

电话　发行：010-62227427　邮购：010-62236938

网址　www.cmstp.com

规格　710×1000mm ¹⁄₁₆

印张　19¼

字数　261 千字

初版　2005 年 1 月第 1 版

版次　2018 年 12 月第 3 版

印次　2018 年 12 月第 1 次印刷

印刷　三河市国英印务有限公司

经销　全国各地新华书店

书号　ISBN 978-7-5214-0570-5

定价　**45.00 元**

丛书编委会

总 主 编 傅延龄　李家庚

副总主编 杨维杰　邹忠梅　李恩娃　杨明会　王志华

编　　委（按姓氏笔画排序）

丁晓刚　马　浔　马子密　马艳红　王志华　王希浩

王欣榕　王洪蓓　付长林　冯建春　吕志杰　刘松林

刘铜华　刘雯华　李恩娃　李家庚　李雪巧　杨　涛

杨　祯　杨明会　杨维杰　吴明珠　邹忠梅　宋　佳

张　林　张　淼　张先慧　张秀平　陈　明　陈美惠

陈家旭　林冬阳　周祯祥　郑承濬　赵鲲鹏　姜智文

钱超尘　倪胜楼　彭　鑫　程如海　傅延龄　蔡坤坐

樊　讯

总　　审 李培生　王庆国　薛钜夫

王序

丁酉孟冬，延龄教授送来与李家庚教授共同主编的《张仲景医学全集》十册，洋洋五百万言。该书先后两次印刷均已售罄，而新修订的第 3 版即将付梓，以应读者之需，由此我联想到经典的现实意义。

仲景书作为中医的临床经典，一直体现着它独特的永恒价值，使我们对经典心存敬畏。何谓经典？刘知几在《史通》中说："自圣贤述作，是曰经典。"今天我们尤需对经典有更深刻的理解。

其一，我们要亲近经典，学习经典。随着我们对经典理解和领悟的不断加深，更深切地感受到读经典是固本强基之路，安身立命之所。

其二，我们要走进经典，涉猎其丰富的内涵，把握其内在的精髓，使其注入我们的思想，融入我们的生命，并与之血脉相连，成为我们不断进取的不竭源泉。

其三，我们要延续经典。经典不仅可以解读已知世界，而且可指引对未知世界的探索，是人类思想的宝库。随着时间的推移，我们会从经典中获得新的发现，拓展新的深度和广度，从而延伸了经典的长度。

弘扬经典需要赋予新的诠释和解读。《张仲景医学全集》集仲景学研究之大成，从源流、症状、诊断、疾病、药物、方剂、方族、养生、实验、临床诸方面进行系列研究，不仅构架新颖，内容翔实，而且反映当代研究进展，使经典穿越时空，具有强烈的时代感，是一部耐读耐用的细流绵长的书。

我与延龄教授过从多年，深感其儒雅与书卷气息。延龄教授得伤寒大家刘渡舟先生的亲炙，扎根临床，治伤寒学成就斐然，如《伤寒论研究大辞典》之编撰，方药量效研究等，皆称著医林。今值三版《张仲景医学全集》问世之际，乐为之序。

王　琦

除夕之夜成稿，戊戌初一抄于三三书斋

薛序

仲景先师乃医门之圣，医方之祖，犹儒家之孔子也。孔子祖述尧舜，宪章文武，纳诸贤之粹，而成儒学经典，百世尊崇。仲师参岐黄之秘奥，窥炎帝之精微，集古圣心传为一贯，并平脉辨证，师得造化，著成大论。

仲师《伤寒杂病论》一书，诚为医家宗承之规矩，人所共喻。古今伤寒之注疏，何止百家，见仁见智，各有发挥，继承发扬，渐成经方学科。然近代治伤寒学家，当推刘渡舟老也。李培生公称他为"实当今之中医泰斗，一代宗师也。"刘老确可当之无愧。老人家荦荦大端，早见诸家记颂，毋庸赘语。古人语："贤者识其大者，不贤者识其小者。"我以微者自居，略陈散言，聊抒心意。

30 年前，经吾师祝谌予翁引荐，得与刘渡舟老师相识，并能有幸侍其诊侧，窥先生诊病风采，亲目制方真要，饫闻名论，沐老人敦厚学风，听其论仲师家法之学，往日疑窦，豁然冰释。耳提面命，得其垂教，历经六载寒暑。无奈钜夫天资愚钝，加之努力有亏，未得先生学术之万一。然虽未能尽领神会，因在青年，尚可强论。与刘老往日津津故事，却犹历历在目。昔在中山堂名医讲坛，聆闻刘老《伤寒论》演讲，多从实案阐释理论。既有坚守优秀传统，亦有在无字处的突破与创新。绝鲜拘于陈规，重复文字敷衍。后学者好懂，颇得神会，易于掌握，参用效卓。在《柴胡剂之临床应用》释讲中，刘老扼要列举柴胡汤十三方的辨治法则，更让闻者耳目一新，记忆犹深。充分意会到经方"活"之奥妙。尤其先生那段："我只是概括介绍了小柴胡汤的加减证治，虽列举一十三方，仍为举一反三而设，不能尽其所有。其中参与临床经验，而与《伤寒论》记载不尽全合"那段话，联系到老人家灵动方药化裁，剂量随证变化中可以看出，经方绝非"一药不能易"的金科玉律。古方今用，切记辨证施治原则，随证施化，因症对应加减，自可使古老的经方不断焕发出新的生命力。

自古学术传承，必有其机缘。傅君延龄，敦敏仁厚，幼承家学，及长得遇名师李培生公亲炙，究之至极，于以明其学问，神用其方，尽得李翁之真髓。培生公襟怀广博，不拘门户，甚是敬重刘老临床学问之道，遂亲携爱徒延龄绍介刘师，经予再造。刘老广德仁义，慨然应允，延龄君亦不负师德，以优异成绩，荣登榜首。成为渡舟师及门，传为医界佳话。延龄方家，精勤学术，孜孜不倦，治伤寒学凡数十年。悟读叔和，肱经三折，临证求是，探究科学资证，化古为今，皆从实用。于是组织伤寒学门诸子，亟取古今经方研究之秘奥，登堂入室，得胸中千卷之书，又能泛览古今名迹，炉锤在手，矩矱从心，撰成《张仲景医学全集》凡十卷，分别为《张仲景医学源流》《张仲景症状学》《张仲景诊断学》《张仲景疾病学》《张仲景药物学》《张仲景方剂学》《张仲景方方族》《张仲景养生学》《张仲景方剂临床应用》《张仲景方剂实验研究》。选择既精，科类悉备，医统医贯仲景学术古今医集。展观之余，自有一种静穆之致，扑人眉宇。其中尤为珍者，是书之三大特色：一是以现代医科门类划分内容，便于古方今用；二是还原仲景临床医学风貌，绝少空泛陈词；三是参以现代科学方法证实成果，而更加著显"古为今用，西为中用"之妙要。傅君团队诸子大作，岂能专美于前人哉，实乃叔和之后，于仲景学说之光大，又一时代功臣也。业医爱医者如能手置一部是书，逐类考究，于中医前途，必得光明昌大之一助矣。

余幼承家学，及长受业祝翁谌予恩师。先人语曰：仲景之书，终生侍侧，始获常读常新之悟。仆业医近五十年，习读大论，并勤于临证，未感稍息，始略得门径，以为通经贵手实用。今生得遇延龄先生，吾对其至真品德、学养造诣深为服膺，幸成知己，愿与明达共商之。亦窃愿氏君能沉绚此编，若得窍要，必可发皇圣学，造福桑梓。拉杂数语，故充为之序。

薛钜夫

丙申冬日写于金方书院

前 言

　　《张仲景医学全集》的初版时间是 2005 年。全套图书共 10 册，近 500 万字，出版之后得到广大读者的欢迎，特别是得到张仲景医学爱好者的喜欢，所印图书于 5 年间销售一空。于是在 2010 年，出版社与我们商量出第二版。承蒙各分册编写人员的鼎力支持，我们在较短的时间内对第一版书稿进行修订、增补，至 2012 年第二版问世。第二版仍然大受欢迎，出版 3 年之后，大部分分册即售罄。这时出版社又与我们商量出第三版。我们随即与各分册主编、副主编联系，传达出版社的意向，得到积极响应。二修工作于 2016 年展开，到 2018 年 7 月完工。

　　这些年来，全国乃至全球出现了持续的经方热。经方热也可以说就是仲景医学热。为什么这些年会出现经方热或者曰仲景医学热？我想原因是多方面的。首先最重要的一点就是张仲景医学具有极高的实用价值。其次是经方具有很多突出的优点：药味精当，配伍严谨，结构清晰，不蔓不枝，药力专注；适应证明确；药物平常易得，价格不高；经方为医方之祖、医方之母。说到这里我想提一提清代医家曹仁伯讲的一段话。曹仁伯在讲经方理中汤的加减应用时说：理中汤是治疗太阴脾病的一首极好的药方，得到后世医家的广泛应用，在应用过程中又形成了许许多多以理中汤为基础的新药方，如连理汤、附子理中汤、理阴煎、治中汤、启峻汤，等等，于是理中汤的适应证范围更全面，应用更广。曹仁伯说一位医生，如果你对张仲景的每一个药方都能像用理中汤这样去应用，那你还担心不会成为名医？你一定成为一位声名不胫而走的优秀医生！"苟能方方如此应用，何患不成名哉！"第三点是仲景医学的教育价值，仲景医学是培养医生的良好教学模式。千百年来的历史已经证明，学好仲景医学便能成为好医生；大师级的医生都具有深厚的仲景医学功底。学仲景医学虽然不一定会成为好医生，但是不学仲景医学肯定不会成为好医生！最后一点是现实形势。相当长一段时间以来，由于种种客观的和人为的原因，临床中药处方的药味数变得非常多，20 味左右以及二三十味药物的处方十分多见，更多药味数的处方也不少见，我曾见过一些 40 味以上药味的处方！药味数巨大的药方，其结构、药物间的相互关系与影响、其功能及适应证，试问谁能够看得明白？是否尽在处方者的把握之中？相比较起来，经方和仲景医学的简明、清晰、严谨、自信，使它具有很大的召唤力，很大的魅力，仲景医学很自然地令众人神往！

人们重视经方，学习仲景医学，这是一桩好事。因为人们重视经方，学习仲景医学，这有助于让中医学回归其本来目的。医学的本来目的是什么？是防治疾病！医药是用来防治疾病的，此外别无其他！张仲景说医学"上以疗君亲之疾，下以救贫贱之厄，中以保身长全，以养其生"，它不应该是孜孜汲汲务利的工具。明确这个目的之后，医生应该选择学习什么，应用什么，追求什么，一切都有了答案。医生应该学习应用那些效果最好、资源消耗最少、花费最低、不良反应最小的技术和方法。

现代医学科学在近几十年来取得了辉煌的成绩和巨大的进步，但是它仍然走在发展进步的路上，远远不能满足人民医疗和保健的需要，即便在医学发达的国家，情况也是如此。我坚定地认为，在现代医学发展良好而且又能够充分应用传统医学的几个东方国家和地区，如日本、韩国、新加坡，以及中国台湾、香港和澳门地区，当然还有中国大陆地区，人民的医疗保健体系相较其他国家是较为完善的，较为优越的。台港澳新的传统医学是中医，日、韩的传统医学从本质上也是中医。在那些没有充分发展和应用中医的国家，无论其现代医学水平多么高，他们的医疗保健体系是有缺陷的，是跛脚的，是不完善的。其实中医能够成为其医疗保健体系很好的补充。笔者（傅延龄）曾经到过五大洲的几十个国家和地区，清楚地看到这一点。比如当今仍有许多疾病，现代西方医学一筹莫展，中医却大有可为。我在国外曾经遇到被慢性头痛、身体疼痛，或慢性咳嗽、慢性腹胀、慢性虚弱长年折磨的患者，那些在那里长年得不到有效医治的病证，若遇到中医还算难事吗？！苟利人民是非以，岂因中西趋避之！中西互补能够让人民享有完善的医疗保健体系。天佑中华，中医学得以被继承下来并被发展起来！任重道远，我们一定要让中医学进一步提高起来并很好地发展下去。

　　值此《张仲景医学全集》第 3 版重修之际，我们要借此机会感谢各分册的主编、副主编和全体参与重修的人员，感谢大家认真负责且及时地完成第 3 版修稿工作。特别感谢中国医药科技出版社给予的巨大支持！同时，我们也要感谢广大读者对本书的认可和支持！

傅延龄　李家庚

2018 年 7 月

编写说明

本书以张仲景《伤寒论》和《金匮要略》二书中出现的病名为纲进行编写。全书共 4 章。第一章绪论，阐述疾病的命名，疾病的发生与发展，疾病与症状、证候，辨病与辨证，以期体现张仲景疾病学的理论体系。第二至四章分别阐述内科疾病、皮肤病与外科疾病、妇科疾病的论治规律，共计 51 个疾病。

本书对每一疾病的论述，分为概述、辨证论治、历代医家补充及医案精选 4 个部分。概述介绍疾病的定义、病因病机、疑似病证的鉴别。辨证论治阐述《伤寒论》《金匮要略》有关该病的辨证要领、病证分型、治法方药、转归预后等，以期体现张仲景辨治疾病的学术思想体系。历代医家补充部分收集历代医籍关于该病的精辟论述，以补充张仲景著作中未及的证型及治法方药，使读者全面地认识该病，以便临床运用。医案精选辑录古今名医运用《伤寒论》《金匮要略》的理法方药治疗该病的医案 1～3 例，以证实其理论的指导作用及方剂的卓越疗效。正文后附"病名索引及方剂索引"，以便读者检索查阅。

本书之编写，虽作了极大的努力，但因作者水平有限，书中错误、疏漏之处尚属难免，恳请读者批评指正。

编　者

2018 年 5 月

目录

第一章
绪　论

第一节　疾病的命名

《伤寒论》与《金匮要略》两书记载的病名繁多，涉及内科、外科、妇科、皮肤科等。分析其命名，各有取义，多根据病因、病机、病位、主要症状、特殊临床表现、主要体征、治疗方药等进行命名。

（1）以病因、病机命名　如伤寒、湿病、风湿、暍病、宿食、蛔虫病、痰饮，是根据病因或病理产物命名。风痹、湿痹、热厥、寒厥、气厥、蛔厥、虚劳，是根据病因加病机命名。

（2）以病位结合病机命名　如胸痹、结胸、肺痈、肠痈、肺痿，是以病变部位结合病机命名。

（3）以主要症状命名　如淋病、上气、痉病、手指臂肿、阴寒、梦交，是根据主要症状命名。《说文解字》："疝，腹痛也。"可见寒疝是根据病因加主症命名。

（4）以特殊临床表现命名　如霍乱、疟疾、奔豚、历节、消渴、阴狐疝，是依据其特殊的临床表现命名。

（5）以主要体征命名　如黄疸、积聚、水气病，是依据主要体征命名。

（6）以治疗方药命名　如百合病，因用百合治疗有效，故以药名病。魏荔彤《金匮要略方论本义》说："百合病用百合，盖古有百合病之名，即因百合一味而瘳此疾，因得名也。"

以上是张仲景对疾病命名的主要方法。除此之外，还有一些命名方法，因难以概括，故未叙述。

第二节 疾病的发生与发展

一、疾病的发生

疾病的发生，关系到正气和邪气两个方面。正气，是指人体的功能活动和抗病、康复能力，简称为"正"。所谓邪气，则泛指各种致病因素，简称为"邪"。疾病的发生和变化，是在一定的条件下邪正斗争的反映。

《金匮要略》说："若五脏元真通畅，人即安和。客气邪风，中人多死。"说明客气邪风虽是致病因素，但能否发病，仍取决于人体的正气。若五脏功能正常，正气旺盛，营卫通畅，卫外固密，病邪无由侵入，疾病无从发生，即《素问》所谓"正气存内，邪不可干"。只有在正气相对不足，卫外不固，抗邪无力的情况下，邪气才能乘虚而入，危害人体，发生疾病，即《素问》所谓："邪之所凑，其气必虚。"《灵枢·百病始生》说："风雨寒热，不得虚，邪不能独伤人。卒然逢疾风暴雨而不病者，盖无虚，故邪不能独伤人。此必因虚邪之风，与其身形，两虚相得，乃客其形。"说明正气不足是疾病发生的内在依据。

邪气是发病的重要因素，在一定的条件下，甚至可能起着主要作用，例如"金刃、虫兽所伤"等，即使正气强盛，也难免遭受伤害。

邪正斗争的胜负，决定是否发病。邪气侵入人体，若正气强盛，抗邪有力，则病邪难以侵入，或侵入后即被正气及时消除，不产生病理反映，即不发病。正如《金匮要略》所说："若人能养慎，不令邪风干忤经络；适中经络，未流传脏腑，即医治之。……不遗形体有衰，病则无由入其腠理。"若邪气偏胜，正气相对不足，邪胜正负，从而使脏腑阴阳气血失调，气机逆乱，便可导致疾病的发生。《伤寒论》说："病有发热恶寒者，发于阳也；无热恶寒者，发于阴也。"发热恶寒为正气尚强，与邪相争，病在三阳；无热恶寒为阳气素虚，正不胜邪，邪陷三阴。说明由于正气强弱之差异，虽同感风寒，但其发病类型不同，临床表现亦不同。

张仲景认识到疾病的发生与自然环境有密切关系。《金匮要略》说："夫人禀五常，因风气而生长，风气虽能生万物，亦能害万物，如水能浮舟，亦能覆舟。"说明自然界的正常气候，能生长万物；不正常的气候，又可致人生病。特别是反常气候，或太过或不及，或非其时而有其气，则更易导致传染病的发生与流行。如《伤寒论·伤寒例》说："凡时行者，春时应暖而反大寒，夏时应热而反大凉，秋时应凉而反大热，冬时应寒而反大温，此非其时而有其气，是以一岁之中，长幼之病多相似者，此则时行之气也。"

二、疾病的发展

发病以后，各种疾病的发展变化，通常有其固定规律。伤寒循六经传变，其顺序为太阳、阳明、少阳、太阴、少阴、厥阴。阳证多从太阳开始，然后传入阳明或少阳，如正气不足，亦可传及三阴；阴证多从太阴开始，然后传入少阴、厥阴，但亦有邪气直中少阴的。阳证传入三阴，又有表里相传，如太阳传入少阴，阳明传入太阴，少阳传入厥阴。外感疾病的传变与否，决定于正气的强弱，感邪的轻重，治疗的当否，患者的体质，以及有无宿疾等。

后世温病学家提出了温病的传变规律，叶天士说："大凡看法，卫之后，方言气；营之后，方言血。"指出温邪由卫入气，由气入营，由营入血，标志着邪气步步深入，病情逐渐加重。吴鞠通以三焦辨温病的传变，始于上焦，次传中焦，终于下焦。这些都体现了外感病由表入里，由浅入深的演变过程。关于内伤杂病的传变，《金匮要略》说："见肝之病，知肝传脾。"说明一脏有病，可以传及他脏，尤易传之于所克之脏。《素问·玉机真脏论》说："五脏受气于其所生，传之于其所胜。……五脏相通，移皆有次，五脏有病，则各传其所胜。"这种相克传变只是五脏病传变的方式之一，此外还有相生相侮的传变等。上述传变规律不过概言其常，示人规矩。由于患者体质有虚实之异，感邪有轻重之别，病邪有阴阳之分，加上其他内外因素的影响，因而疾病的变化非常复杂，传变方式亦呈多样性，如伤寒有循经传，越经传，表里传，三阴直中，合病、并病、以次递传等；温病有温邪始终留连气分而不传营血者，亦有自肺卫逆传心包者。

造成疾病发展变化种种差异的因素，同样是正邪双方，其中正气是主要方面。由于正气有强弱，体质有差异，即使同感风寒邪气，而患病却有中风表虚证、伤寒表实证、柔痉、刚痉、咳嗽上气之不同。由于致病因素和体质的不同，少阴病不但有从阴化寒的寒化证，还有从阳化热的热化证。"太阳中热者，暍是也。汗出恶寒，身热而渴，白虎加人参汤主之。"是阳邪为病，以致阳热偏盛而伤阴。"病历节不可屈伸，疼痛，乌头汤主之。"是阴邪为病，致使阴寒偏盛而伤阳。《金匮要略》说："病疟以月一日发，当以十五日愈，设不瘥，当月尽解；如其不瘥，当云何？师曰：此结为癥瘕，名曰疟母，急治之，宜鳖甲煎丸。"说明同是疟邪为病，由于人体自身条件的不同，有的正能胜邪，便会自行痊愈；有的迁延日久，反复发作，疟邪假血依痰，结成痞块，即为疟母。由此可见，疾病的发展变化，主要决定于邪正斗争的形势和阴阳盛衰的程度。同时，疾病是一个不断变化的过程，随着邪正力量的消长与阴阳盛衰的变化，病机与证候亦随之而不断演变，直至疾病痊愈或生命死亡。

三、疾病的转归

关于疾病的转归，概而言之，由表入里，由阳转阴，由实变虚，由热化寒，是邪盛正衰，病情加重；由里出表，由阴转阳，由虚变实，由寒化热，是邪退正盛，病情好转。由此可见，疾病的转归，取决于邪正的消长盛衰。故《伤寒论》说："伤寒发热四日，厥反三日，复热四日，厥少热多者，其病当愈。""伤寒厥四日，热反三日，复厥五日，其病为进。寒多热少，阳气退，故为进也。"临床实践证明，一般情况下，实证、热证、阳证易愈，虚证、寒证、阴证难治，究其原因，仍是正气的盛衰。如阳明病，尽管邪热炽盛，但人体正气亦强，有足够的抗病能力与病邪对抗，因而能借助药力，达到祛病愈病之目的。《伤寒论》说："少阴病，下利，若利自止，恶寒而蜷卧，手足温者，可治。""少阴病，恶寒而蜷，时自烦，欲去衣被者可治。"说明少阴寒化证，阳气来复，其病可治，预后良好。"少阴病，恶寒，身蜷而利，手足逆冷者，不治。""少阴病，吐利，躁烦四逆者，死。"说明少阴病正不胜邪，阳气已绝，其病难治，预后较差。张仲景的这些论述，对于临床预测疾病的转归和预后有重要的指导意义。

误治是导致疾病不良转归和预后的重要因素之一。《伤寒论》说："太阳病三日，已发汗，若吐，若下，若温针，仍不解者，此为坏病，桂枝不中与之也。观其脉症，知犯何逆，随证治之。""病发于阳而反下之，热入因作结胸；病发于阴而反下之，因作痞也。所以成结胸者，以下之太早故也。"《金匮要略》说："太阳病，发汗太多，因致痉。夫风病，下之则痉，复发汗，必拘急。疮家虽身疼痛，不可发汗，汗出则痉。"这些都是误治造成的变证，使病情加重，从而影响疾病的转归与预后。

此外，精神、饮食、调护、居住环境、气候变化等，均能影响疾病的转归，都应加以注意。

第三节　疾病与症状、证候

一、疾病与症状

疾病是指人体在某种致病因素的作用下，脏腑经络等生理活动异常，气血阴阳平衡协调关系遭到破坏，从而导致阴阳失调的病理过程，并出现一系列的临床症状。症状是患者患病时的异常感觉，如患感冒时的发热、恶寒、发热、头痛、鼻塞等。广义的症状还包括体征，是临床诊断的重要依据。

各种疾病都有其临床特征，即一组特异性的症状组合，以区别于其他疾病。如"太阳之为病，脉浮，头项强痛而恶寒"。"太阴之为病，腹满而吐，食不下，自利益甚，时腹自痛"。"百合病者，……意欲食复不能食，常默默，欲卧不能卧，欲行不能行，欲饮食，或有美时，或有不用闻食臭时，如寒无寒，如热无热，口苦，小便赤，诸药不能治，得药则剧吐利，如有神灵者，身形如和，其脉微数"。这些疾病各具特征，其症状组合亦不相同。《金匮要略》说："夫风之为病，当半身不遂，或但臂不遂者，此为痹。"中风与痹证都有肢体运动障碍，但中风以半身不遂为主症，若仅见某一肢臂不遂，关节肿大疼痛，则不是中风，而是痹证。如果这种症状组合发生了变化，说明疾病也发生了变化。《伤寒论》说："本太阳病，不解，转入少阳者，胁下硬满，干呕不能食，往来寒热。尚未吐下，脉沉紧者，与小柴胡汤。若已吐下发汗温针，谵语，柴胡汤证罢，此为坏病。知犯何逆，以法治之。"原本是太阳病，转入少阳，出现了少阳病的症状，就不是原来的太阳病而是少阳病了，当与小柴胡汤则愈。若误用吐下发汗温针，出现谵语，柴胡汤证已罢，则是少阳病因误治而变为坏病。又如："少阴病，始得之，反发热，脉沉者，麻黄附子细辛汤主之。"少阴病寒化证，一般不发热，今始得之，反发热，则不是单纯的少阴病，而是少阴病兼太阳表证。

同一疾病的不同阶段，表现的症状也有所不同。《金匮要略》说："病咳逆，脉之何以知此为肺痈？……寸口脉微而数，微则为风，数则为热；微则汗出，数则恶寒。风中于卫，呼气不入；热过于营，吸而不出。风伤皮毛，热伤血脉。风舍于肺，其人则咳，口干喘满，咽燥不渴，多唾浊沫，时时振寒。热之所过，血为之凝滞，蓄结痈脓，吐如米粥。始萌可救，脓成则死。"说明肺痈的病变过程可以分为 3 个阶段，即表证期、酿脓期和溃脓期。表证期即原文所谓"风伤皮毛"阶段，症见恶寒发热，有汗，咽喉干燥发痒，咳嗽胸痛，脉浮数。酿脓期即原文所谓"风舍于肺"阶段，临床可见为咳嗽口干，喘满，咽燥不渴，胸痛，咳吐臭痰，时时振寒，脉象滑数或数实。溃脓期即原文所谓"脓成"阶段，临床表现为咳吐脓血，腥臭异常，形如米粥，胸痛，时时振寒，脉象滑数。各期临床表现的不同之处，则说明肺痈处在不同的病变阶段。尽管如此，肺痈整个病程仍以咳嗽，胸痛，发热，咯吐腥臭浊痰，甚则脓血相兼为临床特征。

同一症状可见于不同的疾病，如发热，既可见于太阳病、阳明病、少阳病，又可见于疟疾、黄疸、肠痈等。由于疾病不同，这一症状的自身特点与其伴随症状不相同，如太阳病发热与恶风寒并见，"太阳病，发热，汗出，恶风，脉缓者，名为中风"。阳明病发热，不恶寒，反恶热，"阳明病外证云何？答曰：身热，汗自出，不恶寒，反恶热也"。少阳病发热，其特征为寒热往来，"伤寒五六日，中风，往来寒热，胸胁苦满，嘿嘿不欲饮食，心烦喜呕，……小柴胡汤主之"。疟疾亦见寒热往来，但其反复发作，休作有时，间日一发，则与少阳病不同。黄疸初起可见发热，必有目黄、身黄、尿黄诸症，如"伤寒身黄，发热，栀子柏皮汤主之"。肠痈除发热之外，必见少腹肿痞，疼痛拘急，如"肠痈者，少腹肿痞，按之即痛如淋，小便自调，时时发热，自汗出，复恶寒。"由此可见，同一症状虽然可见于不同疾病，但该症状的自身特点与伴随症状则因病而异，这些正是疾病诊断与鉴别诊断的重要依据。

二、疾病与证候

证候，简称为证，是机体在疾病发展过程中的某一阶段的病理概括。它包括病变部位、原因、性质及邪正关系，反映出疾病发展过程中某一阶段的病理变化的本质，因而它比症状更全面、更深刻、更正确地揭示了疾病的本质。

同一疾病，由于其发病时间、地区以及患者机体的反应性不同，或处于不同的发展阶段，可以表现出不同的证，谓之同病异证。此时病是其过程中的共同性反应，证则是其过程中的特殊性反应。如太阳病有中风表虚证、伤寒表实证及表郁轻证，阳明病有阳明热证与阳明实证，少阴病有寒化证与热化证，肺痿有虚寒与虚热之证，虚劳有气、血、阴、阳之虚，历节有风湿、寒湿之辨，其治亦异。不同疾病，在其发展过程中，如果出现了相同的病机，也可表现出相同的证候，谓之异病同证。此时病反映其特殊性，证反映其某一阶段的共同性。如痰饮、虚劳、消渴皆可出现肾阳不足证，而治以肾气丸；太阴病、霍乱、大病瘥后喜唾皆可出现脾脏虚寒证，理中汤治之；其治基本相同。故有同病异治，异病同治之说。

第四节 辨病与辨证

在诊断方面，张仲景既强调辨证，又重视辨病。《伤寒论》以"辨××病脉证并治"为篇名，《金匮要略》以"××病脉证治"或"××病脉证并治"为篇名，示人以辨病与辨证相结合的方法。

《伤寒论·辨太阳病脉证并治上》说："太阳之为病，脉浮，头项强痛而恶寒。太阳病，发热，汗出，恶风，脉缓者，名为中风。太阳病，或已发热，或未发热，必恶寒，体痛，呕逆，脉阴阳俱紧者，名为伤寒。"首先指出了太阳病的基本脉症，作为辨病提纲；然后详列太阳病的两种基本证型，即中风表虚证与伤寒表实证，作为辨证的示范；以此启示后学，辨病与辨证应结合运用。其他如阳明、少阳、太阴、少阴、厥阴诸篇，写作体例亦大致如此。

《金匮要略·中风历节病脉证并治》首先指出中风的脉证，作为辨病纲领，"夫风之为病，当半身不遂，或但臂不遂者，此为痹。脉微而数，中风使然"。然后论述中风的四种证型，"邪在于络，肌肤不仁；邪在于经，即重不胜；邪入于腑，即不识人；邪入于脏，舌即难言，口吐涎"。示人先辨病，后辨证，提倡辨病与辨证相结合。

辨病与辨证，相辅相成，二者结合运用，使诊断更加明确，治疗更具针对性。后世医家亦强调辨病的重要性，如宋代朱肱《活人书》说："因名识病，因病识证，如暗得明，胸中晓然，而处病不差。"指出明确了病名诊断，也就认识到该病的证候性质和病机演变的一般规律，遣方用药就会正确无误，说明辨病有利于辨证。清代徐灵胎《医学源流论》说："欲治病者，必先识病之名。……一病必有主方，一病必有主药。"提倡先辨识疾病，然后据病选方用药，如百合病治以百合，痢疾治以黄连，疟疾治以常山等。

在疾病的治疗上，张仲景融辨病论治与辨证论治于一体。通过辨病，掌握该病之共性，从而确立治病大法或主治方药。在辨病的基础上进行辨证，找出该病共性中的个性，或遵循治病大法，据证立方；或运用治病主方，随证化裁。如太阳病本证，病因风寒外袭，其病在表，治宜辛温解表。由于感邪有轻重，体质有强弱，故有营卫不调卫强营弱的中风表虚证与卫阳被遏营阴郁滞的伤寒表实证。前者治宜解肌祛风，调和营卫，以桂枝汤为主方；后者治宜发汗解表，宣肺平喘，以麻黄汤为主方。中风表虚证若兼见喘息，加厚朴、杏仁降气平喘；若兼阳虚汗漏不止，加附子温经复阳，固表止汗；若兼营气不足身体疼痛，则重用芍药、生姜，加人参益气和营。这是辨病论治与辨证论治合用的典范。又如痰饮病是因体内水液输布失常，停积于某些部位的一类病证。饮为阴邪，得温则行，故张仲景提出"病痰饮者，当以温药和之"的原则。由于饮停留部位有表里上下之分，标本有缓急之异，病程有新久之别，正邪有虚实之辨，故具体治法则有发汗、攻下、利水、温化之殊。短气有微饮者，当从小便去之，若中阳不运者，治以苓桂术甘汤温脾利水；下焦阳虚者，治以肾气丸温肾化水。饮流胁下的为悬饮，治以十枣汤攻逐水饮；饮溢四肢之溢饮，治以大、小青龙汤温散发汗。饮迫胸肺的支饮，若表里俱寒者，治以小青龙汤解表化饮；若饮多寒少，外无表证，咳喘痰盛不得息者，治以葶苈大枣泻肺汤泻肺逐饮。虽遣方各异，治法有别，均"以温药和之"之法贯彻始终。百合病为心肺阴虚兼有内热，治宜养阴清热，以百合地黄汤为主方，正所谓"一病必有主方，一病必有主药"；若误汗，阴液受伤，燥热尤甚，出现心烦、口燥等症，治以百合知母汤补虚清热，养阴润燥；若误下，阴伤热重，胃气上逆，出现呕吐、呃逆等症，治以滑石代赭汤养阴清热，和胃降逆；若误吐，阴愈损而燥热愈增，出现虚烦不安，胃中不和等症，治以百合鸡子汤养阴除烦。后三方针对误治变证而设，均系主方随证化裁而成，并且始终以养阴清热为基本治法，是辨病论治与辨证论治的结合。

综上所述，辨病与辨证结合，可以相互补充，相辅相成；辨病论治与辨证论治相结合，可以相互为用，相得益彰；二者构成了张仲景诊疗疾病的理论体系。

第二章
内科疾病

第一节 伤 寒

　　伤寒有广义与狭义之分，广义伤寒是一切外感疾病的总称，如《素问·热论》说："今夫热病者，皆伤寒之类也。"狭义伤寒是指外感风寒感而即发的疾病，如《伤寒论·辨太阳病脉证并治上》说："太阳病，或已发热，或未发热，必恶寒，体痛，呕逆，脉阴阳俱紧者，名为伤寒。"《伤寒论》既讨论了广义伤寒，又讨论了狭义伤寒。本节根据《伤寒论》，讨论其主要病证。

　　伤寒是由于六淫侵袭人体而发病。太阳病是人体感受外邪，正邪交争于体表出现的病证，为外感病的初期，其病机是卫外不固，营卫不调，卫阳浮盛于外以抗邪，同时为风寒外邪郁遏，太阳经气不利。阳明病在外感病的过程中，多为阳气偏亢邪热极盛的证候，其病理机制为"胃家实"，可概括为两大类型，一为燥热亢盛，肠胃无燥屎阻结之阳明病热证；一为燥热之邪与肠中糟粕相搏结而成燥屎，腑气通降失顺之阳明腑实证。外邪侵犯少阳，胆火上炎，枢机不运，经气不利，进而影响脾胃，出现口苦、咽干、目眩、往来寒热等症，称为少阳病。少阳居太阳阳明之间，故少阳病亦称半表半里之证。太阴病为脾虚寒证，邪犯太阴，脾阳受损，运化失职，津液不能正常转输，则寒湿停聚，影响脾胃升降之机，出现腹满时痛，吐利不食等症。少阴病为伤寒六经病变发展过程中的危重阶段。病至少阴，机体抗病能力已明显衰退，多表现为全身性虚寒证。

由于致病因素和体质的不同，少阴病不但有从阴化寒的寒化证，而且有从阳化热的热化证。少阴寒化证为心肾阳虚，阴寒内盛，因而有脉微细，但欲寐等脉症；少阴热化证为肾阴虚于下，心火亢于上，因而有心烦不得眠，舌红，脉细数等脉症。厥阴病是邪正相争的危重阶段，可概括为三种类型，一是肝木横逆，犯胃乘脾而为上热下寒证；二是正邪相争互胜而为厥热胜复证；三是阴阳逆乱不相顺接而致的四肢厥冷证。

　　伤寒初起应与温病初起相鉴别。伤寒初起多恶寒重，发热轻，头身疼痛，无汗，舌苔薄白，脉浮紧。温病初起恶寒轻，发热重，口微渴，无汗或少汗，舌边尖红，苔薄白，脉浮数。二者鉴别不难。

一、辨证论治

　　伤寒的辨证以六经为纲，根据主症主脉审其病在何经。太阳病以脉浮，头项强痛而恶寒为主症主脉。阳明病的典型脉症是身热，汗自出，不恶寒，反恶热，脉大。少阳病的主要脉症是往来寒热，胸胁苦满，默默不欲饮食，心烦喜呕，口苦，咽干，目眩，舌苔白，脉弦。太阴病以腹满而吐，食不下，自利益甚，时腹自痛为主症。少阴病的主要脉症是脉微细，但欲寐。厥阴病以消渴，气上撞心，心中疼热，饥而不欲食，食则吐蛔，下之，利不止为主症。

　　伤寒的治疗不外祛邪与扶正两方面，而且始终贯串着"扶阳气"和"存津液"的基本精神。三阳病以祛邪为主，三阴病以扶正为主。太阳病证治以辛温解表。阳明病治以清下两法，阳明热证用清法，阳明实证用下法。少阳病以和解为主，汗、吐、下三法均属禁忌之例。太阴病治以温中健脾，祛寒燥湿。少阴病寒化证治宜温经回阳，热化证治宜育阴清热。厥阴病证候错综复杂，治法亦应随之变化，如热者宜清下，寒者宜温补，寒热错杂者宜寒温并用。

（一）太阳病

1. 太阳病本证

（1）风寒表虚证

【症状】恶风寒，发热，汗出，头项强痛，或鼻鸣干呕，舌苔薄白，脉浮缓。

【治法】解肌祛风，调和营卫。

【方药】桂枝汤。方中桂枝辛温，解肌祛风；芍药酸寒，敛阴和营。两药配伍有调和营卫之功。生姜辛散止呕，且助桂枝；大枣味甘益阴和营，以助芍药；炙甘草调和诸药。方为辛温解表轻剂。服用桂枝汤取汗，尚须啜热粥、温覆以助药力，既益汗源，又防伤正。

若兼见项背拘急，俯仰不能自如者，治以桂枝加葛根汤解肌祛风，升津舒经。若兼见气喘者，治以桂枝加厚朴杏子汤解肌祛风，降气定喘。若兼见阳虚汗漏不止，四肢微急，难以屈伸，小便难者，治以桂枝加附子汤扶阳解表。若兼见脉促胸满者，治以桂枝去芍药汤解肌祛风，而通胸阳；兼见胸满，恶寒加重，脉微者，治以桂枝去芍药加附子汤解肌祛风，温经复阳。若兼营气不足，身疼痛，脉沉迟者，治以桂枝加芍药生姜各一两人参三两新加汤调和营卫，益气和营。

（2）伤寒表实证

【症状】恶寒发热，无汗而喘，头项强痛，身疼腰痛，骨节疼痛，或呕逆，舌苔薄白，脉浮紧。

【治法】辛温发汗，宣肺平喘。

【方药】麻黄汤。方中麻黄辛温发汗，宣肺平喘。桂枝解肌祛风，助麻黄发汗；杏仁宣降肺气，且增麻黄平喘之力。炙甘草调和诸药且能防止大汗伤津。方为辛温发汗峻剂，是治疗太阳伤寒证之主方。

若兼见项背拘急，俯仰不能自如者，治以葛根汤发汗解表，升津舒筋。若兼见下利者，治以葛根汤发汗解表，兼以止利。若兼见呕逆者，治以葛根加半夏汤发汗解表，降逆止呕。若兼里热烦躁，舌苔白或兼黄者，治以大青龙汤辛温解表，兼清里热。若兼水饮，咳喘，呕逆，或口渴，或下利，或有噎塞感，或小便不利、少腹胀满者，治以小青龙汤辛温解表，兼化水饮。

（3）表郁轻证

①表郁不解证

【症状】太阳病日久不解，如疟状，发热恶寒，热多寒少，一日二三度发，面赤，汗出不彻，身痒，脉浮。

【治法】辛温轻剂，小发其汗。

【方药】桂枝麻黄各半汤。本方为桂枝汤与麻黄汤1:1用量的合方。或二方各取1/3量合煎。方为发汗轻剂，解表而不伤正。

若太阳病服桂枝汤后，出现发热恶寒呈阵发性，一日发作两次，则为太阳邪郁不解，但较上证轻缓，发汗治疗应约小其制，治以桂枝二麻黄一汤辛温轻剂，微发其汗。

②表郁内热证

【症状】发热恶寒，热多寒少，头痛，汗出不彻，面赤，口渴心烦，脉浮而滑数。

【治法】微发其汗，兼清里热。

【方药】桂枝二越婢一汤。本方量小剂轻，为桂枝汤与越婢汤2比1用量的合方。方中桂枝汤外散表邪，越婢汤发越郁热，为表里双解轻剂。

2. 太阳病兼变证

（1）热证

①邪热壅肺证

【症状】气喘咳嗽，发热，汗出，口渴，舌苔薄而干或薄黄，脉浮数或滑数。

【治法】清热宣肺，降气定喘。

【方药】麻黄杏仁甘草石膏汤。方中麻黄配石膏，清宣肺中郁热而定喘。石膏用量多于麻黄一倍，以监制麻黄辛温之性而转为辛凉清热之用；杏仁宣降肺气，协同麻黄以治喘；甘草和中缓急，调和诸药。

②里热夹表邪下利证

【症状】发热，口渴，喘而汗出，下利，肛门有灼热感，小便黄，舌苔黄腻，脉滑数。

【治法】表里双解，清热止利。

【方药】葛根黄芩黄连汤。方中葛根辛凉，可解肌表之邪，又能升津液，起阴气而治下利；黄芩、黄连苦寒，善清里热，厚肠胃而治利；甘草和胃安中，调和诸药。四药配伍，能外解表热，内清里热，故为表里双解之剂。

（2）心阳虚证

①心阳虚心悸证

【症状】心悸而有空虚感，欲得手按，或见耳聋，脉虚无力或虚数。

【治法】补益心阳。

【方药】桂枝甘草汤。桂枝辛甘性温，入心助阳；炙甘草甘温，益气和中。二药相伍，辛甘化阳，使心阳复则心悸可愈。

②心阳虚烦躁证

【症状】心悸而有空虚感，烦躁或惊惕，脉虚无力。

【治法】补益心阳，镇潜安神。

【方药】桂枝甘草龙骨牡蛎汤。桂枝、甘草补益心阳，龙骨、牡蛎重镇收涩，潜敛心神以治烦躁。

③心阳虚惊狂证

【症状】心悸，胸闷，惊恐狂乱，卧起不安，脉虚无力或虚数。

【治法】补益心阳，镇惊安神。

【方药】桂枝去芍药加蜀漆牡蛎龙骨救逆汤。方用桂枝配甘草为主药以复心阳之虚；生姜、大枣补益中焦而调和营卫，且助桂枝、甘草以温运阳气；心阳既虚，常有浊痰扰犯神明，故加蜀漆以涤痰；龙骨、牡蛎重镇潜敛以安定心神。

④心阳虚欲作奔豚证

【症状】心悸，脐下悸动不宁，欲作奔豚，小便不利，舌淡而润，脉沉或沉微紧。

【治法】温通心阳，化气行水。

【方药】茯苓桂枝甘草大枣汤。方中重用茯苓淡渗利水，且能宁心，配大枣健脾缓急，脾健则能运化水湿；桂枝温心阳而降冲逆，且能助茯苓以化气行水；炙甘草温中扶虚。心阳复，水饮去，则悸动可止。

⑤心阳虚奔豚证

【症状】心悸，气从少腹上冲胸咽，发作时自觉痛苦不堪，舌淡苔白润，脉沉弦。

【治法】温通心阳，平冲降逆。

【方药】桂枝加桂汤。本方为桂枝汤加重桂枝用量而成。重用桂枝，更佐以甘草、生姜、大枣，使辛甘合化，助心阳而降冲逆。用芍药之酸甘化阴，共为调和阴阳，平冲降逆之方。

（3）心阴心阳两虚证

【症状】心悸，动惕不安，脉结代。

【治法】通阳复脉，滋阴养血。

【方药】炙甘草汤。炙甘草补中益气，使气血生化有源，以复脉之本，故为方中主药。人参、大枣补气滋液，配生地、麦冬、阿胶、麻仁养心血，滋心阴，以充养血脉。桂枝振奋心阳，配生姜更能温通血脉。药用清酒煎煮，可增强疏通经络，利血脉的作用。

（4）脾胃阳虚证

①脾虚水停证

【症状】心下逆满，气上冲胸，呕吐清水痰涎，头目昏眩，短气或心悸，苔白滑，脉沉紧。

【治法】温阳健脾，利水降冲。

【方药】茯苓桂枝白术甘草汤。茯苓淡渗利水；桂枝温阳降冲，助气化以行水；白术、甘草补脾和中以制水。诸药配伍可温阳健脾、利水降冲。

②胃虚水停证

【症状】心下悸，四肢不温，口不渴，或小便不利，舌质淡，苔白润，脉弦。

【治法】温中化饮，通阳利水。

【方药】茯苓甘草汤。方中茯苓健脾利水，桂枝通阳化气，生姜温胃宣散水气，炙甘草补虚和中，兼调和诸药。合为温中化饮，通阳利水之剂。

③脾虚心悸证

【症状】心中悸而烦，虚怯少气，精神疲倦，脉虚。

【治法】补脾建中，调和气血。

【方药】小建中汤。本方即桂枝汤倍用芍药加饴糖。方用桂枝汤调脾胃，和阴阳；倍用芍药，以增益营血；加饴糖以温养脾胃，而与芍药合用，又有酸甘化阴之功。

④脾虚气滞腹胀证

【症状】腹部胀满，食欲不佳，精神疲倦，四肢无力，舌苔白，脉缓。

【治法】温运脾阳，宽中除满。

【方药】厚朴生姜半夏甘草人参汤。厚朴、生姜、半夏辛开降逆，宽中除满；人参、炙甘草补脾益气，诸药配合，补而不滞，消而无伤，为消补兼施之剂。

（5）肾阳虚证

①阳虚烦躁证

【症状】昼日烦躁不得眠，夜而安静，不呕，不渴，无表证，身无大热，脉沉微。

【治法】急救回阳。

【方药】干姜附子汤。生附子、干姜大辛大热，以复脾肾之阳。附子生用，破阴回阳之力更强，一次顿服，使药力集中，回阳效果迅速。

②阳虚厥逆烦躁证

【症状】恶寒，四肢不温，烦躁，心悸，或小便不利，或下利，脉沉微细。

【治法】回阳益阴。

【方药】茯苓四逆汤。方用干姜、生附子可回阳救逆；人参益气生津，安精神，定魂魄；姜附与人参配伍，回阳之中有益阴之效，益阴之中有助阳之功，阳虚而阴液不继，甚或亡阳而液脱者，仲景多用此法。茯苓健脾，宁心安神；甘草益气和中，且能调和诸药。

（6）阴阳转化及阴阳两虚证

①阴阳转化证

【症状】始见脉浮，自汗出，小便数，心烦，微恶寒，脚挛急，误用桂枝汤后，更见咽干，四肢厥冷，烦躁吐逆等证。

【治法】先予温中复阳，后予酸甘复阴。

【方药】先予甘草干姜汤以复其阳，若厥愈足温者，再予芍药甘草汤以复其阴。甘草干姜汤用炙甘草益气和中，干姜温中复阳，二药配伍，辛甘化和为阳，中阳得复，则厥回足温。芍药甘草汤用芍药酸苦微寒，益阴养血；炙甘草甘温，补中缓急。二药合用，酸甘化阴，阴液恢复，筋脉得养，则脚挛急自伸。

②阴阳两虚证

【症状】恶寒或寒战，汗出，脚挛急，脉微细。

【治法】扶阳益阴。

【方药】芍药甘草附子汤。附子辛热，温经复阳以实卫气，芍药、甘草酸甘化阴以养营血。三药配合，共奏阴阳双补之功。

（7）蓄水证

【症状】发热恶风，汗出，小便不利，少腹胀满，烦渴，甚者渴欲饮水，水入即吐，舌苔白，脉浮或浮数。

【治法】化气利水，兼以解表。

【方药】五苓散。方中猪苓、泽泻淡渗利水，茯苓、白术健脾利湿，桂枝通阳化气，兼以解表。为散剂使其迅速发散。服药后多饮暖水，以使汗出，共奏化气利水，通里达表之功。方为表里同治之剂，重在化气利水，而不拘于有无表证。

（8）蓄血证

①蓄血轻证

【症状】少腹急结，神志如狂，小便自利，或下瘀块，舌质紫暗，脉沉涩。

【治法】活血化瘀，通下瘀热。

【方药】桃核承气汤。方以桃仁为主，活血祛瘀；桂枝辛温，通经活血，以助桃仁；大黄苦寒，荡实除热，亦助桃仁；芒硝咸寒，软坚去实；炙甘草调和诸药，且防伤正。方为泻热逐瘀轻剂。

②蓄血重证

【症状】少腹急结，或硬满疼痛，如狂发狂，或健忘，小便自利，舌质紫或有瘀斑，脉沉涩或沉结。

【治法】破血逐瘀。

【方药】抵当汤。方中水蛭、虻虫直入血络，破血逐瘀；桃仁活血化瘀；大黄泻热导瘀。方为攻逐瘀血峻剂。使用时应中病即止，体弱、高年、孕妇、有出血者慎用或禁用。

③蓄血缓证

【症状】少腹硬满，小便反利，或有发狂，或兼表证，舌质暗红或有瘀点，脉沉涩或沉结。

【治法】攻下瘀血，峻药缓图。

【方药】抵当丸。本方药物组成与抵当汤完全相同，但方中水蛭、虻虫的剂量减少 1/3，桃仁减少 1/5。且改汤为丸，以取峻药缓攻之义。本方既药力缓和，更于破血逐瘀方中别裁一法。

（9）结胸证　见本章第六节结胸。

（10）脏结证　见本章第七节脏结。

（11）痞证

①热痞

【症状】心下痞满，按之柔软而不痛不硬，心烦口渴，舌红苔薄黄，关脉浮数。

【治法】泻热消痞。

【方药】大黄黄连泻心汤。大黄苦寒，泻热和胃开结，黄连、黄芩清热消痞，三药合用，使热去结开，则痞塞自消。因苦寒药气厚味重，煎煮之后，多走肠胃而具泻下作用，故本方不取煎煮，而以麻沸汤浸泡，少顷，绞汁即饮，以取其气，薄其味，以清上部无形之热。

②热痞兼阳虚

【症状】心下痞满，按之柔软不痛，心烦，恶寒汗出，脉象关浮尺弱。

【治法】泻热消痞，扶阳固表。

【方药】附子泻心汤。方中大黄、黄连、黄芩泻热消痞，附子温经扶阳。

③寒热错杂痞

a. 呕利痞

【症状】心下痞满，按之柔软不痛，恶心呕吐，肠鸣下利，舌苔白腻或微黄。

【治法】和中降逆消痞。

【方药】半夏泻心汤。本证以呕为主症，故用半夏为主药以降逆止呕。痞因寒热错杂，气机痞塞而成，故用芩、连苦寒以泄热，姜、夏辛温以散寒。佐以人参、甘草、大枣，以补脾胃之虚，而复其升降之职。诸药配合，为辛开苦降，寒温并用，阴阳并调之法，从而达到恢复中焦气机升降，消除痞满之目的。

b. 水饮食滞痞

【症状】心下痞硬，按之不痛，噫气带有食臭味，肠鸣有声，泻利稀薄，胁下阵痛，或见下肢浮肿，小便不利。

【治法】和胃降逆，散水消痞。

【方药】生姜泻心汤。本方由半夏泻心汤减少干姜用量，再加入生姜而成。因本证胃虚食滞，兼有水饮内停，故加生姜，并以生姜为主药，健胃降逆而消痞满；半夏与生姜相配，则降逆化饮和胃之力更强；姜、夏与芩、连为伍，辛开苦降，以开泄寒热痞塞之结滞。佐人参、甘草、大枣健脾益胃，以复中焦升降之职。

c. 胃虚痞利俱甚

【症状】心下痞硬而满，干呕，心烦不得安，肠鸣，下利频作，水谷不化。

【治法】和胃补中，消痞止利。

【方药】甘草泻心汤。本方即半夏泻心汤加重炙甘草用量而成。重用炙甘草取其调中补虚，其方义可与半夏泻心汤、生姜泻心汤二方互相参看。

④水痞

【症状】心下痞，渴而口燥，心烦，小便不利。

【治法】化气利水。

【方药】五苓散。本证由水气不化，中焦痞塞而成，治以五苓散化气利水，使小便通，气化行，升降利而痞自解。

⑤痰气痞

【症状】心下痞硬，按之不痛，嗳气频作，或呕吐、呃逆，舌苔白腻或厚腻，脉缓或滑。

【治法】和胃降逆，化痰下气。

【方药】旋覆代赭汤。旋覆花消痰下气散结，能升能降，疏肝利肺；代赭石重镇降逆；半夏、生姜辛温而散，涤痰散饮，开心下痞结，人参、甘草、大枣甘温以补脾胃之虚。诸药配伍，除痰下气，而消痞除噫。

（12）上热下寒证

【症状】胸中烦热，恶心欲吐，腹中疼痛，或痞满不适。

【治法】清上温下，和胃降逆。

【方药】黄连汤。黄连苦寒，以清在上之热；干姜辛热，以温在下之寒；桂枝辛温，既可散寒，又能交通上下之阳气；人参、甘草、大枣益气和中，以复中焦升降之职；半夏降逆和胃，以止呕吐。共奏辛开苦降，清上温下，和胃降逆之效。

3. 太阳病类似证

（1）悬饮证

【症状】心下痞硬胀满，牵引胸胁疼痛，呼吸气短，干呕，汗出不恶寒，头痛，下利，舌苔白，脉沉弦。

【治法】攻逐水饮。

【方药】十枣汤。方中芫花、甘遂、大戟都是峻下逐水药，三味合用，药力尤猛。故用肥大枣煎汤调服，以顾护胃气，使邪去正不伤。本方为逐水峻剂，使用时慎重用量，中病即止。服药得畅利后，糜粥自养，以补养正气，均很重要，不可忽视。

（2）胸膈痰实证

【症状】胸中痞塞胀满，恶心欲吐复不能吐，气上冲咽喉，呼吸不利，或手足不温，或发热、恶风汗出，寸脉微浮。

【治法】涌吐痰实。

【方药】瓜蒂散。方中瓜蒂味极苦，性升催吐；赤小豆味苦酸，香豉轻清宣泄，共助瓜蒂。本方为涌吐峻剂，体虚、失血之人当忌用。又因过吐每伤胃气，当用之人，亦要中病即止，切勿太过。

（3）风湿留着肌肉证

【症状】身体疼痛而烦，转侧困难，汗出恶风，不呕不渴，大便溏，小便不利，脉浮虚而涩。

【治法】温经散寒，祛风除湿。

【方药】桂枝附子汤。方中桂枝发散在表之风寒，并能通阳化气。附子温经逐寒湿而止痛，助卫阳以固表。甘草和中，生姜、大枣调和营卫，合为温经散寒，祛风除湿之剂。

若本证服桂枝附子汤后，见大便硬，小便自利者，为风邪已去而湿邪犹存。同时膀胱气化较前为通，故可去桂枝加白术，以健脾除湿，名为桂枝附子去桂加白术汤。

（4）风湿留着关节证

【症状】骨节疼痛而烦，屈伸不利，痛处拒按，汗出恶风，短气，小便不利，或身微肿。

【治法】温经散寒，祛湿止痛。

【方药】甘草附子汤。方中桂枝通阳化气，解肌祛风，附子温阳散寒除湿而止痛，白术健脾除湿，甘草补中而调和诸药。

（二）阳明病

1. 阳明病本证

（1）阳明热证

①热扰胸膈证

【症状】心胸烦热不适，起卧不安，甚则胸中窒塞，或疼痛，胃脘部柔软无压痛，或少气，或呕逆，舌苔微黄，脉数。

【治法】清宣郁热。

【方药】栀子豉汤。方中栀子苦寒，清热除烦；豆豉升散，宣散胸中郁结。若兼少气者，加炙甘草益气和中，为栀子甘草豉汤。若兼呕吐者，加生姜降逆止呕，为栀子生姜豉汤。若兼腹部胀满者，用栀子厚朴汤清热除烦，宽中消满。若兼心下痞塞者，用枳实栀子豉汤清热除烦，行气消痞。若兼中寒，大便溏者，用栀子干姜汤清上热，温中寒。

②胃热及胃热津伤证

【症状】身大热，不恶寒，反恶热，汗自出，心烦，口渴，甚或神昏、谵语、遗尿，或四肢厥冷，舌苔黄燥，脉洪大或滑数。

【治法】辛寒清热。

【方药】白虎汤。方中石膏辛甘大寒清热，知母辛苦寒滑而润，二药同用，可清阳明大热。炙甘草、粳米益气和中，并可抑制寒凉药剂伤胃之弊。如兼口干舌燥，大渴引饮不解，或背微恶寒，或时时恶风，此为阳明热盛气津受伤之证，治宜清热、益气、生津，用白虎加人参汤。

③阳明津伤水热互结证

【症状】发热，渴欲饮水，小便不利，舌质红，苔薄黄而干，脉浮。

【治法】育阴润燥，清热利水。

【方药】猪苓汤。方用猪苓、茯苓、泽泻甘淡渗湿以利水，阿胶甘平育阴以润燥，滑石清热去湿通窍以利小便，合为育阴润燥清热利水之剂。本证是阳明下后所致，当是阳明病变局，而非阳明病正局。

（2）阳明实证

①燥实证

【症状】蒸蒸发热，汗出，口渴心烦，腹满而痛，不大便，甚则谵语，舌苔黄燥，脉滑数。

【治法】泻热和胃，润燥软坚。

【方药】调胃承气汤。方中大黄苦寒泄热去实，推陈致新。芒硝咸寒，润燥软坚，通利大便。炙甘草甘平和中，三药相合，为泻下阳明燥热结实而不损胃气之剂。适用于阳明燥热结实，或大便燥坚，痞满不甚，或腑实重证下后邪热宿垢未尽者。

②痞满证

【症状】潮热汗出，腹胀满硬痛，不大便，或热结旁流，甚而神昏谵语，舌苔黄厚干燥，脉滑而疾。

【治法】泻热通便，消滞除满。

【方药】小承气汤。方中大黄苦寒，泻热去实，推陈致新。厚朴苦辛温行气除满。枳实辛苦微寒理气消痞。合为泻热去实消积滞除痞满之剂。本方即大承气汤去芒硝，减枳、朴药量，其通下之力，自然较大承气缓和，故云"初服当更衣"，不言当下。适用于阳明热实燥坚不甚痞满而实之证。

③痞满燥实证

【症状】潮热，谵语，大便不通或热结旁流，腹部胀满硬痛或绕脐疼痛，拒按，手足漐然汗出，甚则喘冒不得卧，神昏谵语不止，或目睛不和，视物不清，循衣摸床，惕而不安，舌苔老黄或焦燥起刺，脉沉实或沉迟有力。

【治法】攻下实热，荡涤燥结。

【方药】大承气汤。方中大黄苦寒泻热去实，推陈致新。芒硝咸寒软坚润燥，通利大便。枳实辛苦微寒，理气消痞。厚朴苦辛温，利气消满。四味相合，为攻下实热荡涤燥结之峻剂。适用于阳明腑实重证或阳明痞满燥实坚数症具备者。

④脾约证

【症状】大便秘结，小便数，腹微满不痛，或不更衣十日，亦无所苦，舌苔薄黄少津，脉细涩。一般并无恶热、潮热、谵语、烦躁、腹满硬痛等症，与上述阳明腑实之用承气汤类者，自有不同。

【治法】润肠滋燥，缓通大便。

【方药】麻子仁丸。本方是小承气汤加麻仁、杏仁、芍药而组成。取麻仁润肠滋燥通利大便为主药。配以杏仁润肺肃降，使气下行，并具有润肠道、通大便的作用。芍药和营而缓急。大黄、枳实、厚朴泄热去实，行气导滞。以蜜和丸，渐加，以知为度，取其缓缓润下之义。

若津液不足，大便硬结难下，燥粪近于肛门，症见肛门坠胀，常有便意，但难于自行排出者，可用蜜煎导、猪胆汁导下通便。

2. 阳明病兼变证

（1）发黄证

①湿热兼里发黄

【症状】身目俱黄，黄色鲜明，小便黄赤短少，发热，口渴，心烦，脘痞不适，不欲食或恶心呕吐，腹微满，大便不畅或秘结，汗出不彻，或头部汗出，齐颈而还，舌苔黄腻，脉弦数或滑数。

【治法】清利湿热退黄。

【方药】茵陈蒿汤。方中茵陈蒿、大黄、栀子皆苦寒药，寒能清热，苦能燥湿。其中茵陈具有疏利肝胆的作用，为清热除湿退黄之主药。栀子能除烦热，清泄三焦而通调水道。大黄除瘀热，推陈致新，使湿热壅遏之邪，尽从大小便而出。

②湿热郁蒸发黄

【症状】身目俱黄，黄色鲜明，小便黄赤短少，发热，口渴，心烦懊忱，舌苔黄，脉数或濡数。

【治法】清泄湿热以退黄。

【方药】栀子柏皮汤。栀子苦寒善清内热，治郁热结气，泄三焦之火从小便而出。黄柏寒能清热，苦可燥湿。炙甘草甘缓和中，并能调济苦寒之性，使不损伤脾胃中气而取得退黄的疗效。本方为清泄湿热之剂，若加茵陈则效果更好。

③湿热兼表发黄

【症状】身目俱黄，小便黄而短少，脘痞，发热恶寒，无汗，身痒，苔白或薄黄，脉浮数。

【治法】解表散邪，清热除湿以退黄。

【方药】麻黄连轺赤小豆汤。方用麻黄、杏仁、生姜以辛温宣发，解表散邪。连翘、赤小豆、生梓白皮苦寒清热除湿以退黄。炙甘草、大枣甘平和中。本方为表里双解之剂，适用于湿热发黄而又有表证。惟梓白皮药肆不备，可代以桑白皮，或再加茵陈。表证一罢，麻黄、生姜等辛温药即须去掉，不宜久服。

以上三证均为瘀热在里，属阳黄。若寒湿在里而发黄，属阴黄，其证黄色晦暗，身不发热，畏冷喜温，大便溏薄，舌淡苔白，脉多沉而迟缓。二者当须鉴别。阴黄的治疗可参见本章第二十节黄疸。

（2）阳明蓄血证

【症状】健忘，大便虽硬，而排出时反易，其色必黑或如胶漆，或有腹满疼痛，舌质紫或有瘀斑，脉沉涩。

【治法】破血逐瘀。

【方药】抵当汤。方药同前。

（三）少阳病

1. 少阳病本证

【症状】往来寒热，胸胁苦满，神情默默，不欲饮食，心烦喜呕，口苦、咽干，目眩，舌苔薄白，脉弦。

【治法】和解少阳。

【方药】小柴胡汤。方中柴胡气质轻清，苦味最薄，能疏少阳之郁滞。黄芩苦寒，气味较重，能清胸腹蕴热以除烦满。《神农本草经》称柴胡推陈致新，黄芩主治诸热，柴、芩合用，能解少阳半表半里之邪。半夏、生姜调理胃气，降逆止呕。人参、炙甘草、大枣益气和中，扶正祛邪。本方寒温并用，升降协调，有疏利三焦，调达上下，宣通内外，和畅气机的作用。且方用去滓再煎之法，是取其气味醇和，且有和解少阳枢机之功，故称为和剂。

2. 少阳病兼变证

（1）少阳兼太阳证

【症状】发热，微恶风寒，头痛或头目昏眩，颈项强，四肢关节烦疼，微呕，心下支结或痞硬，苔白，脉浮或弦。

【治法】和解少阳，兼以解表。

【方药】柴胡桂枝汤。本方取小柴胡汤、桂枝汤各用半量，合剂而成。以桂枝汤调和营卫，解肌辛散，以治太阳之表；以小柴胡汤和解少阳，宣展枢机，以治半表半里。本方当是太少表里双解之轻剂。

（2）少阳兼阳明证

【症状】往来寒热，胸胁苦满，口苦，咽干，目眩，呕吐不止，上腹部拘急疼痛或痞硬，郁郁微烦，大便秘结或下利，舌苔黄燥或黄腻，脉弦有力。

【治法】和解少阳，兼通阳明。

【方药】大柴胡汤。本方是小柴胡汤去人参、炙甘草加芍药、枳实、大黄组成。因少阳病未解，故用小柴胡汤和解少阳。又兼阳明里实，故去人参、炙甘草，以免补中益邪。加芍药和营，缓腹中急痛，加枳实、大黄利气消痞，通下热结，合为少阳兼阳明里实两解之剂。

若见胸胁满而呕，日晡所发潮热，已而微利者，用柴胡加芒硝汤和解少阳，兼以泻热去实。方用小柴胡汤以和解少阳，加芒硝泻热去实，软坚通便。因正气较虚，里实未甚。故较之大柴胡汤，不取大黄、枳实之荡涤破滞，而用人参、炙甘草以益气和中，但药量较轻，为和解枢机兼通下实热之轻剂。

（3）少阳兼下利证

【症状】发热，口苦，咽干，目眩，腹泻，肛门灼热，泻下黏秽，腹痛，里急后重，小便短而黄赤，舌苔黄，脉弦数。

【治法】清热止利。

【方药】黄芩汤。黄芩苦寒，清解少阳、阳明在里之热；芍药酸寒，泻热敛阴和营，缓急止痛；甘草、大枣益气滋液，顾护正气。若胃气上逆而呕吐者，加半夏、生姜以和胃降逆止呕。

（4）少阳兼水饮内结证

【症状】往来寒热，胸胁满闷，如有物支撑状，心烦，渴而不呕，但头汗出，小便不利，脉弦缓。

【治法】和解少阳，温化水饮。

【方药】柴胡桂枝干姜汤。本方是小柴胡汤加减变化而成。柴胡、黄芩同用，能和解少阳之邪；栝楼根、牡蛎并用，能逐饮散结；桂枝、干姜、炙甘草合用，能振奋中阳，温化寒饮。因不呕，故去半夏、生姜；因水饮内结，故去甘温壅补之人参、大枣。此为和解少阳疏利枢机宣化寒饮之剂，故初服则正邪相争，而见微烦。复服则阳气通，表里和，故汗出而愈。

（5）少阳兼烦惊谵语证

【症状】胸胁满闷，烦躁谵语，惊惕不安，小便不利，一身尽重，不可转侧，大便秘结，舌红苔黄少津，脉弦数。

【治法】和解少阳，通阳泻热，重镇安神。

【方药】柴胡加龙骨牡蛎汤。本方由小柴胡汤加减变化而成。因病入少阳，故治以小柴胡汤，以和解枢机扶正祛邪为主，加桂枝通阳和表，大黄泻热清里，龙骨、牡蛎、铅丹重镇理怯而安神明，茯苓宁心安神并可通利小便。因邪热弥漫于全身，故去甘草之缓，以专除热之力，使表里错杂之邪，得以速解。

（四）太阴病

1. 太阴病本证

【症状】腹满而吐，食不下，时腹自痛，下利，口不渴，舌苔白腻，脉缓弱。

【治法】温中健脾燥湿。甚者温补脾肾之阳。

【方药】理中丸（汤）。方中人参、炙甘草补益脾气，干姜温中散寒，白术健脾燥湿。脾阳得运，寒湿得除，则诸证可愈。若脾肾阳虚，宜用附子理中汤或四逆汤。本证禁用苦寒攻下。

2. 太阴病兼变证

（1）太阴病兼表证

【症状】下利，胃脘痞塞，腹痛绵绵，发热恶寒头痛，舌苔白，脉沉而缓。

【治法】温中解表。

【方药】桂枝人参汤。本方是理中汤加桂枝。以理中汤温中散寒止利，加桂枝解在表之邪，为表里双解之剂。

（2）太阴病腹痛证

【症状】恶风寒，发热，汗出，腹满时痛，喜温喜按，舌质淡苔白，脉浮弦。

【治法】调和营卫，缓急止痛。

【方药】桂枝加芍药汤。表证误下，其表不解，腹满时痛者，属太阴，用桂枝汤解肌调和营卫，倍用芍药以调中和营而缓急止痛。若见腹痛不减，拒按，大便秘结，舌苔黄，脉浮大而弦数，属阳明，则应于桂枝加芍药汤中再加大黄，以解表攻里，而治阳明之大实痛。

（五）少阴病

1. 少阴病本证

（1）少阴寒化证

①阳衰阴盛证

【症状】恶寒蜷卧，精神萎靡，四肢厥逆，下利清谷，呕吐，口不渴或渴喜热饮，小便清白，舌质淡，苔白滑，脉沉微细。

【治法】回阳救逆。

【方药】四逆汤。方中附子温肾回阳，干姜温中散寒，炙甘草调中补虚，温养阳气，合为回阳救逆的要方。若吐利厥逆较甚，而有大汗出，腹中拘急，四肢疼痛，脉微欲绝者，可用四逆加人参汤以补益元气，回阳复脉。

②阴盛格阳证

【症状】四肢厥逆，下利清谷，汗出，反不恶寒，或面赤，或腹痛，或干呕，或咽痛，或四肢拘急不解，舌苔白滑或黑滑，脉微欲绝。

【治法】破阴回阳，通达内外。

【方药】通脉四逆汤。本方与四逆汤药味相同，惟干姜、附子用量较大，取此大辛大热之剂，以速破在内之阴寒，并急回外越之阳气。若下利过甚，阳亡阴脱，而见汗出而厥，四肢拘急不解，脉微欲绝者，用通脉四逆加猪胆汁汤回阳救逆，益阴和阳。根据四逆加人参汤的方理，亦可加人参，大补元气而固虚脱。

③阴盛戴阳证

【症状】恶寒，四肢厥冷，下利清谷，面赤，脉微而沉，甚则下利不止，厥逆无脉，干呕心烦。

【治法】破阴回阳，宣通上下。

【方药】白通汤。方中干姜、附子破阴回阳，葱白宣通上下，宣通格拒之阳。若阴阳格拒更甚，以致下利不止，厥逆无脉，干呕心烦，用白通加猪胆汁汤，即白通汤加猪胆汁、人尿，以咸寒苦降，引阳入阴，从而达到破阴回阳的目的。

④阳虚水泛证

【症状】心下悸，头眩，身𥆧动，振颤欲倒，腹痛，下利，小便不利，四肢沉重疼痛，或肢体浮肿，舌质淡，苔白滑，脉沉细。

【治法】温肾阳，利水气。

【方药】真武汤。方用附子辛热以温肾壮阳，使水有所主。白术健脾燥湿，使水有所制。生姜宣散，佐附子助阳，是于主水中有散水之意。茯苓淡渗，佐白术健脾，是于制水中有利水之用。芍药既可敛阴和营，又可制约附子刚燥之性。

⑤阳虚寒湿身痛证

【症状】背恶寒，手足不温，身体骨节疼痛，口不渴，舌淡苔白滑，脉沉。

【治法】温经驱寒除湿。

【方药】附子汤。本方重用炮附子温经驱寒镇痛，与人参相伍，温补以壮元阳，与白术、茯苓相伍，健脾以除寒湿，佐芍药和营血而通血痹，可以加强温经止痛的效果。

⑥下焦不固便脓血证

【症状】下利便脓血，颜色暗淡，经久不愈，里急后重较轻，甚者滑脱失禁，腹痛绵绵，喜温喜按，口淡不渴，神疲身倦，小便不利，舌质淡，苔白滑，脉缓无力。

【治法】温涩固脱。

【方药】桃花汤。以赤石脂涩肠固脱为主药，辅以干姜温中阳，佐以粳米益脾胃。三药合用，可以提高涩肠固脱的功效。赤石脂一半入煎，取其温涩之气，一半为末，并以小量粉末冲服，取其直接留着肠中，更有收敛作用。本方所治不一定必有脓血，凡属滑脱不禁者，皆可应用。

⑦下焦不固滑泄证

【症状】泻利日久，滑泄不禁，手足不温，精神疲倦，舌质淡，脉虚。

【治法】涩滑固脱止利。

【方药】赤石脂禹余粮汤。赤石脂甘酸性温，禹余粮甘涩性平，二药皆入胃与大肠，具有收敛固脱的效用，善治久泻久利，滑脱不禁之症。

（2）少阴热化证

①阴虚火旺证

【症状】心烦不眠，口干咽燥，手足心热，小便黄，舌尖红赤，或舌红少苔，脉沉细数。

【治法】清热育阴。

【方药】黄连阿胶汤。黄连、黄芩清心火除烦热，阿胶、芍药、鸡子黄滋肾阴，养营血，安心神。如是心肾相交，水火既济，则心烦不得眠等症可愈。

②少阴阴虚水热互结证

【症状】心烦不得眠，渴欲饮水，小便短赤不利，咳嗽而呕，下利，舌质红苔少，脉细数。

【治法】育阴清热利水。

【方药】猪苓汤。

2. 少阴病兼变证

（1）少阴阳虚兼太阳表证

【症状】发热恶寒，头痛，无汗，手足逆冷，舌质淡，苔薄白，脉沉。

【治法】温经解表。

【方药】麻黄附子细辛汤。麻黄发汗解表，附子温肾扶阳，细辛温经散寒，三者配合，于扶阳中促进解表，于解表中不伤阳气。如果病情较轻且缓者，用麻黄附子甘草汤温经扶阳以微发其汗。

（2）少阴阴虚兼阳明燥实证

【症状】心烦不眠，口燥咽干，自利清水，色纯青，心下必痛，或腹胀不大便，舌红苔黄干燥，脉沉细数。

【治法】急下存阴。

【方药】大承气汤。急下阳明之实，以救少阴之阴。待阳明燥实去后，再治以育阴清热。本证是阳明燥实灼烁真阴，症重势急，如不果断急下，则真阴将竭，危亡立至。可与阳明三急下证互勘，以便全面理解。

（3）肝胃气滞，阳郁致厥证

【症状】手足不温，胸胁胀闷或疼痛，或腹痛，或泄利下重，或咳嗽，或心悸，或小便不利，苔薄微黄，脉弦细。

【治法】疏肝和胃，透达郁阳。

【方药】四逆散。方中柴胡主升，疏肝解郁而透达阳气。枳实主降，行气散结而宣通胃络。芍药、甘草制肝和脾而益阴缓急。

3. 咽痛证

（1）阴虚咽痛证

【症状】咽痛咽干，咽部红肿不甚，下利，胸满，心烦，舌质红少苔，脉细数。

【治法】滋阴润燥，和中止痛。

【方药】猪肤汤。猪肤甘而微寒，润燥退热；白蜜甘寒，能清虚热、润燥以止咽痛；白粉甘淡，和中治下利。

（2）客热咽痛证

【症状】咽部轻微红肿疼痛，口干，舌红苔薄黄，脉数或细数。

【治法】清热利咽。

【方药】甘草汤、桔梗汤。甘草生用清热解毒，故能治客热咽痛，再加桔梗宣肺开结，更可提高疗效。

（3）痰火郁结咽痛证

【症状】咽喉部溃烂疼痛，声音嘶哑，或咯黄痰，舌红苔黄稍腻，脉滑数。

【治法】清热涤痰，敛疮消肿。

【方药】苦酒汤。方中半夏涤痰散结，鸡子清润燥利咽，苦酒敛疮消肿。半夏得鸡子清，有利窍通声之功，无伤津之虑；半夏得苦酒，辛开苦泄，能加强劫涎敛疮的作用。药取少少含咽，可使药物直接持续作用于患部而提高疗效。

（4）客寒咽痛证

【症状】咽中疼痛，恶寒微热，气逆，痰涎多，舌苔白而滑润，脉滑而浮。

【治法】散寒通阳，涤痰开结。

【方药】半夏散及汤。本方以半夏涤痰开结，桂枝通阳散寒，甘草补中缓急，客寒夹痰咽痛，非此莫效。

（六）厥阴病

1. 上热下寒证

（1）蛔厥证

【症状】腹痛绕脐，或右上腹痛，痛引肩背，痛剧则四肢厥冷，烦闷不安，呕吐或吐蛔，进食诱发，时静时烦，舌苔黄或白而腻，脉微。

【治法】滋阴泄热，温阳通降，安蛔止痛。

【方药】乌梅丸。蛔虫有得酸则静，得苦则下，得辛则伏的特性，故治蛔剂大多酸苦辛同用。本方重用乌梅、苦酒之酸，配伍蜀椒、桂枝、干姜、附子、细辛之辛与黄连、黄柏之苦，并且佐以当归、人参、米粉、白蜜以养血益气，则祛邪而不伤正，扶正有助祛邪，治疗蛔厥确有良效，被后世奉为治蛔祖方。

（2）寒格吐利证

【症状】呕吐频作，或食入口即吐，下利，舌淡苔薄黄，脉缓弱或虚数。

【治法】苦寒泄降，辛温通阳。

【方药】干姜黄芩黄连人参汤。本证寒热格拒，而上热剧吐尤甚，故重用芩、连苦寒以清上热，热除则吐自止，配干姜辛温以祛下寒，寒去则利自除，佐以人参补益中气，中气健则清热祛寒之药各得其所，更易发挥作用。

（3）上热下寒，正虚阳郁证

【症状】手足厥逆，咽喉不利，唾脓血，泄利不止，寸脉沉迟，下部脉不至。

【治法】发越郁阳，清上温下。

【方药】麻黄升麻汤。本证病机为正伤邪陷，肺热脾寒，不但虚实混淆，而且寒热错杂，单捷小剂势难兼顾，所以有麻黄升麻汤之制。方中重用麻黄、升麻为君，发越郁阳。以当归为臣，温润养血以助汗源，且防发越之弊。此三味是本方主药，故用量特重。他药则用量极小，堪称主次分明。喉痹唾脓血，乃肺热阴伤，故佐知母、黄芩、葳蕤、天冬、石膏、芍药、甘草等以清肺滋阴；泄利不止，为脾伤气陷，故佐白术、干姜、茯苓、桂枝等以温阳理脾。药味虽多，并不杂乱，而是重点突出，井然有序。

2. 厥证

（1）热厥

【症状】手足厥逆，胸腹灼热，烦渴，口干，舌燥，小便黄赤，舌红苔黄而干，脉滑。

【治法】辛寒清热。

【方药】白虎汤。本方辛寒清解里热，里热清则阳气通达，而肢厥可愈。《伤寒论集注》说："此章因厥，故复列于厥阴篇中，非厥阴之本病也。"

（2）寒厥

①阳虚阴盛寒厥证

参见本节少阴寒化证。

②血虚寒厥证

【症状】手足厥寒，或四肢关节疼痛，或身疼腰痛，舌淡苔薄白，脉细欲绝。

【治法】养血散寒，温通经络。

【方药】当归四逆汤。当归、芍药养血和营，桂枝、细辛温经散寒，甘草、大枣补益中气，通草通行血脉，全方有和厥阴以散寒邪之功，调营卫以通阳气之效。若内有久寒，兼见腹痛，或呕吐者，用当归四逆加吴茱萸生姜汤以养血通脉，温阳祛寒。

（3）其他厥证

①痰食致厥证

【症状】手足厥冷，心下满而烦，饥不能食，脉乍紧。

【治法】涌吐痰实。

【方药】瓜蒂散。本方涌吐胸中之邪，邪去则阳气得通，厥冷可回，烦满自除。

②水停致厥证

参见本节太阳病兼变证之胃虚水停证。

3. 厥阴热利证

【症状】发热，口渴，下利，便脓血，里急后重，腹痛，肛门灼热，小便短赤，舌红苔黄，脉滑数。

【治法】清热燥湿，凉肝解毒。

【方药】白头翁汤。白头翁、秦皮清热凉肝，为厥阴热利之主药，佐以黄连、黄柏清热燥湿，坚阴厚肠，尤能增强治热利的作用。

4. 肝寒犯胃，浊阴上逆证

【症状】干呕，或吐涎沫，头痛，以巅顶为甚，四肢不温，舌苔白滑，脉沉弦。

【治法】暖肝温胃，降逆止呕。

【方药】吴茱萸汤。吴茱萸暖肝温胃，配生姜以宣散寒邪，降逆止呕，人参、大枣补虚和中。本方有温中散寒暖肝和胃降逆止呕的作用。

（七）瘥后劳复

1. 余热未尽，瘥后劳复证

【症状】胸中烦热，卧起不安，身有微热，脘腹胀满，舌苔黄。

【治法】清热除烦，宽中行气。

【方药】枳实栀子豉汤。枳实宽中行气，栀子清热除烦，豆豉宣散透邪，用清浆水煮药，取其性凉善走，调中开胃以助消化。若兼有宿食停滞，而见腹痛，大便不通者，加大黄以荡涤肠胃，下其滞结。

2. 瘥后腰以下有水气证

【症状】大病瘥后，腰以下肿满，小便不利，大便秘结，舌红苔黄，脉沉数有力。

【治法】逐水清热，软坚散结。

【方药】牡蛎泽泻散。牡蛎、海藻软坚散结行水；葶苈子、泽泻宣泄上下，通调水道以利水；蜀漆、商陆根祛逐水饮，破水热之互结；栝楼根生津止渴，与牡蛎相伍，又能行津液，散结滞以和阴。白饮和服，意在保胃存津而不伤正气。

3. 瘥后虚寒喜唾证

【症状】大病瘥后，时时吐唾沫或痰涎，涎唾稀薄，久久不已，口不渴，喜温畏寒，小便清白，舌淡苔白，脉缓弱。

【治法】温运肺脾以敛摄津液。

【方药】理中丸。

4. 余热未尽，气液两伤证

【症状】伤寒解后，身体虚弱消瘦，少气不足以息，气逆呕吐，发热，心烦，口渴，少寐，舌红苔少，脉虚数。

【治法】清虚热，益气津。

【方药】竹叶石膏汤。竹叶、石膏清热除烦以去热邪；人参、麦冬益气生津以补正虚；甘草、粳米和中养胃；半夏降逆止呕，并行人参、麦冬之滞而调和胃气。

若瘥后复发热，属邪在表，当以汗解；里有实热，当用泻下；邪在少阳无表里证，则用小柴胡汤和解。

若瘥后强进饮食，胃弱不胜谷气，而见日暮微烦者，可勿庸治疗，损谷则愈。

二、历代医家补充

历代研究《伤寒论》的著作达 1700 余部，对伤寒的补充与发挥甚多。特别是明清时代温病学说的形成，补充了《伤寒论》之未备，使外感热病理论臻于完善。因其卷帙浩繁，内容宏富，难以备述，故举其要者一二，以见一斑。

外感热病初起在表，《伤寒论》注重风寒表证，用麻黄汤、桂枝汤辛温解表。《肘后方》创葱豉汤，以解表散寒，治疗伤寒初起，外感风寒轻证。张元素创九味羌活汤，以代麻黄、桂枝二汤，《东垣十书》说："太阳证发热恶寒，自汗脉缓，太阳证发热恶风，无汗脉缓，此二证易老元将桂枝二麻黄一治之，后复改用羌活汤。"此方为四时感受风寒湿邪的常用方剂，《伤寒全生集》称之为羌活冲和汤，用于太阳经表证。如《医宗必读·伤寒》说："翕翕而热者，表也，羌活冲和汤。……发热恶寒者，阳也，羌活冲和汤。"《温病条辨》治疗风温客表，用银翘散、桑菊饮辛凉解表；若湿温初起，湿遏卫、气，治以三仁汤宣化表里之湿；若暑兼寒湿，治以新加香薷饮解表散寒，化湿涤暑；若秋燥初起，邪在肺卫，当辨其温凉而治之，温燥者，治以桑杏汤辛凉甘润；凉燥者，治以杏苏散辛开温润。叶香岩《外感温热篇》说："盖伤寒之邪留恋在表，然后化热入里，温邪则热变最速。未传心包，邪尚在肺，肺主气，其合皮毛，故云在表，在表初用辛凉轻剂。夹风则加入薄荷、牛蒡之属；夹湿加芦根、滑石之流。或透风于热外，或渗湿于热下，不与热相搏，热必孤矣。"至此外感疾病之表证治法基本完备。

《伤寒论》治疗阳明腑证，用三承气汤泻下燥实，即使是阳热亢盛，真阴将竭之腑实重证，仍用大承气汤急下存阴，其救治方法显然不够完备。阴液既伤，燥热亢盛，须泻热与增液同用，标本兼存，方无阴液消亡之虞，后世增液承气汤、黄龙汤、新加黄龙汤等，则是在三承气汤的基础上发展起来的，可随证选用。《温病条辨》说："阳明温病，下之不通，其证有五：应下失下，正虚不能运药，不运药者死，新加黄龙汤主之；……津液不足，无水舟停者，间服增液，再不下者，增液承气汤主之。"

外感热病神昏谵语，《伤寒论》认为多系阳明热盛，其中阳明热证，治以白虎汤辛寒清热；阳明实证，治以三承气汤泻下燥实。或由蓄血所致，治以桃核承气汤、抵当汤以攻逐瘀血。或因热入血室，当刺期门以泻其邪。温病学中的开窍法，补充了《伤寒论》的不足。叶香岩《外感温热篇》说："温邪上受，首先犯肺，逆传心包。""纯绛鲜泽者，包络受病也，宜犀角、鲜生地、连翘、郁金、石菖蒲等。延之数日，或平素心虚有痰，外热一陷，里络就闭，非菖蒲、郁金等所能开，须用牛黄丸、至宝丹之类以开其闭，恐其昏厥为痉也。"《温病条辨》说："太阴温病，……神昏谵语者，清宫汤主之，牛黄丸、紫雪丹、局方至宝丹亦主之。""邪入心包，舌謇肢厥，牛黄丸主之，紫雪丹亦主之。""邪闭心包，神昏舌短，内窍不通，饮不解渴者，牛黄承气汤主之。"以上为清心开窍法。《温热全书》菖蒲郁金汤清热化湿，豁痰开窍，治疗湿热酿痰蒙蔽心包之神昏谵语，属豁痰开窍法。

《伤寒论》说："太阳病，发热而渴，不恶寒者，为温病。……若被火者，微发黄色，剧则如惊痫，时瘛疭，若火熏之。"描述了外感热病之风动抽搐，但未出方治。《金匮要略》治疗柔痉用瓜蒌桂枝汤，刚痉用葛根汤，"痉为病，胸满，口噤，卧不着席，脚挛急，必齘齿，可与大承气汤"，其治不外解表、攻里两法。温病学家创立了息风法，以治肝风内动，如《通俗伤寒论》羚角钩藤汤凉肝息风，治疗肝经热盛，热极动风；《温病条辨》大定风珠滋阴息风，治疗真阴欲竭，水不涵木，虚风内动。陈平伯《外感温病篇》说："风温证，身热痰咳，口渴神迷，手足瘛疭，状若惊痫，脉弦数者，此热劫津液，金囚木旺，当用羚羊、川贝、青蒿、连翘、知母、麦冬、钩藤之属，以息风清热。"《温病条辨》说："热邪久羁，吸烁真阴，或因误表，或因妄攻，神倦瘛疭，脉气虚弱，舌绛苔少，时时欲脱者，大定风珠主之。"这些都是对《伤寒论》的补充和发展。

三、医案精选

（1）曾治一人冬日得伤寒证，胸中异常烦躁。医者不识大青龙证，竟投以麻黄汤。服后分毫无汗，胸中烦躁益甚，自觉屋隘莫能容。诊其脉洪滑而浮，治以大青龙汤加天花粉八钱。服后五分钟，周身汗出如洗，病若失。（《医学衷中参西录》）

（2）董某某，病伤寒数日，两胁挟脐痛不可忍。或作奔豚治，予视之曰：非也。少阳胆经，循胁入耳，邪在此经，故病心烦，喜呕，渴，往来寒热，默不能食，胸胁满闷，少阳证也。始太阳传入此经，故有是证。仲景云：太阳病不解，传入少阳，胁下痛，干呕者，小柴胡汤主之。三投而痛止，续得汗解。（《伤寒九十论》）

（3）徐国桢，伤寒六七日，身热目赤，索水到前，复置不饮，异常大躁，将门牖洞启，身卧地上，辗转不快，更求入井。一医急以承气与服。喻诊其脉，洪大无伦，重按无力。乃曰，是为阳虚欲脱，外显假热，内有真寒，观其得水不欲咽，而尚可用大黄、芒硝乎？夫天气燠蒸，必有大雨，此证顷刻一身大汗，不可救矣。即以附子、干姜各五钱，人参三钱，甘草二钱，煎成冷服，服后寒战，戛齿有声，以重绵和头复之，缩手不肯与诊，阳微之状始著，再与前药一剂，微汗，热退而安。（《古今医案按》）

第二节　温　病

温病是指冬季感受寒邪而不发病，寒毒藏于肌肤之中，至春天发病，以发热、口渴、不恶寒为初期临床表现的疾病，属广义伤寒范畴，与后世温病的概念有别。本病见于《伤寒论·辨太阳病脉证并治》，"太阳病，发热而渴，不恶寒者，为温病。若发汗已，身灼热者，名风温。风温为病，脉阴阳俱浮，自汗出，身重，多眠睡，鼻息必鼾，语言难出。若被下者，小便不利，直视失溲。若被火者，微发黄色，剧则如惊痫，时瘛疭，若火熏之。一逆尚引日，再逆促命期。"

关于温病的发生，《伤寒论·伤寒例》说："中而即病者，名曰伤寒；不即病者，寒毒藏于肌肤，至春变为温病，至夏变为暑病。""从立春节后，其中无暴大寒，又不冰雪，而有人壮热为病者，此属春时阳气，发于冬时伏寒，变为温病。"说明由于冬季触冒寒邪，其感而不即病者，寒毒内侵，留而不去，阳气不得宣发，以致寒邪与阳气相搏，伏藏于肌肤之中，至春季风邪引动，外内合邪，郁搏之热自内而外，于是发生温病。《伤寒论·伤寒例》说："若更感异气，变为他病者，当依后坏病证而治之。若脉阴阳俱盛，重感于寒者，变为温疟；阳脉浮滑，阴脉濡弱者，更遇于风，变为风温；阳脉洪数，阴脉实大者，遇温热，变为温毒，温毒为病最重也；阳脉濡弱，阴脉弦紧者，更遇温气，变为温疫。以此冬伤于寒，发为温病，脉之变证，方治如说。"说明冬伤于寒，遇春而发的温病，有温疟、风温、温毒、温疫四种类型。此四者都是由于冬伤于寒，寒毒藏于肌肤，又加感受异气而成，也就是后世温病学所谓新感引动伏邪的证候。

温病应与伤寒相鉴别。温病发病即为邪热内蕴，症见发热，口渴，不恶寒，或微恶风寒，舌红，脉数或浮数。伤寒初起，风寒在表，故恶寒重发热轻，头颈强痛，口不渴，舌苔薄白，脉浮。其伤寒表实证，可见身痛无汗，脉象浮紧等症；中风表虚证，则见汗出恶风，脉象浮缓等症。一般区别不难。

一、辨证论治

温病以发热而渴，不恶寒为初期主症。辨证应分其表里虚实，病在何脏何腑，有无夹风夹湿。治疗总以"热者寒之，温者清之"为原则，麻黄杏仁甘草石膏汤、栀子豉汤、白虎汤、竹叶石膏汤、大承气汤、小承气汤、调胃承气汤、大黄黄连泻心汤、茵陈蒿汤等皆体现了这一治则。温病初起，邪在肌表，亦可汗之而解，惟须辛凉透解，切忌辛温发汗。若误用辛温之剂，则变证蜂起。

《伤寒论》第6条中的风温是指温病误用辛温发汗剂引起的一种变证，不同于后世温病学的风温。《伤寒论》风温病以邪热内盛，但无有形实邪，故禁用攻下和火法治疗，否则可能引起多种变证。根据《伤寒论》第6条，简述风温病邪热充斥表里内外，热盛气津两伤的证治。

【症状】发热很高，或微恶风寒，自汗出，身体沉重，神疲多寐，呼吸气粗，语言困难，脉象有力。

【治法】清热解表，益气生津。

【方药】本证在《伤寒论》里有论无方。有的注家主张用葳蕤汤，如《医宗金鉴》说："风温之证，不可汗下，主以葳蕤汤。若脉虚汗多，主以桂枝合人参白虎汤。"惟葳蕤汤中温药似嫌其多，张石顽云："热伤津液，无大热而渴者，不妨裁去麻、杏，易入葱、豉以通郁阳，瓜蒌以滋津液；喘息气上，芎、独亦勿轻试；虚不胜寒，石膏难于概施，或以竹叶清心，茯苓守中，则补救备至，于以补《千金》之未逮"（《千金方衍义》）。诚为经验有得之言，可供参考。

二、历代医家补充

后世温病学说的形成，补充了《伤寒论》之未逮，使外感热病理论臻于完善。

温病学说认为，温病是感受四时不同温热病邪所引起的急性热病的总称。其共同的临床特点，一般多发病急，初起即见热象偏盛，而且易于化燥伤阴。由于四时气候变化不同，感受病邪有异，因而发生的温病各具特点，类型很多。但就其病变性质而论，不外乎温热与湿热两类。属温热者，如风温、春温、暑温、秋燥、冬温等；属湿热者，如湿温、伏暑等。关于温病的治疗，叶天士《外感温热篇》说："在卫汗之可也，到气才可清气，入营犹可透热转气，……入血就恐耗血动血，直须凉血散血。"吴鞠通《温病条辨》说："治上焦如羽（非轻不举），治中焦如衡（非平不安），治下焦如权（非重不沉）。"指出了卫气营血和三焦病候的治疗原则。

根据叶天士《外感温热篇》、薛生白《湿热病篇》、吴鞠通《温病条辨》等温病学著作，以风温、湿温为例，简述其证治，以见温病学说补充《伤寒论》之未备。

（一）风温

风温是因感受风热病邪而引起的一种以肺系病变为中心的温热病。多发于冬春两季。初起以发热，微恶风寒，咳嗽，口微渴等肺卫见症为其特征。

本病因感受春季或冬令风热病邪而成，初起以邪在肺卫为病变中心。如肺卫之邪不解，其发展趋向大致有二：一是顺传于胃，一是逆传心包。凡热邪顺传于胃，多呈阳明热盛证象，如阳明热邪不能及时清解，每易深入下焦，劫烁肝肾之阴，而成邪少虚多之候；温邪逆传心包，则见昏愦、谵妄等症。

风温治疗，初起邪在肺卫，宜辛凉宣解以驱邪外出；如邪传气分，则宜辛寒清热或苦寒攻下；内陷心包，必须清心开窍。

1. 邪袭肺卫

（1）风温客表

【症状】发热，微恶风寒，无汗或少汗，头痛咳嗽，口微渴，苔薄白，脉浮数。

【治法】辛凉解表。

【方药】银翘散。

（2）风邪袭肺

【症状】但咳，身热不甚，口微渴等。

【治法】辛凉解表，轻透风热。

【方药】桑菊饮。

2. 热入气分

（1）热郁胸膈

【症状】身热，心烦懊忱，坐卧不安，舌苔微黄。

【治法】清宣透热，达邪外出。

【方药】栀子豉汤。如表邪未尽，可加薄荷、牛蒡子以解表透邪；津伤口渴，可加天花粉以清热生津。

（2）邪热壅肺

【症状】身热烦渴，汗出咳喘，苔黄，脉数。

【治法】清热宣肺平喘。

【方药】麻杏石甘汤。

（3）痰热阻肺，腑有热结

【症状】潮热便秘，喘促不宁，痰涎壅滞，脉右寸实大。

【治法】宣肺化痰，泄热攻下。

【方药】宣白承气汤。

（4）痰热结胸

【症状】面赤身热，渴欲凉饮，胸脘痞满，按之疼痛，呕恶，便秘，苔黄滑，脉洪滑。

【治法】清热化痰开结。

【方药】小陷胸加枳实汤。若呕恶较甚者，可入生姜汁少许。

（5）热阻胸膈，微兼腑实

【症状】身热不已，烦躁不安，胸膈灼热如焚，唇焦咽燥，口渴，便秘，舌心干四边色红，苔或黄或白，脉浮滑而数。

【治法】凉膈泄热。

【方药】凉膈散。

（6）热在阳明

①无形热盛

【症状】身热面赤，恶热，心烦，汗大出，苔黄而燥，渴欲凉饮，脉形洪大，按之愈盛。

【治法】清气泄热。

【方药】白虎汤大清阳明气分之热，使热退而津复。

②有形热结

【症状】日晡潮热，时有谵语，大便秘结，或纯利稀水，腹部按之作痛，苔黄而燥，脉沉有力。

【治法】攻下泄热。

【方药】调胃承气汤。

3. 热入营分

【症状】身热夜甚，心烦躁扰，甚或时有谵语，斑疹隐隐，口反不甚渴，舌质红绛无苔，脉细数。

【治法】清营泄热，透热转气。

【方药】清营汤。

4. 热陷心包

【症状】神昏谵语，或昏愦不语，身灼热，四肢厥冷，舌謇，舌质红绛。

【治法】清心开窍。

【方药】用清宫汤送服安宫牛黄丸或至宝丹、紫雪丹。若兼腑实便秘，腹部按之硬痛，加大黄、芒硝通腑泄热。

5. 肝经热盛动风

【症状】身热壮盛，头晕胀痛，手足躁扰，甚则瘛疭，狂乱痉厥，舌红苔燥无津，脉象弦数。

【治法】凉肝息风。

【方药】羚角钩藤汤。

6. 热烁真阴

（1）阳亢阴虚

【症状】心中烦不得卧，身热，苔黄，舌红，脉细数。

【治法】清热育阴。

【方药】黄连阿胶汤。

（2）肝肾阴伤

①真阴欲竭

【症状】身热面赤，手足心热甚于手足背，口干，舌燥，或神倦，耳聋，脉象虚大。

【治法】滋阴养液。

【方药】加减复脉汤。如因误治，汗之不当而兼汗自出，中无所主者，则不独阴液亏虚而心气亦受损伤，治宜滋阴镇摄，用救逆汤；若下之不当而阴液下泄，兼大便微溏，治宜滋阴固摄，用一甲复脉汤。

②虚风内动

【症状】手足蠕动，甚或瘛疭，心中憺憺大动，神倦脉虚，舌绛苔少，甚或时时欲脱。

【治法】滋阴养血，平肝息风。

【方药】需根据病情的轻重程度而采用不同方剂，如内风将起而仅见手足蠕动，尚未至痉厥者，宜用二甲复脉汤滋阴潜阳，以防发痉；若兼心中憺憺而动，脉象细促者，则为阴亏较甚而肝风已有鸱张之势，治宜三甲复脉汤滋阴潜镇；如已见瘛疭，神倦，脉虚，舌绛少苔，时时欲脱者，则为阴精大亏，虚风内扰，应急予大定风珠滋阴固脱，潜阳息风。

（3）邪留阴分

【症状】夜热早凉，热退无汗，能食形瘦。

【治法】滋阴透邪。

【方药】青蒿鳖甲汤。

（二）湿温

湿温是因感受湿热病邪而引起的一种以脾胃病变为中心的外感热病。多发于夏秋雨湿季节。初起以身热不扬，头痛恶寒，身重疼痛，脘痞，不渴，面色淡黄，苔腻，脉濡缓为其主症。其特点是：发病缓慢，病势缠绵，易发白痦，病程较长。

湿温发生的原因是感受湿热病邪。也有因素蕴脾湿不化又复感外邪而发病的。本病以脾胃为病变中心，其病机又因人体中气之强弱而异。中气实者，病多在胃，而为热重于湿；中气虚者，病多在脾，而为湿重于热。湿热蕴蒸日久，亦必化热化燥而为热盛津伤，成为腑实燥结，至若传入营血，其病机证治则与风温、春温等大体相同。但湿为阴邪，留恋过久亦能伤人阳气，这是与其他温病的不同之处。

治疗本病，初起阶段湿重于热者，应以化湿为主，使湿去而热孤。化湿之法，有芳香化浊、苦温燥湿、淡渗利湿之不同，可根据具体证情而运用。大抵湿郁上焦者以芳香化浊为主，湿阻中焦者以苦温燥湿为主，湿盛下焦者以淡渗利湿为主。若湿从热化而为热重于湿者，则治疗应以苦寒清热为主，兼以化湿。至于发汗、攻下、滋阴等法，本病初起均应禁用。

1. 湿遏卫气

【症状】头痛恶寒少汗，身重疼痛，身热不扬，午后热象较显，胸闷脘痞，口不渴，面色淡黄，苔白腻，脉濡缓。

【治法】芳香辛散，宣化表里湿邪。

【方药】若表湿较甚者，可用藿朴夏苓汤；里湿蕴热者，可用三仁汤。

2. 邪在气分

（1）三焦升降失司

【症状】脘腹胀满，大便不爽或溏泄，身重或痛，舌白滑或微黄，脉象模糊或濡缓。

【治法】宣化湿浊，疏利气机。

【方药】如脘腹胀满，大便不爽者，可用一加减正气散，以宣化中焦湿浊而利气机；如脘闷便溏，身痛苔白，脉象模糊者，可用二加减正气散，以化湿理气，宣通经络；如苔黄脘闷者，宜三加减正气散，理气化湿兼以泄热。

（2）秽浊阻于膜原

【症状】寒热往来，寒甚热微，身痛有汗，手足沉重，呕逆胀满，舌苔白厚腻浊，脉象缓而不弦。

【治法】疏利透达膜原湿浊。

【方药】雷氏宣透膜原法。

（3）邪留少阳三焦

【症状】寒热起伏，胸闷，脘痞，腹胀，溲短，苔腻。

【治法】分消走泄，宣展气机，化湿清热。

【方药】黄连温胆汤。

（4）湿热郁阻脾胃

【症状】脘腹痞满，烦闷呕恶，身热口渴，便溏溲赤，舌苔黄腻。

【治法】辛开苦降，清热化湿。

【方药】王氏连朴饮。可加黄芩、滑石以清利湿热。

（5）湿热胶结难解

【症状】身痛，渴不多饮，或竟不渴，汗出热解，继而复热，脉缓，舌苔淡黄而滑。

【治法】清热利湿。

【方药】黄芩滑石汤。

（6）湿热郁阻气机

【症状】发热倦怠，肢酸，胸闷腹胀，呕恶，溺赤，舌苔淡白或浊腻。

【治法】清热利湿，芳香化浊。

【方药】甘露消毒丹。

（7）湿热郁发白痦

【症状】发热身痛，有汗不解，胸脘痞闷欲呕，苔黄滑腻，胸腹等处发出白痦。

【治法】清泄湿热，透邪外达。

【方药】薏苡竹叶散或三仁汤。若因气液两竭而白痦色如枯骨者，宜用生脉散补益气液。

（8）湿热酿痰，蒙蔽心包

【症状】身热不甚，神昏时或谵语，苔黄垢腻，脉濡滑而数。

【治法】清热化湿，豁痰开窍。

【方药】菖蒲郁金汤。若偏于热重者，可用本方煎汤送服至宝丹；如秽浊甚者，可送服苏合香丸。

3. 邪在营血

（1）湿热化燥，伤络便血

【症状】大便下血，灼热烦躁，舌红绛。

【治法】凉血止血。

【方药】犀角地黄汤。可加连翘、紫草、茜根、金银花、地榆炭、侧柏炭等，以凉解血热止血。

（2）下血过多，气虚欲脱

【症状】便血不止，颜面苍白，汗出肢冷，舌淡无华，脉象微细。

【治法】益气固脱。

【方药】立即进独参汤以益气固脱，正气固则大便出血亦可少止。此后可用黄土汤扶阳益阴，养血止血。

三、医案精选

（1）李君思澄之侄女懿娟，年甫十二岁，夏历正月初间，得春温证。先是进服表散温燥等方，大热大渴大汗。延诊时，见其热渴异常，脉浮大而扎，身无汗，舌无苔、鲜红多芒刺，心烦不寐，米饮不入，证殊险恶。此证因误表而大热大渴大汗；身无汗则是阳明津液被灼告竭，不能濡润皮肤；脉扎心烦，舌无苔而鲜红多芒刺，则病邪已由卫而累及营矣。即书白虎汤去粳米加西洋参、葳蕤、沙参、花粉、生地、天冬、麦冬大剂，一日夜尽三剂，又守原方服二日，各证始十愈七八；嗣后减轻分量，再进甘寒养阴药饵，不犯一毫温燥，计三十余剂，始恙悉捐。惟如云之鬓发，手一抹而盈握，浅者纷纷堕也。皮肤飞削如蛇蜕然，驯至手足爪甲，亦次第脱尽，久而复生，可见温病误表，真杀人不用刀矣。（《遯园医案》）

（2）徐孩，发热六天，汗泄不畅，咳嗽气急，喉中有痰声漉漉，咬牙嚼齿，时时抽搐，舌苔薄腻而黄，脉滑数不扬，筋纹色紫，已达气关。前医迭进羚羊、石膏、钩藤等，病情加剧。良由无形之风温与有形之痰热，互阻肺胃，肃降之令不行，阳明之热内炽，太阴之温不解，有似痉厥，实非痉厥，即为马脾风之重症，徒治厥阴无益也。当此危急之秋，非大将不能去敌，拟麻杏石甘汤加减，冀挽回于十一。

麻黄一钱，杏仁二钱，甘草一钱，石膏三钱，象贝三钱，天竺黄二钱，郁金一钱，鲜竹叶三十张，竹沥五钱，活芦根一两（去节）。

二诊：昨投麻杏石甘汤加减，发热较轻，咬牙嚼齿抽搐均定，佳兆也。惟咳嗽气逆，喉中尚有痰声，脉滑数，筋纹退缩，口干欲饮，小溲短赤，风温痰热交阻肺胃，一时未易清除，仍击鼓再进。

麻黄一钱，杏仁三钱，甘草一钱，石膏三钱，象贝三钱，广郁金一钱，天竺黄二钱，马兜铃一钱五分，冬瓜子三钱，淡竹沥五钱，活芦根二两（去节）。

三诊：两进麻杏石甘汤以来，身热减，气急平，嚼齿、抽搐亦平，惟咳嗽痰多，口干欲饮，小溲短赤，大便微溏色黄。风温已得外解，痰热亦有下行之势，脉仍滑数，余焰留恋，然质小体稚，毋使过之，今宜制小其剂。

净蝉蜕八分，川象贝各一钱五分，金银花三钱，冬桑叶三钱，通草八分，杏仁三钱，炙远志五分，连翘一钱五分，冬瓜子三钱，天花粉三钱，兜铃一钱五分，荸荠汁一酒杯。（《丁甘仁医案》）

第三节 湿 病

湿病邪在肌肉关节，以发热身重，骨节疼烦为主症。有外湿与内湿之分，本篇所论以外湿为主。本病见于《金匮要略·痉湿暍病脉证治》，"湿家身烦疼，可与麻黄加术汤发其汗为宜，慎不可以火攻之"。"风湿，脉浮、身重，汗出恶风者，防己黄芪汤主之"。

本病多因感受湿邪所致。由于气候潮湿，阴雨连绵，或涉水淋雨，居处潮湿等，皆可感而成病。湿性重浊，留滞经络肌肉关节，阳气布达受碍，则见身重，关节疼痛。故《素问·阴阳应象大论》云："地之湿气，感则害皮肉筋脉。"内湿乃脾虚不运，水湿内停引起。外湿、内湿虽有不同，但在发病过程中常相互影响。如脾不健运，素有内湿之人，多易感外湿；伤于外湿，湿邪困脾，健运失职，以致湿从内生。故尤在泾说："土德不及而湿动于中，由是气化不速而湿侵于外。"湿从外来，多夹风、夹寒、夹热，故有风湿、寒湿、湿热之分。湿为阴邪，易伤阳气，或抑遏表阳，或伤其里阳，可致表阳不足，或表里阳虚。若湿邪逗留气分，湿热郁蒸，可以转为发黄。

湿病与历节皆有关节疼痛，宜加鉴别。历节关节疼痛剧烈，肿大变形，以至僵硬不得屈伸，缠绵难愈，反复发作。湿病关节疼痛较轻，一般不致肿大变形，常有湿邪在表的症状，如恶寒、发热、身重等，及时治疗，多能痊愈。

一、辨证论治

湿病以发热身重，关节疼痛而烦为主症。当辨其表里虚实，表实者无汗，表虚者汗出恶风，里虚者气短乏力。再察其湿之轻重，及夹寒夹风，湿邪偏重，以身重疼痛为主症；偏于寒湿，则其痛较甚；偏于风湿，则多走窜关节。治疗以祛湿、化湿为原则。湿邪在表，宜解表祛湿；湿邪在里，宜通阳化湿。此外，还有芳香化浊、苦温燥湿、清热祛湿、利水渗湿、温化水湿诸法，皆可随证选用。治疗湿病，无论表实表虚，均以温服取微汗为佳，因为微微汗出，缓缓蒸发，则营卫通畅，湿邪方能与汗俱去。湿性缠绵黏滞，难以速去，若大发其汗，汗出太骤，则风去湿存，徒伤阳气，病必不除。治疗禁用过汗大汗、攻下与火攻。

（一）表实证

1. 寒湿在表

【症状】发热恶寒，无汗，身体疼痛而兼有烦扰之象，身重而不能转侧，脉浮紧。

【治法】发汗解表，散寒祛湿。

【方药】麻黄加术汤。方中麻黄汤发表散寒，加白术以祛湿。麻黄得术，虽发汗而不致过汗；术得麻黄，能并行表里之湿；不仅适合于寒湿的病情，而且是湿病解表微微汗出的具体方法。

2. 风湿在表

【症状】一身尽疼，身痛轻掣，不可屈伸，发热朝轻暮重，微恶风寒，无汗，舌苔白腻，脉浮缓。

【治法】轻清宣化，解表祛湿。

【方药】麻黄杏仁薏苡甘草汤。方中麻黄、甘草微发其汗，杏仁、薏苡仁利气祛湿。本方实为麻黄汤以薏苡仁易桂枝，是变辛温发散而为辛凉解表之法。

3. 寒湿在上

【症状】身疼发热，面黄而喘，但目不黄，头痛鼻塞而烦，自能饮食，腹中和无病，脉大。

【治法】通利肺气，宣泄上焦寒湿。

【方药】原著指出，纳药鼻中则愈，但未曾说明何方，历来注家多主张用瓜蒂散搐鼻，或以绵裹塞鼻中，令出黄水宣泄寒湿。有人用鹅不食草纳鼻，亦有疗效。后世对于类似本条证候的治法，多采用辛香开发之味作嗅剂，如《证治准绳》辛夷散一类方剂，亦多有效。

（二）表虚证

1. 风湿表虚

【症状】身重，汗出恶风，或浮肿、腰以下肿甚，小便短少，舌淡苔白，脉浮。

【治法】益气除湿。

【方药】防己黄芪汤。方中黄芪益气固表，防己、白术除风湿，甘草、生姜、大枣调和营卫，以顾表虚。"服后当如虫行皮中"，此即卫阳振奋，风湿欲解之征。

2. 风湿而表阳虚

【症状】身体疼烦，不能自转侧，汗出恶风，不呕不渴，或小便不利，舌质淡红，苔白润滑，脉浮虚而涩。

【治法】温经助阳，祛风化湿。

【方药】桂枝附子汤。方中重用桂枝祛风，伍以附子温经助阳，是为表阳虚风寒湿胜者而设；甘草、生姜、大枣，调和营卫，以治表虚。

3. 寒湿而表阳虚

【症状】身体疼烦，不能自转侧，汗出恶风，不呕不渴，大便坚，小便自利，舌淡苔白润滑，脉浮虚而涩。

【治法】温经助阳，散寒祛湿。

【方药】白术附子汤。方中白术、附子共逐寒湿，温经复阳；甘草、生姜、大枣调和营卫，是为表阳虚湿气偏胜者而设。方后注云："一服觉身痹，半日许再服，三服都尽，其人如冒状，勿怪，即是术、附并走皮中，逐水气，未得除故耳。"是本方仍为助阳逐湿，微取发汗之剂，从肌肉经脉祛湿外出的方法。

（三）风湿俱盛，表里阳虚

【症状】骨节疼烦挚痛，屈伸不利，痛处拒按，汗出恶风，短气，小便不利，或身微肿，舌淡苔白润。

【治法】助阳祛风化湿。

【方药】甘草附子汤。方中桂枝、白术、附子并用，兼走表里，助阳祛风化湿；甘草缓急。

（四）湿痹

【症状】恶寒，发热，身重，关节疼痛，烦扰不宁，小便不利，大便反快，舌苔白，脉沉细。

【治法】化气利水，解表祛湿。

【方药】《金匮要略》说："太阳病，关节疼痛而烦，脉沉而细者，此名湿痹。湿痹之候，小便不利，大便反快，但当利其小便。"此为内外合邪之证，原著未出方治，一般注家主张用五苓散，《金匮发微》认为宜五苓散倍桂枝。

二、历代医家补充

张仲景论湿病，重在风湿、寒湿，未论及湿热，仅于麻黄杏仁薏苡甘草汤所主之风湿证，提到"发热，日晡所剧者"，是风湿有化热倾向，故用薏苡之清化。后世医家补充了湿热证治，并制定了诸多治疗湿病的方剂。

张景岳认为，治疗湿证当辨其湿热与寒湿，"湿证虽多，而辨治之法，其要惟二，则一曰湿热，一曰寒湿而尽之矣。……故病热者谓之湿热，病寒者谓之寒湿。湿热之病，宜清宜利，热去湿亦去也。寒湿之病，宜燥宜温，非温不能燥也。知斯二者，而湿无余义矣。"提出了湿证的治疗原则，"治湿之法，凡湿从外入者汗散之，湿在上者亦宜微汗之，湿在中下二焦宜疏利二便，或单用淡渗以利小便。"并论述了湿热证治，"湿热证，必其证多烦渴，小水赤涩，大便秘结，脉见洪滑实数者，方是热证，治宜清利。如热甚者，宜以清火为主，而佐以分利。热微者，宜以分利为主，而佐以清火。如四苓散、小分清饮，或大分清饮、茵陈饮之类，皆可择而用之"（《景岳全书》）。薛生白《湿热病篇》说："湿热证，恶寒发热，身重关节疼痛，湿在肌肉，不为汗解，宜滑石、大豆黄卷、茯苓皮、苍术皮、藿香叶、鲜荷叶、白通草、桔梗等味。不恶寒者，去苍术皮。"为此湿热在表的证治。吴鞠通《温病条辨》云："湿聚热蒸，蕴于经络，寒战热炽，骨骺烦疼，舌色灰滞，面目萎黄，病名湿痹，宣痹汤主之。"此证虽名湿痹，实则是湿热痹证，与《金匮要略》之湿痹有异。根据薛、吴之说，补充如下证治。

（一）湿热在表

【症状】恶寒发热，或午后热重，头痛身重，关节疼痛，舌苔白腻微黄。

【治法】芳化透表，利湿泄热。

【方药】药用滑石、大豆黄卷、茯苓皮、苍术、藿香、鲜荷叶、通草、桔梗等。若见恶寒头痛，身重疼痛，身热不扬，午后热象较重，胸脘痞闷不饥，口不渴，面色淡黄，苔白腻，脉濡缓，证属湿热郁遏卫、气，治以三仁汤宣畅气机，清热利湿。

（二）湿热痹证

【症状】寒战热炽，骨节烦疼，面目萎黄，小便短赤，舌苔灰滞或黄腻。

【治法】清利湿热，宣通经络。

【方药】宣痹汤。痛甚者，加姜黄、海桐皮以宣络止痛。

后世治疗湿病的方剂很多，诸如羌活胜湿汤、九味羌活汤、渗湿汤、茯苓白术汤、七味除湿汤、加味防己黄芪汤、清湿方、二妙散等，皆可随证选用。

三、医案精选

（1）陈左，发热恶寒，一身尽烦疼，脉浮紧者，此为风湿，麻黄加术汤主之。生麻黄三钱，川桂枝二钱，光杏仁二钱，炙甘草一钱，生白术三钱。

服前汤已，诸羔均瘥，惟日晡当剧，当小其制。生麻黄一钱，杏仁泥二钱，生苡米二钱，炙甘草一钱。（《金匮要略译释》）

（2）余某某，37岁，业商。原因：素体阳虚，肥胖多湿，春夏之交，淫雨缠绵，适感冷风而发病。证候：头痛恶风，寒热身重，肌肉烦疼，肢冷溺涩，脉弦而迟，舌苔白腻兼黑。诊断：此风湿相搏之候，其湿胜于风者，盖阳虚则湿胜矣。疗法：汗利兼行以和解之，用桂枝附子汤辛甘发散为君，五苓散辛淡渗泄为佐，仿仲景徐徐微汗例，以徐则风湿俱去，骤则风去湿不去耳。川桂枝一钱，云茯苓六钱，泗安苍术一钱，炙甘草四分，淡附片八分，福泽泻一钱半，酒炒秦艽一钱半，鲜生姜一钱，红枣二枚。

效果：一剂微微汗出而痛除，再剂肢温不恶风，寒热亦住，继用平胃散加木香、砂仁，温调中气而瘥。（《全国名医验案类编》）

（3）高某某得风湿病，遍身骨关节疼痛，手不可触，近之则痛甚，微汗自出，小水不利，时当初夏，自汉返舟求治，见其身面手足俱有微肿，且天气颇热，尚重裘不脱，脉象颇大，而气不相续。其戚友满座，问是何症？予曰：此风湿为病。渠曰：凡驱风利湿之药，服之多矣，不惟无益，而反增重。答曰：夫风本外邪，当从表治，但尊体表虚，何敢发汗！又湿本内邪，须从里治，而尊体里虚，岂敢利水乎！当遵仲景法处甘草附子汤。一剂如神，服至三剂，诸款悉愈，可见古人之法，用之得当，灵应若此，学者可不求诸古哉。（《谢映庐医案》）

第四节　中　暍

中暍即伤暑，发于夏季，以发热自汗，烦渴溺赤，少气脉虚为主症。本病见于《金匮要略·痓湿暍病脉证治》，"太阳中热者，暍是也。汗出恶寒，身热而渴，白虎加人参汤主之"。

中暍是因夏月感受暑热之气所致。暑为阳邪，最易耗气伤津，其病多见气阴两伤。暑邪伤人，往往夹湿；又因夏月贪凉饮冷，汗出入水，暑热之邪易为寒湿所遏，而为暑兼寒湿之证。

本病与后世所谓烈日下远行，猝然昏倒之中暑，有所不同。如《时病论》说："盖中暑忽然而发，如矢石之中人也，不似伤暑初则寒热无汗，或壮热蒸汗之可比。是病忽然闷倒，昏不知人，躯热汗微，气喘不语，牙关微紧，亦或口开，状若中风，但无口眼㖞斜之别，其脉洪濡，或滑而数。"

一、辨证论治

中暍以发热自汗，烦渴溺赤，少气脉虚为主症。辨证有暑热偏重与暑热夹湿之分。单纯暑热是中暍本证，必见汗出恶寒，身热而渴；暑热夹湿是中暍兼证，见身重而疼痛。治疗总以清热祛暑为原则。气耗津伤者，兼以益气生津；夹湿者，需兼利湿；暑为寒湿所遏，治宜辛温以散外寒，合以化湿透热。禁用发汗、攻下与温针。

（一）中暍本证

【症状】身热口渴，汗出多而恶寒，心烦溺赤，倦怠少气，口舌干燥，脉虚。

【治法】清热祛暑，生津益气。

【方药】白虎加人参汤。方中石膏辛甘大寒，以清内蕴之热；知母苦寒，以滋内耗之阴；加人参益气生津；甘草、粳米补中和胃。共奏清热祛暑，生津益气之功，是暑病的正治法。

（二）中暍夹湿

【症状】恶寒发热，头痛无汗，身重疼痛，烦闷欲吐，脉微弱。

【治法】祛湿散水。

【方药】一物瓜蒂汤。用瓜蒂以散皮肤之水气，水气去则暑无所依，而病自解。有注家认为本证用瓜蒂汤治疗，药不对证。如丹波元简说："此方与证不对，恐是错出，《伤寒论》《玉函》《脉经》并不载，可以为佐证矣。"陆渊雷说："主一物瓜蒂汤，药证不对。"从临床用药来说，对中暍夹湿证用瓜蒂汤者很少报道，因此，以上二家之说是有一定理由的。《医宗金鉴》说："此时即以香薷饮、大顺散汗之，可立愈矣"，可以取法。

（三）中暍夹湿，气阴两虚

【症状】发热恶寒，身重而疼痛，其脉或弦细，或芤迟。小便已，洒洒然毛耸，手足逆冷，小有劳，身即热，口开，前板齿燥。

【治法】清暑化湿，益气生津。

【方药】本证原著未出方治，后世多用东垣清暑益气汤。《金匮玉函要略辑义》云："徐氏曰，此条无治法，东垣以清暑益气汤主之，所谓发千古之秘也。案《医垒元戎》黄芪汤治中暍，脉弦细芤迟，人参、白术、黄芪、甘草、茯苓、芍药、生姜各等分，正为此条证设。"《金匮玉函要略述义》认为可加一味香薷于润补方中，"但香薷实解暑之圣药，或加一味于润补方中，如黄芪汤、生脉散之类，未必不为佳"。

二、历代医家补充

关于暑病治疗，后世发明颇多。张凤逵《伤暑全书》说："暑病首用辛凉，继用甘寒，终用甘酸敛津，不必用下。"可谓总结了暑病整个病变过程的治疗大法。其所谓首用辛凉是指辛凉重剂，即辛寒清气之法，并非辛凉解表。王纶《明医杂著》说："治暑之法，清心利小便最好。"可为暑病夹湿的治疗原则。《伤暑全书》根据暑病轻重虚实，列举治疗方法，"轻者，宜五苓散以利小水，导火下泻而暑自解，或香薷饮辛散以驱暑毒，木瓜制暑之要药也，或藿香正气散、十味香薷饮之类。重者，人参败毒散、桂苓甘露饮、竹叶石膏汤、白虎汤之类。弱者，用生脉散、清暑益气汤、补中益气汤等。"《温病条辨》对暑温证治辨析详尽，可以取法，

"手太阴暑温，或已经发汗，或未发汗，而汗不止，烦渴而喘，脉洪大有力者，白虎汤主之。脉洪大而芤者，白虎加人参汤主之。身重者湿也，白虎加苍术汤主之。汗多脉散大，喘喝欲脱者，生脉散主之"。"手厥阴暑温，身热不恶寒，清神不了了，时时谵语者，安宫牛黄丸主之，紫雪丹亦主之。"综合《温病条辨》《温热经纬》诸家所述，补充如下证治。

（一）暑伤津气

【症状】身热息高，心烦溺黄，口渴自汗，神疲肢倦，脉虚无力。

【治法】清热祛暑，益气生津。

【方药】王氏清暑益气汤。

（二）津气欲脱

【症状】身热已退，汗出不止，喘喝欲脱，脉散大。

【治法】益气生津，敛阴止汗。

【方药】生脉散。本方纯属补敛之剂，若暑热未净者，切不可用，以免留邪。

（三）暑热蒙心

【症状】高热烦躁，汗出胸闷，猝然闷倒神昏，不省人事，舌质红绛，脉象洪数。

【治法】清心开窍。

【方药】可选用安宫牛黄丸、紫雪丹、至宝丹，并可结合针刺人中、十宣、曲泽、合谷等穴清泄邪热，醒神开窍。清醒后，可选用清宫汤、清营汤以清热凉营。

（四）暑热动风

【症状】身热，四肢抽搐，甚或角弓反张，牙关紧闭，神迷不清，脉弦数。

【治法】清热息风。

【方药】羚角钩藤汤。如抽搐较甚者，可加蜈蚣、全蝎、地龙、僵蚕以镇痉息风。

（五）暑湿困阻中焦

【症状】壮热烦渴，汗多溺短，脘痞身重，脉洪大。

【治法】清阳明胃热，兼化太阴脾湿。

【方药】白虎加苍术汤。若见头痛发热，烦渴引饮，小便不利，呕吐泄泻者，可用桂苓甘露饮以清热祛暑，化气利湿。

（六）暑兼寒湿

【症状】头痛身热，恶寒无汗，身形拘急，脘闷心烦，舌苔薄腻。

【治法】解表散寒，化湿涤暑。

【方药】新加香薷饮。如凛凛恶寒，身热烦躁而口渴便溏者，用黄连香薷饮。

三、医案精选

（1）梅寄里屠人吴某之室，病起四五日，脉大身热，大汗，不谵语，不头痛，惟口中大渴。时方初夏，思食西瓜，家人不敢以应，乃延予诊。予曰：此白虎汤证也。随书方如下：生石膏一两，肥知母八钱，生甘草三钱，洋参一钱，粳米一小杯。服后，渴稍解。知药不误，明日再服原方。至第三日，仍如是，惟较初诊时略安，本拟用犀角地黄汤，以其家寒，仍以白虎原剂，增石膏至二两，加赤芍一两，丹皮一两，生地一两，大小蓟五钱，并令买西瓜与食，二剂略安，五剂痊愈。（《经方实验录》）

（2）仲师于《金匮》出一物瓜蒂汤，历来注家，不知其效用。予治新北门永兴隆板箱店顾五郎亲试之。时甲子六月也，予甫临病者卧榻，病者默默不语，身重不能自转侧，诊其脉则微弱，证情略同太阳中暍，独多一呕吐，考其病因，始则饮高粱酒大醉，醉后口渴，继以井水浸香瓜五六枚，卒然晕倒。因念酒性外发，遏以凉水浸瓜，凉气内薄，湿乃并入肌腠。此与伤冷水水行皮中正复相似。予乃使店友向市中取香瓜蒂四十余枚，煎汤进之，入口不吐。须臾尽一瓯，再索再进，病者即沉沉睡，遍身微汗。迨醒而诸恙悉愈矣。（《伤寒发微》）

第五节 中 风

中风是以猝然昏仆、不省人事，伴有口眼㖞斜，半身不遂，语言不利，或不经昏仆而仅以㖞僻不遂为主症的一种疾病。因其起病急骤，而又证见多端，变化迅速，与自然界中风性善行而数变的特征相似，古代医家以此类比，故称为中风。亦名卒中。与《伤寒论》所述之中风名同而实异。本病见于《金匮要略·中风历节病脉证并治》，"夫风之为病，当半身不遂，或但臂不遂者，此为痹。脉微而数，中风使然"。

关于中风的病因病机，《金匮要略》认为是正气亏虚，风邪乘虚入中，痹阻经脉。"寸口脉浮而紧，紧则为寒，浮则为虚；寒虚相搏，邪在皮肤；浮者血虚，络脉空虚；贼邪不泻，或左或右；邪气反缓，正气即急，正气引邪，㖞僻不遂"。说明中风系由气血不足，络脉空虚，风寒乘虚侵袭所致。由于里虚不能抗邪，邪随虚处而停留。受邪的一侧因络脉之气闭塞，经络缓而不用，故见松弛状态；无病的一侧血气运行如常，相对病侧反见紧张拘急，缓者为急者所牵引，于是口眼㖞斜。由于病邪中人有浅深，故有在络、在经、入腑、入脏之分。邪中于络脉，营气不能运行于肌表，故肌肤麻木不仁；邪中于经脉，血气不能运行于肢体，故肢体沉重；邪气深入脏腑，影响脏腑功能，故出现不识人，舌难言而涎自出等严重症状。

中风应与痫证、厥证相鉴别。中风昏迷时可见口眼㖞斜，半身不遂，清醒后多有后遗症。痫证发作时突然仆倒，昏不知人，四肢抽搐，口吐涎沫，或发出异常叫声，醒后一如常人。厥证昏迷时多见面色苍白，四肢厥冷，无口眼㖞斜、手足偏废，亦无四肢抽搐等症。可见三者不难鉴别。

一、辨证论治

中风的病情有轻重缓急的差别，轻者仅在血脉经络，重者常波及有关脏腑。

张仲景首先提出辨其中络、中经、中腑、中脏，"邪在于络，肌肤不仁；邪在于经，即重不胜；邪入于腑，即不识人；邪入于脏，舌即难言，口吐涎"。根据仲景所述，结合后世经验，一般认为，中络是以肌肤麻木、口眼歪斜为主症，其麻木多偏于一侧手足，此邪中浅，病情轻；中经是以半身不遂、口眼歪斜、偏身麻木、语言謇涩为主症，无昏仆，比中络为重；但皆由病邪窜扰经络而成，一般无神志改变，故可统称中经络。中腑是以半身不遂、口眼歪斜、偏身麻木、语言謇涩而神志不清为主症，但其神志障碍较轻，一般意识朦胧思睡或嗜睡；中脏是以猝然昏仆、半身不遂为主症，其神志障碍较重，甚者昏愦无知，或见九窍闭塞，如目瞀、目不能眴、语言謇涩、吞咽困难、尿闭便秘等，此邪中深，病情重；因两者皆有神志障碍，故统称中脏腑。

关于中风的治疗，《金匮要略》未出方治，从其所附候氏黑散、风引汤、防己地黄汤三方来看，主张采用疏风祛邪、扶助正气、清热息风诸法。兹根据候氏黑散、风引汤补述其证治。

（一）气血亏虚，风中经络

【症状】中风卒倒，半身不遂，四肢烦重，或口眼歪斜、口角流涎，心中恶寒，胸闷气短，舌淡苔白滑，脉浮缓。

【治法】益气养血，祛风化痰。

【方药】候氏黑散。方中当归、川芎养血活血，白术、茯苓、人参、干姜补脾益气，防风、菊花、细辛、桂枝祛风散邪，矾石、桔梗化痰降逆，黄芩、牡蛎清热敛阴。可加白附子、僵蚕、全蝎以化痰通络。若有风热表证者，去细辛、桂枝，加桑叶、薄荷、蝉蜕以疏风清热。若有内热者，去干姜、桂枝、细辛，加山栀、丹皮、钩藤、夏枯草以清热泻火。

（二）肝阳亢盛，风邪内动

【症状】突然发生偏瘫或四肢瘫痪，肢体麻木，或口眼歪斜、语言不利，头痛眩晕，面红耳赤，尿黄便秘，舌红苔黄，脉弦数。

【治法】重镇潜阳，清热息风。

【方药】风引汤。方中牡蛎、龙骨、石脂、紫石英重镇以潜肝阳之亢；石膏、寒水石、滑石咸寒以泻风化之火；妙在用大黄苦寒泻下，使热盛风动得以平息；反佐以干姜、桂枝之温，以制诸石之咸寒；甘草和中以调和诸药。本方为治疗中风病肝火偏旺而风邪内动的常用方剂，宜去桂枝、干姜之辛热，可加天麻、钩藤、白芍、地龙以平肝息风。有痰热者，加胆南星、竹沥以清化热痰。张锡纯说："《金匮》有风引汤，除热瘫痫。夫瘫既以热名，明其病因热而得也。其证原似脑充血也。……拙拟之建瓴汤，重用赭石、龙骨、牡蛎，且有加石膏之时，实窃师风引汤之义也。"（《医学衷中参西录》）

防己地黄汤"治病如狂状，妄行，独语不休，无寒热，其脉浮"。似与中风主症相去甚远，故难以述其证候，但其养血清热祛风之法值得效仿。

二、历代医家补充

有关中风的记载，始见于《内经》。如该书称卒中昏迷为仆击、大厥、薄厥；称半身不遂为偏枯、偏风、偏身不用、痱风等。

关于中风的病因学说，唐宋以前主要以"外风"学说为主，多以"内虚邪中"立论。《灵枢·刺节真邪》云："虚邪偏客于身半，其入深，内居营卫，营卫稍衰，则真气去，邪气独留，发为偏枯。"《金匮要略》认为络脉空虚，风邪乘虚入中，前已论及。唐宋以后，特别是金元时代，突出"内风"立论，可谓中风病因学说上的一大转折。其中刘河间力主"心火暴甚"，李东垣认为"正气自虚"，朱丹溪主张"湿痰生热"。王履从病因学说角度归类，提出"真中风"、"类中风"，"因于风者，真中风也；因于火、因于气、因于湿者，类中风而非中风也"（《医经溯洄集》）。明代张景岳指出"本皆内伤积损颓败而然，原非外感风寒所致"；他以"凡病此者，多以素不能慎，或七情内伤，或酒色过度，先伤五脏之真阴"，说明中风发病之因；"阴亏于前而阳损于后，阴陷于下而阳乏于上，以致阴阳相失，精乏不交"，为中风致病之本；并引述《素问·调经论》"血之与气，并走于上，则为大厥"之证，认为"此正时人所谓卒倒暴仆之中风，亦即痰火上壅之中风"，因此倡导"非风"之说。清代叶天士进一步阐明"精血衰耗，水不涵木，木少滋荣，故肝阳偏亢，内风时起"（《临证指南医案》）的发病机制。王清任《医林改错》指出"中风半身不遂，偏身麻木"，是由"气虚血瘀"而成。近代医家张伯龙、张山雷、张锡纯总结前人经验，开始结合西医学知识，进一步探讨发病机制，认识到本病发生主要在于肝阳化风，气血并逆，直冲犯脑。

对于中风的治疗，历代医家积累了许多宝贵经验。金元以前医家持外风入中之说，故治疗以祛风为主。金元以后，对中风治疗已有较大的发展，如叶天士提出：水不涵木，内风时起者，治宜滋阴息风，补阴潜阳；阴阳并损者，治宜温柔濡润；后遗症，治宜益气血，清痰火，通经络；闭证开窍以至宝；脱证回阳以参附。尤在泾《金匮翼》立有中风八法：一曰开关，二曰固脱，三曰泄大邪，四曰转大气，五曰逐瘫痰，六曰除热气，七曰通窍隧，八曰灸俞穴。强调按病期，分阶段进行辨证论治。王清任立补阳还五汤治疗偏瘫，创补气化瘀之法，尤其是活血化瘀法为近代医家所推崇。张锡纯拟镇肝息风汤治中风，倡言镇肝息风，引血下行之法。至此中风治法益趋完善。根据诸医家所述，补充如下证治。

（一）中经络

1. 络脉空虚，风邪入中

【症状】肌肤不仁，手足麻木，突然口眼㖞斜，语言不利，口角流涎，甚或半身不遂。或见恶寒、发热、肢体拘急、关节酸痛等症。舌苔薄白，脉浮弦或浮数。

【治法】祛风通络，养血行血。

【治法】大秦艽汤。《河间六书》说："中风外无六经之形证，内无便溺之阻隔，知血弱不能养筋，故手足不能运动，舌强不能言语，宜养血而筋自荣，大秦艽汤主之。"若治后，偏身麻木诸症月余未复，多有瘀血痰湿阻滞脉络，酌加白芥子、猪牙皂祛经络之痰湿；丹参、鸡血藤、穿山甲以化瘀通络。年老体衰者，加黄芪以益气扶正。

古代医家常用《古今录验》续命汤、小续命汤、大续命汤、西川续命汤等方治疗中风，《千金要方》说："小续命汤治卒中风欲死，身体缓急，口目不正，舌强不能语，奄奄忽忽，神情闷乱。"《河间六书》说"中风，外有六经之形证，先以加减续命汤随证治之；内有便溺之阻隔，复以三化汤主之。"因诸续命汤多含麻黄、桂枝、附子、干姜等辛燥之品，非外中风寒者不可轻用。张景岳对用续命汤治疗中风提出异议，"按历代相传，治中风之方，皆以续命等汤为主。……夫续命汤以麻黄为君，而以姜桂并用，本发散外邪之佳方也。至小续命、大续命、西川续命等汤，则复加黄芩以兼桂附。虽曰相制，而水火冰炭，道本不同。即有神妙，终非余之心服者"（《景岳全书》）。

2. 肝肾阴虚，风阳上扰

【症状】平素头晕头痛，耳鸣目眩，少寐多梦，突然发生口眼歪斜，舌强语謇，或手足重滞，甚则半身不遂，舌质红或苔腻，脉弦细数或弦滑。

【治法】滋阴潜阳，息风通络。

【方药】镇肝息风汤。《医学衷中参西录》："镇肝息风汤治内中风证，其脉弦长有力，或上盛下虚，头目时常眩晕，或脑中时常作疼发热，或目胀耳鸣，或心中烦热，或时常噫气，或肢体渐觉不利，或口眼渐形歪斜，或面色如醉，甚至眩晕，至于颠仆，昏不知人，移时始醒，或醒后不能复原，精神短少，或肢体痿废，或成偏枯。"若偏身麻木，一侧手足不遂，因肝经郁热复受风邪者，以清肝散风饮加减。

3. 痰热腑实，风痰上扰

【症状】突然半身不遂，偏身麻木，口眼歪斜，便干或便秘，或头晕，或痰多，舌謇，舌苔黄或黄腻，脉弦滑。

【治法】化痰通腑。

【方药】星蒌承气汤。腑气通后，治宜清热化痰，活血通络，药用胆南星、全瓜蒌、丹参、赤芍、鸡血藤、地龙。若头晕重者，加天麻、钩藤、菊花、珍珠母。

（二）中脏腑

中脏腑的主要表现是突然昏仆，不省人事。应当根据脉症，明辨闭证、脱证，以便正确救治。《医宗必读》说："最要分别闭与脱二证明白，如牙关紧闭，两手握固，即是闭证，用苏合香丸，或三生饮之类开之；若口开心绝，手撒脾绝，眼合肝绝，遗尿肾绝，声如鼾肺绝，即是脱证，宜大剂理中汤灌之，及灸脐下，虽曰不治，亦可救十中之一。若误服苏合香、牛黄、至宝之类，即不可救矣。……惟中脏之证是闭而非脱者，宜苏合香丸、牛黄丸、至宝丹、活命丹之类。"

1. 闭证

闭证的主要症状是突然昏仆，不省人事，牙关紧闭，口噤不开，两手握固，大小便闭，肢体强痉。根据有无热象，又有阳闭与阴闭之分。

（1）阳闭

【症状】除上述闭证的症状外，还有面赤身热，气粗口臭，躁扰不宁，苔黄腻，脉弦滑而数。

【治法】辛凉开窍，清肝息风。

【方药】先用局方至宝丹或安宫牛黄丸灌服或鼻饲，以辛凉开窍；并用《医醇賸义》羚羊角汤清肝息风，育阴潜阳。

（2）阴闭

【症状】除上述闭证的症状外，还有面白唇暗，静卧不烦，四肢不温，痰涎壅盛，苔白腻，脉沉滑缓。

【治法】辛温开窍，豁痰息风。

【方药】先用苏合香丸灌服或鼻饲，以辛温开窍，并用涤痰汤煎服。《奇效良方》说："涤痰汤，治中风痰迷心窍，舌强不能言。"可加地龙、钩藤以平肝息风。

《金匮翼》说："闭则宜开，不开则死，搐鼻、揩齿、探吐，皆开法也。"此外，还可配合针灸疗法。

2. 脱证

【症状】突然昏仆，不省人事，目合口张，鼻鼾息微，手撒肢冷，汗多，大小便自遗，肢体软瘫，舌痿，脉细弱或脉微欲绝。

【治法】益气回阳，救阴固脱。

【方药】急用大剂参附汤合生脉饮。汗多不止者，加黄芪、龙骨、牡蛎、山茱萸肉以敛汗固脱。如属肾阴大亏，虚阳浮越，足冷面赤，则用地黄饮子滋养真阴，温补肾阳以固脱。

（三）后遗症

中风后，留有半身不遂，语言不利，口眼歪斜等症，或渐而痴呆，或神志失常，或抽搐发作，此为中风后遗症。要抓紧时机，积极治疗。同时配合针灸、推拿按摩、功能锻炼，以提高疗效。

1. 半身不遂

多由气虚血滞，脉络瘀阻所致，治宜补气活血，通经活络，方用《医林改错》补阳还五汤。若因肝阳上亢，脉络瘀阻者，方用镇肝息风汤或天麻钩藤饮，以平肝潜阳，息风通络。

2. 语言不利

有虚实之不同，实证属风痰阻络，治宜祛风豁痰，宣窍通络，方用解语丹；虚证属肾虚精亏，治宜滋阴补肾利窍，方用地黄饮子。《医学心悟》说："不语……，若因痰迷心窍，当清心火，牛黄丸、神仙解语丹；若因风痰聚于脾经，当导痰涎，二陈汤加竹沥、姜汁，并用神仙解语丹；若因肾经虚火上炎，当壮水之主，六味汤加远志、石菖蒲；若因肾经虚寒厥逆，当益火之源，刘河间地黄饮子。"

3. 口眼歪斜

多由风痰阻于络道所致，治宜祛风、除痰、通络，方用牵正散。《医方考》说：

"中风口眼㖞斜，无他证者，牵正散主之。……中风口眼㖞僻在左，以改容膏傅其右，㖞僻在右，以此膏敷其左。"

中风未发之前，常有先兆。《素问病机气宜保命集》说："中风者，俱有先兆之证。凡人如觉大拇指及次指麻木不仁，或手足不用，或肌肉蠕动者，三年内必有大风之至。"《证治汇补》说："平人手指麻木，不时晕眩，乃中风先兆，须预防之，宜慎起居，节饮食，远房帷，调情志。"张锡纯列举中风先兆：脉弦硬而长，时常眩晕，头痛，胃中时觉有气上冲，呃逆，"或舌胀、言语不利，或口眼㖞斜，或半身似有麻木不遂，或行动脚踏不稳、时欲眩仆，或自觉头重足轻，脚底如踏棉絮"。凡年龄在 40 岁以上，经常出现头痛、眩晕、肢麻、肉瞤，以及一时性语言不利等症，多属中风先兆。除注意生活调摄外，还应针对病因病机用药防治。张锡纯力主建瓴汤，"曾酌定建瓴汤一方，服后能使脑中之血如建瓴之水下行，脑充血之证自愈"。(《医学衷中参西录》)

三、医案精选

（1）谭某某，男，71 岁。有高血压病史十多年，因晚上起床小便，猝倒于地，昏不识人，痰涎壅盛，右侧手足偏瘫，舌苔黄腻，脉象弦滑。此痰热内蕴，风阳上扰，拟清热涤痰，镇痉息风，用涤痰汤去人参、枳实、半夏，加钩藤、菊花、牛膝、地龙、水牛角等味，服 5 剂痰涎减少，神志渐清。仍用原方去半夏、远志，加贝母、白芍，再服 5 剂，舌苔已去，脉象弦缓。后用侯氏黑散加减：党参 10 克，白术 10 克，茯苓 10 克，当归 10 克，川芎 3 克，菊花 10 克，黄芩 6 克，防风 10 克，生牡蛎 30 克，去细辛、矾石、桂枝、干姜，加钩藤 15 克，白芍 10 克，牛膝 12 克，杜仲 12 克，桑寄生 15 克，做汤剂服，调理半年，言语运动恢复，能任一般轻活。(《金匮要略浅述》)

（2）李某某，男，47 岁，1976 年 4 月 8 日诊。患者头痛眩晕已 5 年，一星期来头痛眩晕加剧，左半身活动不便，继而卧床不起。某医院诊为高血压、脑血管痉挛、脑溢血。症见形体丰盛，神昏烦躁，面红目赤，口干发臭，口向右歪斜，左半身不遂，大便 7 天未解，舌苔灰黄而浊，脉象弦滑有力，血压 220/140mmHg。

诊为中风入腑，阳明腑实，肝风夹痰热，蒙蔽清窍，窜入经络。治宜清热通腑，佐以化痰潜阳息风。风引汤加减：生石膏 30 克，生大黄（冲）、玄明粉（冲）、甘菊花、白僵蚕、广地龙各 9 克，紫石英、生龙、牡各 15 克，桂枝 4.5 克，石决明 18 克，全蝎 3 克。2 剂后神志略清，大便 2 次，色焦黄。苔略薄，脉稍缓，血压 180/110mmHg。守方进退至 5 月 8 日，血压正常，已能步行，尚欠灵活，不能持久，苔已退净，脉细，共服风引汤加减 30 剂，易补肝肾活血通络之剂善后，得收全功。[浙江中医杂志，1982，（3）：117]

第六节　结　胸

结胸是有形之邪气凝结于胸膈，以胸脘部疼痛为主要临床表现的病证。本病见于《伤寒论·辨太阳病脉证并治下》，"问曰：病有结胸，有脏结，其状何如？答曰：按之痛，寸脉浮，关脉沉，名曰结胸也。"

结胸的主要病机为外邪内陷，与有形之物如痰水之类凝结于胸膈。依其寒热可分为热实结胸与寒实结胸两类。前者为邪热与痰饮搏结，根据邪结之轻重，病势之缓急，又可分为大结胸、小结胸。后者系寒邪与冷饮结聚，见胸胁或心下硬满疼痛。

大结胸证可见不大便，舌上燥而渴，日晡所小有潮热，与阳明腑实证有类似之处。但前者病在胸膈，以胸胁、心下或心下至少腹硬满疼痛为主症；后者病在肠胃，以腹满痛，绕脐痛，潮热谵语为主症。

一、辨证论治

结胸的特征为胸胁、心下疼痛。辨证有热实、寒实之分。治疗当以逐水涤痰开结为原则。热实结胸，治以清热逐水，化痰开结；寒实结胸，治以温下寒实，涤痰破结。

（一）热实结胸

1. 大结胸证

【症状】胸胁疼痛，心下硬满，按之如石，甚则从心下至少腹硬满而痛，拒按，大便秘结，或小有潮热，短气或喘息不能平卧，心中懊恼，口渴，头汗出；或项强如柔痉状，舌苔黄厚，脉沉紧或沉迟有力。

【治法】泻热逐水破结。

【方药】大陷胸汤。方中甘遂为泻水逐饮之峻药，尤长于攻逐胸腹积水；大黄泻热荡实；芒硝软坚破结。此方泻下峻猛，故应中病即止，不可过服，以免损伤正气。

若病势较缓，病位较高，除胸胁或心下硬痛外，尚有汗出，颈项强急如柔痉状者，宜用大陷胸丸。方中大黄、芒硝泻热破结以荡实邪；甘遂峻逐水饮，破其积滞；葶苈子、杏仁泻肺导滞，以驱在上之水结。是方虽为峻下逐水之剂，但变汤剂为丸剂，又制小其服，并有白蜜甘缓，故变峻下为缓攻。这种峻药缓用之法，实有以攻为和之意。

2. 小结胸证

【症状】心下硬满，按之则痛，不按则不痛，或呕恶，或咳吐黄痰，舌苔黄腻或黄滑，脉浮滑。

【治法】清热涤痰开结。

【方药】小陷胸汤。方中黄连苦寒泄心下之热；半夏辛温，涤痰化饮而散结；瓜蒌实甘寒，清热涤痰开结而兼润下。本方辛开苦降，是治疗痰热互结之常用方。可加枳实以宽胸理气，散结消痰。恶心呕吐者，加竹茹、生姜汁以和中止呕。

（二）寒实结胸

【症状】胸胁或心下硬满疼痛而拒按，或见畏寒喜暖，喘咳气逆，短气，大便不通，无烦热，口不渴，舌苔白滑，脉沉迟。

【治法】散寒逐水，涤痰破结。

【方药】三物白散。方中巴豆大辛大热，泻下冷积，散寒逐水，破结搜邪；贝母解郁散结化痰；桔梗开提肺气，既可载药上浮，使药力作用于上，又可利肺散结祛痰有助于水饮泻下。白饮和服，以护胃气。服药后，病在膈上必吐，在膈下必利；如不泻利，可进热粥以助药力；如泻利不止，可食冷粥以缓其性。本方药力峻烈，中病即止。体弱者慎用，孕妇忌服。

二、历代医家补充

关于胸结的证治，后世补充了血结胸与水结胸。《伤寒全生集》说："若心下怔忡，头汗出，无大热，先渴后闷痛，揉之有声汨汨者，名水结胸，用半夏茯苓汤。伤寒阳证吐衄血不尽，蓄在上焦，胸胀满硬痛，身热漱水不咽，喜忘如狂，大便黑，小便利，名血结胸，犀角地黄汤。"《医宗金鉴》说："硬满按之而痛为结胸，实邪也。……漱水不欲咽，兼有是证者，为血结胸也，血瘀不成衄解，或衄未尽，或妇人经来适断，皆能成之，宜抵当丸，或桃仁承气汤攻之。"

（一）血结胸

由瘀血与邪热结于胸胁所致。

【症状】胸胁硬满而痛，口干漱水不欲咽，喜忘如狂，大便黑，小便自利，舌质紫或有瘀斑，脉沉涩或沉结。

【治法】活血清热。

【方药】轻证用核桃承气汤，重证用抵当汤、抵当丸，热重者用犀角地黄汤。

（二）水结胸

由水饮内结胸胁所致。

【症状】胸胁硬满疼痛，心下怔忡，头汗出，无大热，先渴而闷痛，揉之有声汨汨，舌苔白滑，脉弦滑。

【治法】化饮散结。

【方药】小半夏加茯苓汤。可加桂枝、白术通阳化饮。如有热象，治从热实结胸。

张锡纯根据张仲景治结胸诸方，自拟荡胸汤，治疗实热结胸，其证胸膈痰饮，与外感之邪互相凝结，上塞咽喉，下滞胃口，呼吸不利，满闷短气，饮水不能下行，或转吐出。"于大陷胸汤中取用芒硝，于小陷胸汤中取用蒌实。又于治心下痞硬之旋覆代赭石汤中取用赭石，而复加苏子以为下行之向导，可以代大陷胸汤、丸。少服之，亦可代小陷胸汤"（《医学衷中参西录》）。关于寒实结胸的治疗，《伤寒全生集》主张重证用三物白散，轻证用枳实理中汤，亦可在三物白散攻逐之后，继以枳实理中汤调理善后。

三、医案精选

（1）陈姓孩，年十四，一日忽得病，脉洪大，大热，口渴，自汗，右足不得伸屈，病属阳明，然口虽渴，终日不欲饮水，胸部如塞，按之似痛，不胀不硬，又类悬饮内痛，大便五日未通，上湿下燥，于此可见，且太阳之湿内入胸膈，与阳明内热同病，不攻其湿痰，燥热焉除，于是遂书大陷胸汤与之。制甘遂一钱五分、大黄三钱、芒硝二钱。服后大便畅通，燥屎同痰涎先后俱下，乃复书一清热之方，以肃余邪。（《经方实验录》）

（2）缪仲醇治姚平子伤寒，头疼身热，舌上黄胎，胸膈饱闷，三四日热不解，奄奄气似不续者，亟以大黄一两、瓜蒌二枚（连子切片）、黄连、枳实下之，主人惊疑，不得已，减大黄之半，二剂便通热立解，遂愈。（《续名医类案》）

（3）郑某某，七十余岁，素嗜酒，并有慢性气管炎，咳嗽痰多，其中痰湿恒盛，时在初春某日，大吃酒肉，饭后，即入床眠睡，翌日不起，至晚出现昏糊，询之瞪目不知答。因其不发热，不气急，第三天始邀余诊，两手脉滑大有力，满口痰涎粘连，舌苔厚腻垢浊，呼之不应，问之不答，两目呆瞪直视，瞳孔反应正常。按压胸腹部，则患者蹙眉。大便不行，小便自遗，因作寒实结胸论治，用桔梗白散五分，嘱服三回，以温开水调和，缓缓灌服，二次药后，呕吐黏腻胶痰，旋即发出长叹息呻吟之声。三次药后，腹中鸣响，得泻下两次，患者始觉胸痛，

发热，口渴，欲索饮，继以小陷胸汤两剂而愈。［江苏中医.1961.（8）］

第七节 脏 结

　　脏结，指脏气虚衰，阴寒凝结的病证。以心下硬满疼痛，饮食如故，时时下利，或胁下有痞块，痛引少腹为特征。本病见于《伤寒论·辨太阳病脉证并治下》，"何谓脏结？答曰：如结胸状，饮食如故，时时下利，寸脉浮，关脉小细沉紧，名曰脏结，舌上白胎滑者，难治。"

　　脏结的病机是脏气大虚，阴寒凝结，气血瘀滞。邪结在脏，胃腑无实邪阻滞，故饮食如故；脏为寒结，阳虚不运，水谷不别，故时时下利；若脏结日久，气血郁滞，脉络闭阻，则见胁下痞块，痛引少腹。总之，本病为脏虚阳衰，阴寒凝结于脏，性质属阴、属虚、属寒。

　　脏结与结胸，主症近似，宜加鉴别。结胸属实证，表现为心下痛，按之硬满，甚则从心下至少腹硬满而痛，手不可近，可见不能食，不大便，脉实有力；脏结属虚证，表现为心下硬满，甚或连及少腹疼痛，或胁下有痞块，饮食如故，下利，脉虚无力。

一、辨证论治

　　脏结的特征为心下硬满，甚或连及少腹疼痛，或胁下有痞块。病属脏虚寒凝，治疗以温阳散寒为总原则。

脏虚寒凝证

【症状】心下硬满，甚或连及少腹疼痛，饮食如故，时时下利，无阳证，不往来寒热，其人反静，或胁下素有痞块，连在脐旁，痛引少腹入阴筋，舌苔白滑，寸脉浮，关脉小细沉紧。

【治法】温阳散寒。

【方药】张仲景未出方治，只言"不可攻也"。因本病脏虚而寒，不耐攻伐，故忌攻下。

二、历代医家补充

关于脏结的治疗，柯韵伯建议用理中汤、四逆汤之类方剂，"脏结是积渐凝结而为阴，五脏之阳已竭也，外无烦躁潮热之阳，舌无黄黑芒刺之胎，虽有硬满之证，慎不可攻，理中四逆辈温之，尚有可生之义"（《伤寒来苏集》）。陶节庵谓"宜灸关元，仍与茱萸四逆汤温之，寒甚加附子"（《伤寒全生集》）。吴绶主张"灸气海、关元穴，宜人参三白汤加干姜，寒甚者加附子"（《伤寒蕴要全书》）。《伤寒论译释》认为应"急进大剂复阳胜阴之药，以冀阳回阴消或能转危为安"。《伤寒论临床研究》曰："言其治者，宜温脾阳，助肾阳，散寒邪。如附子、干姜、肉桂、吴萸、川椒、丁香等品。"综上所述，可见历代医家多主张以温阳散寒之法治疗脏结。

三、医案精选

一例 60 多岁老人，因外感用攻下药，腹泻之后已不拉，但胸腹胀满，胸中按之痛，四肢厥逆，脉沉细，某医认为是结胸，服大陷胸汤，服药半小时，患者循衣摸床，继之而死。死后讨论发现，脉沉细，忽视了正气虚，年过 60 岁更应为虚。"手足厥"没注意，此为脏结之阴寒证误治也。（《伤寒论临床研究》）

第八节 霍 乱

霍乱是以起病急骤，卒然发作，上吐下泻，腹痛或不痛为特征的疾病。因其病起于顷刻之间，吐泻交作，挥霍撩乱，故名霍乱。本病见于《伤寒论·辨霍乱病脉证并治》，"问曰：病有霍乱者何？答曰：呕吐而利，此名霍乱"。

本病多发于夏秋季节，患者多有贪凉和饮食腐馊之物等情况，故认为主要由于感受暑湿、寒湿秽浊之气及饮食不洁所致。由于脾胃受伤，升降失司，清浊相干，气机逆乱，故吐泻交作。因其吐泻剧烈，津液大量丧失，甚者导致亡阴。大吐大泻不仅耗损阴津，亦可伤及阳气，使元阳耗散，阳气外脱。

霍乱常因感受外邪，而见发热、恶寒、头身疼痛等表证，与伤寒初起邪在太阳类似，故《伤寒论》设霍乱篇，作为伤寒类证以与之比较鉴别。霍乱初起即见吐利，伤寒要经过一定的时间，当邪陷入深，转入阴经，才见下利，这是两者的不同之处。霍乱与痢疾多发于夏秋之际，霍乱上吐下泻、腹痛，而痢疾重证亦可见呕吐、下痢、腹痛，但痢疾有里急后重，下痢赤白脓血，与霍乱不同，可资鉴别。

一、辨证论治

霍乱之病，突然吐泻交作，腹痛或不痛，甚则皮肤弛皱，目眶凹陷，四肢拘急，手足厥冷，脉微欲绝。本病临证，当辨寒热，《伤寒论·辨霍乱病脉证并治》说："霍乱，头痛，发热，身疼痛，热多欲饮水者，五苓散主之。寒多不用水者，理中丸主之。"明确指出热多欲饮水为热霍乱，寒多不用水为寒霍乱。但欲饮水与不用水只是分辨其属寒属热的一个方面，还必须结合观察吐下物的色量臭否及全部症状，综合分析，才能判断其寒热属性。由于本病起病急骤，病势凶险，故需熟悉急救方法，及时治疗，以免延误时机。

（一）寒霍乱

【症状】呕吐下利，泻下清稀，腹中冷痛，腹胀满，口不渴，舌质淡苔白，脉缓弱。

【治法】温中散寒。

【方药】理中汤。方中人参、甘草益气健脾，干姜温中散寒，白术健脾燥湿。脾阳健运，寒湿得去，则中州升降调和而吐利自止。如见吐利，汗出，发热，恶寒，四肢拘急，手足厥冷者，属亡阳失液，治以四逆汤。若恶寒，脉微而复利，利止，属阳亡液脱，治以四逆加人参汤。若吐已下断，汗出而厥，四肢拘急不解，脉微欲绝者，属阳亡阴竭，治以通脉四逆加猪胆汁汤。

（二）热霍乱

【症状】呕吐下利，小便不利，热多欲饮水，头痛，发热，身疼痛，舌苔白，脉浮数。

【治法】泄热渗湿，兼以解表。

【方药】五苓散。本方外疏内利，导湿泄热，两解表里，使汗出，小便利，表里通达，则热去，吐利止。宜加黄连、黄芩、六一散以清热化湿。桂苓甘露散系本方加滑石、石膏、寒水石，炙甘草而成，亦可选用。

二、历代医家补充

后世医家根据临床表现的不同，对霍乱加以分类。以卒然发作，上吐下泻为主症者，称为湿霍乱；卒然腹中绞痛，欲吐不能吐，欲泻不能泻者，称为干霍乱。以病证的寒热分为寒霍乱与热霍乱。《霍乱论》说："热霍乱流行似疫，世之所同也。寒霍乱偶有所伤，人之所独也。"认为热霍乱多，寒霍乱少。有人将西医的霍乱、副霍乱称为真霍乱，将急性胃肠炎、细菌性食物中毒等称为类霍乱。

关于霍乱的论治，多主张分为寒霍乱、热霍乱、干霍乱三类。寒霍乱的治疗，《伤寒论》叙述详尽，足以为后世法，对其轻证，多主张用藿香正气散，《医学入门》说："霍乱乃湿热兼风木为害，治宜散风寒，利湿降火，故四时通用藿香正气散，为散风寒湿之要药。"热霍乱的治疗，后世补充较多，首推王孟英《霍乱论》。

（一）热霍乱

【症状】吐泻骤作，发热口渴，心烦脘闷，吐泻有腐臭味，腹中绞痛，小便黄赤，舌苔黄腻，脉象濡数。

【治法】清热化湿，辟秽泄浊。

【方药】燃照汤为主方，凉服。如脘闷吐甚，一时难服汤药，或汤药仓卒未备，可服玉枢丹以辟秽止吐，俟呕吐稍止，再进汤药。若四肢酸楚，筋脉拘急者，为湿热壅闭于经络，治宜苦寒泄热，舒筋化湿，用蚕矢汤（《霍乱论》）。

（二）干霍乱

【症状】卒然腹中绞痛，欲吐不得吐，欲泻不得泻，烦躁闷乱，甚则面色青惨，四肢厥冷，头汗出，脉象沉伏。

【治法】辟浊解秽，利气宣壅。

【方药】以玉枢丹为主方，取其芳香泄浊，以开闭逐邪。还可用烧盐方探吐，针刺十宣、委中出血。《万病回春》："有干霍乱者，最难治，……急用盐汤探吐及刺委中穴出血。"《景岳全书》："干霍乱证……宜先用盐汤探而吐之，……药以温中散滞破气等剂，庶乎胃气可舒而邪随以散，宜排气饮加减主之，或神香散，或《局方》七气汤，亦可酌用。"

三、医案精选

（1）林某某，男，60 岁。六月中旬，恣食生冷之品。患吐泻病，四肢厥冷，头汗淋漓，面黑唇白，目眶下陷，上吐食物，下泻液样便，不臭而腥，腹雷鸣不痛，两足抽筋不息，脉象微细欲绝。断为寒性吐泻，亟宜大剂温中回阳，拟理中汤加味主之。

处方：党参 15 克，焦术 9 克，干姜 9 克，炙甘草 3 克，炮附子 9 克，油桂 3 克，半夏 9 克，伏龙肝 30 克。连服 3 剂，即获痊愈。（《伤寒论方医案选编》）

（2）江应宿治一妇人，六月中旬，病霍乱，吐泻转筋。一医投藿香正气散，加烦躁面赤，揭衣卧地。予诊视，脉虚无力，身热引饮。此得之伤暑，宜辛甘大寒之剂泻其火热，以五苓散加滑石、石膏，吐泻定，再与桂苓甘露饮而愈。（《名医类案》）

第九节　百合病

百合病是一种以精神恍惚，欲卧不能卧，欲行不能行，食欲时好时差，以及口苦、尿黄、脉象微数为主要临床表现的疾病。本病首见于《金匮要略·百合狐䘌阴阳毒病脉证治》，"百合病者，百脉一宗，悉致其病也。意欲食复不能食，常默默，欲卧不能卧，欲行不能行，欲饮食，或有美时，或有不用闻食臭时，如寒无寒，如热无热，口苦，小便赤，诸药不能治，得药则剧吐利，如有神灵者，身形如和，其脉微数"。

百合病的病因有二，一为热病之后，余热未尽，阴虚未复；一为情志不遂，郁结化火，进而伤阴。故《医宗金鉴》云："伤寒大病之后，余热未解，百脉未和，或平素多思不断，情志不遂，或偶触惊疑，卒临景遇，因而形神俱病，故有如是之现证也。"其主要病机为心肺阴虚内热，心主血脉而藏神，肺主气、朝百脉而司治节，心血肺阴两虚，气血失调，虚热内扰，神明无主，百脉失养，而为本病。

一、辨证论治

百合病的特征为精神恍惚不安，语言、行动、饮食、感觉失调，口苦，尿黄，脉微数。治疗以养阴清热为原则，百合地黄汤为其主方。对情志不遂者，还应配合心理治疗，劝说开导。

（一）本证

【症状】精神、饮食、行动异于常人，时而厌食不纳，时而又觉饮食甘美，或意欲进食，一旦食至，却又不能食；常沉默寡言，甚或不通问答；或欲卧而不能卧，或欲行而不能行；自觉发冷或发热，实则无寒无热；口苦，小便短赤，舌红少苔，脉微数。

【治法】养阴清热，清心润肺。

【方药】百合地黄汤。方中百合润肺清心，益气安神，生地养阴清热，煎以泉水取引热下行之意。方中生地用量较大，如经久煎至 40 分钟以上，即无泻利之弊。本证若经汗、吐、下误治，见心烦口渴者，治以百合知母汤；见呕吐呃逆，小便短赤而涩者，治以滑石代赭汤；见虚烦不安，胃中不和者，治以百合鸡子汤。

（二）变证

【症状】百合病日久不愈，除本证脉症外，或见口渴，或见发热。

【治法】口渴者，宜清热养阴，生津止渴；发热者，宜滋养肺阴，清热利尿。

【方药】变口渴者，外用百合洗方渍水洗身，内服瓜蒌牡蛎散，方中栝楼根苦寒清解肺胃之热，生津止渴；牡蛎咸寒引热下行，使热不致上炎而消烁津液，如此则津液得生，虚热得清，口渴自解。变发热者，治以百合滑石散，以百合滋养肺阴清其上源，使其不燥；以滑石清里热而利小便，使热从小便排出，小便得利，里热得除，则肌肤之表热自解。二方皆可与百合地黄汤合用，以增强疗效。

二、历代医家补充

关于百合病的命名，历来争议颇多，魏念庭《金匮要略方论本义》云："百合病用百合，盖古有百合病之名，即因百合一味而瘳此疾，因得名也。如《伤寒论》条内云，太阳病桂枝证，亦病因药而得名之义也。"魏氏解释符合客观实际，是可取的。《张氏医通》认为本病多由思虑伤脾，脾阴受困，厥阳之火尽归于心，扰及百脉而致病。对病久气阴两伤者，于仲景治法之外，另立生脉散一方，并谓养心宁神之品亦可酌加；热盛者不妨兼用左金丸以折之。《温热经纬》则谓本病多系余热逗留肺经，但不一定皆在疫病之后，"凡温、暑、湿、热诸病之后皆有之"；其病理机制为"肺主魄，魄不安则如有神灵"，主张以平淡之剂清其余热则病自愈。

（一）痰热内扰

【症状】精神、行动、饮食皆失常态，头痛而胀，心中懊侬，卧寝不安，面红，舌尖红，苔薄黄微腻，脉滑数。

【治法】清化痰热。

【方药】苇茎汤加减。热盛加知母，尿黄加竹叶、滑石，痰多加竹茹、川贝母，头痛加桑叶、菊花。阴虚而夹痰热者，用百合为主药，酌加麦冬、知母、苇茎、冬瓜子、川贝母、天竺黄等，养阴清热，兼化痰浊。

（二）心肺气虚

【症状】精神、行动、饮食皆若不能自主，自汗，头昏，短气乏力，少寐或多寐而睡不解乏，舌淡有齿痕，脉弱，两寸脉来模糊。

【治法】益气安神。

【方药】甘麦大枣汤。可加百合、酸枣仁、玉竹、茯神、龙齿之类，俾神明得守，治节复常，其病自已。气阴两虚者，用生脉散加百合、淮小麦、大枣。

三、医案精选

（1）一人病昏昏默默，如热无热，如寒无寒，欲卧不能卧，欲行不能行，虚烦不耐，若有神灵，莫可名状，此病名百合。虽在脉，实在心肺两经，以心合血脉，肺朝百脉故也。盖心藏神，肺藏魄，神魄失守，故见此症。良由伤寒邪热，失于汗下和解，致热伏血脉而成。用百合一两，生地汁半钟，煎成两次服，必候大便如漆乃瘥。（《续名医类案》）

（2）李某某，女，来诊时步履艰难，必以他人背负，自述胸痛、胸闷、心悸、气短、头晕，乃按胸痹治之。投以瓜蒌薤白半夏汤之类，久治不效。细审之，该患者每于发病时除上述症外，尚喜悲、欲哭、嗳气、善太息，便于前方中合以百合、地黄、旋覆花、代赭石之类治之，药后其症渐消。（《赵锡武医疗经验》）

第十节　狐蜜病

狐蜜病是因感受湿热虫毒引起的以咽喉、前后二阴溃疡，目赤为特征的疾病。本病见于《金匮要略·百合狐蜜阴阳毒病脉证治》，"狐蜜之为病，状如伤寒，默默欲眠，目不得闭，卧起不安，蚀于喉为蜜，蚀于阴为狐，不欲饮食，恶闻食臭，其面目乍赤、乍黑、乍白。蚀于上部则声喝，甘草泻心汤主之"。

狐蜜病由于感受湿热毒气，或湿浊内蕴，日久化热，或伤寒、热病、毒痢、斑疹之后，余毒未尽，与湿浊相合，而致湿毒内壅。湿热久停，蒸腐气血而成瘀浊，"虫生于湿热败气瘀血之中"，湿热虫毒腐蚀咽喉、二阴而成本病。

狐蜮病应与口疮、口疳、口糜、喉疳等病相鉴别。这些疾病虽有口腔、咽喉溃烂，与本病的口腔表现相似，但本病同时有外阴溃疡和眼部症状，因此不难鉴别。

一、辨证论治

（一）本证

【症状】初起时或病变过程中常有发热，默默欲眠或卧起不安，食欲不振，甚至恶闻饮食气味，干呕心烦，面目颜色变幻无常，或红、或黑、或白，口腔、咽喉、前后二阴溃疡，声音嘶哑，舌苔黄腻，脉濡数。

【治法】清热化湿，解毒杀虫。

【方药】内服甘草泻心汤，外用苦参汤洗之，雄黄熏之。前方黄芩、黄连苦寒，清热解毒，干姜、半夏辛燥化湿，佐以人参、甘草、大枣以和胃扶正，共成清热化湿，安中解毒之功。后二方苦参、雄黄均有杀虫解毒化湿之效。

（二）狐蜮酿脓证

【症状】身无热，微烦，默默欲卧，汗出，目赤涩痛，两眼内外眦呈黑色，或眼内有脓血，视物昏花，咽喉、外阴溃烂，食欲尚好，脉数。

【治法】清热利湿，解毒排脓。

【方药】赤小豆当归散。方中赤小豆清热渗湿，解毒排脓；当归活血，去瘀生新；浆水清凉解毒。可酌加苦参、黄芩、栀子、银花以清热解毒化湿。

二、历代医家补充

历代医家多认为狐蜮病系湿热虫毒所致，惟魏念庭提出虚热，"狐蜮惑者，阴虚血热之病也"，"治虫者，治其标也；治虚热者，治其本也"（《金匮要略方论本义》）。关于本病的治疗，《备急千金要方》创狐蜮汤以清热化湿解毒；《医宗必读》指出，"清热，黄连犀角汤。声哑，桃仁汤。杀虫，雄黄锐散为膏，纳谷道中。"《实用中医内科学》对本病论述详细，录其证候、治法方药如下。

1. 肝脾湿热

【症状】初起时或病变过程中常有发热，默默欲眠或卧起不安，食欲不振，甚至厌食，漾漾欲呕，口腔、咽喉、外阴溃破灼痛、腐臭，尿黄，大便干结，舌质红，舌苔色黄黏腻，脉滑数。

【治法】清热，除湿，解毒。

【方药】龙胆泻肝汤、泻黄散、狐蜜汤加减。湿热化火，劫烁阴津，酌加蒲公英、银花、玄参、板蓝根、蛇舌草、大黄，或配用当归龙荟丸。湿盛加六一散、薏苡仁、赤小豆、土茯苓等。

2. 脾虚夹湿

【症状】常有低热，倦怠乏力，头晕头重，情绪变化不定，饮食减少，口干不欲饮，腹胀，大便稀溏，或干溏不一，或先干后溏，小便清长，两足欠温，口、咽、外阴溃疡久不敛口，患处色淡而多呈平塌或凹陷状，舌质淡有齿痕，舌苔薄白，脉沉细弦缓。

【治法】健脾益气，升阳除湿。

【方药】补中益气汤。可酌加薏苡仁、茯苓、山药、鸡内金、谷麦芽、砂仁、大枣、泽泻等味，以增强健脾利湿的功效。湿盛痰多者，加半夏；疡面久不收敛，可加马勃、木蝴蝶。

3. 阴虚内热

【症状】午后低热，手足心热，烦躁不安，头晕，失眠多梦，口干口苦，大便秘结，小便短赤，口、咽、外阴溃疡，患处暗红，溃烂灼痛，舌质红苔干黄，或光红无苔，脉弦细数，重按无力。

【治法】滋肾，养肝，清热。

【方药】常用一贯煎、二至丸、六味地黄丸合方。热盛者酌加玄参、地骨皮等，以清其浮游之火，若不效，可用知母、黄柏泻火坚阴，或用大补阴丸。咽干、心烦，可合麦门冬汤或竹叶石膏汤。失眠多梦，加酸枣仁、夜交藤；小便短赤，加车前草、淮牛膝；患处溃烂红痛，酌加人中白、银花、连翘、野菊花等，以泻火解毒。

病久阴损及阳，阴阳两虚者，可用二仙汤。气阴两虚者，可用生脉散加生地、石斛、沙参、枸杞子、山药、黄芪、鸡内金、淮小麦、甘草。

三、医案精选

（1）郭某某，女，36 岁，口腔及外阴溃疡半年，在某院确诊为口、眼、生殖器综合征，曾用激素治疗，效果不好。据其脉症，诊为狐蜚病。采用甘草泻心汤加味，方用：生甘草 30 克，党参 18 克，生姜 6 克，干姜 3 克，半夏 12 克，黄连 6 克，黄芩 9 克，大枣 7 枚（擘），生地 30 克，水煎服 12 剂。另用生甘草 12 克，苦参 12 克，4 剂煎水，外洗阴部。复诊时口腔及外阴溃疡已基本愈合。仍按前方再服 14 剂，外洗方 4 剂，患者未再复诊。（《赵锡武医疗经验》）

（2）陈某某，女，38 岁，工人，于 1974 年 3 月 7 日就诊，患者于 1968 年间即发现前阴及口腔黏膜溃疡，未加注意。以后时有低热，关节疼痛，下肢有结节性红斑，曾按风湿病服激素类药物不见效，而口腔、前阴溃疡反复发作，时轻时重。

检查：口腔颊黏膜有溃疡，呈椭圆形，边界明显，基底平坦，表面附有灰白色纤维膜，周围有红晕。前阴及肛门、会阴处均有溃疡。下肢有结节性红斑，梅毒血清反应阴性。

诊断：眼、口、生殖器综合征。

辨证与治疗：初诊前阴及肛门、会阴处均有溃疡，不能正坐，月经正常，白带较多，口腔亦有黄豆大之凹陷溃疡数块，身体瘦弱，面色潮红，周身关节疼痛，目微赤，口干，声微哑，大便微溏，两下肢有结节性红斑，近一个月来时有寒热。舌白滑而腻，脉象沉滑。此乃"狐"，据《金匮》甘草泻心汤合赤小豆当归散加土茯苓以利湿解毒，并以苦参汤熏洗。生甘草一两，党参五钱，黄芩三钱，黄连二钱，姜半夏三钱，干姜三钱，赤小豆一两，当归五钱，土茯苓一两，大枣五枚，水煎服。外以苦参四两煎汤，熏洗外阴，日两次。

效果：上方共服百余剂，除中间因感冒停药外，并无变化加减。至 1974 年 7 月底，患者来述，口腔及前阴溃疡均告消失，低热及下肢结节性红斑皆消退而痊愈。(《中医医案八十例》)

第十一节　阴阳毒

阴阳毒是一种感受疫疠毒邪所致的疾患，临床以发斑、咽喉疼痛为主症。本病见于《金匮要略·百合狐惑阴阳毒病脉证治》，"阳毒之为病，面赤斑斑如锦纹，咽喉痛，唾脓血。五日可治，七日不可治，升麻鳖甲汤主之。阴毒之为病，面目青，身痛如被杖，咽喉痛。五日可治，七日不可治，升麻鳖甲汤去雄黄、蜀椒主之"。

本病病因为感受疫毒，如赵献可说："此阴阳二毒，是感天地疫疠非常之气，沿家传染，所谓时疫证也。"疫毒之邪，侵袭血脉，热扰营血，而见发斑、咽喉痛诸症。由于患者体质不同，感邪后病变反映的证候有异，而分为阳毒与阴毒。疫毒侵袭，血分热盛，热壅于上者，则为阳毒。疫毒侵袭，瘀血凝滞，经脉阻塞，血流不畅者，则为阴毒。

一、辨证论治

阴阳毒的特征为发斑、咽喉疼痛。辨证有阳毒、阴毒之分，此处阴阳二字，既不是指寒热，也不是指表里，它是以证候分阴阳。面赤斑斑如锦纹，咽喉痛，唾脓血，为阳毒；面目青，身痛如被杖，咽喉痛，为阴毒。治疗以解毒化瘀为原则，升麻鳖甲汤为其主方。

（一）阳毒

【症状】肌肤发斑，面部起红斑色如锦纹，咽喉疼痛，吐脓血。

【治法】清热解毒，活血散瘀。

【方药】升麻鳖甲汤。方中升麻、甘草清热解毒；鳖甲、当归滋阴散瘀；雄黄、蜀椒解毒，以阳从阳欲其速散。总之，本方治阳毒，具有清热、解毒、散瘀的作用。

（二）阴毒

【症状】肌肤发斑，面目色青，遍身疼痛如被杖，咽喉疼痛。

【治法】解毒散瘀。

【方药】升麻鳖甲去雄黄、蜀椒。用升麻鳖甲汤解毒行血散瘀，去雄黄、蜀椒以防损其阴气。

二、历代医家补充

阴阳毒系感受疫毒所致，属急性热病范畴。《医宗金鉴》云："故中此气之人，不止咽喉痛，身痛，甚至有心腹绞痛，大满大胀，通身络脉青紫暴出，手足指甲色如靛叶，口噤牙紧，心中忙乱，死在旦夕者。若谓必从皮毛而入，未有为病如是之速者也，是必从口鼻，而下入咽喉无疑。况阴毒反去雄黄、蜀椒，必传写之讹。故治是证者，不必问其阴阳，但刺其尺泽、委中、手中十指脉络暴出之处出血，轻则用刮痧法，随即服紫金锭，或吐、或下、或汗出而愈者不少。"补充了阴阳毒的症状及治法，并指出疫毒系从口鼻而入。

后世医家对阴阳毒论述颇多，自王叔和开始，便以证候之寒热区分阴毒、阳毒，《脉经》云："阳毒为病，身重，腰背痛，烦闷不安，狂言，或走或见鬼，或吐血下利，其脉浮大数，面赤斑斑如锦纹，咽喉痛，唾脓血，……升麻汤主之。阴毒为病，身重，背强，腹中绞痛，咽喉不利，毒气攻心，心下坚强，短气不得息，呕逆，唇青面黑，四肢厥冷，其脉沉细紧数，身如被打，……甘草汤主之。"即以阳毒为热证，阴毒为寒证。《医宗金鉴》认为，仲景之阴阳毒"非后人所论阴寒极、阳热极之阴毒、阳毒也。观其所主之方，要不过升麻、甘草、当归、鳖甲、蜀椒、雄黄，而并不用大寒大热之药，则可知仲景所论阴毒阳毒，非阴寒极、阳热极之谓也。此二证即今世俗所称痧证是也"，明确指出仲景之阴毒、阳毒与后世之阴毒、阳毒有异。

《医宗金鉴》认为阴阳毒系后世所称痧证，丹波元简认为即后世所谓发斑，《金匮玉函要略辑义》说："阳毒乃不得不用活人阳毒升麻汤及化斑汤之属，即后世所谓阳斑也。阴毒乃不得不用庞氏附子饮、霹雳散、正阳丹之类，即后世所谓阴斑也。"

根据《类证活人书》《三因方》《医宗金鉴》关于阴毒、阳毒的论述，归纳如下。

（一）阳毒

【症状】燥热，面赤，咽痛，唾血，身斑色如锦纹，下利赤黄，妄言，发狂如见鬼神，舌焦，脉大浮数。

【治法】清热解毒凉血。

【方药】可酌情选用阳毒升麻汤、栀子仁汤、化斑汤、黄连解毒汤、解毒承气汤等方。

（二）阴毒

【症状】手足冷，腰背强，身痛如被杖，咽喉痛，腹痛，心下胀满，短气，下利呕吐，唇青面黑，或冷汗烦躁，或时时郑声，脉细欲绝。

【治法】温阳散寒，甚或回阳救逆。

【方药】可酌情选用附子散、正阳散、还阳散、退阴散、四逆加人参汤等方，并灸气海、关元。

三、医案精选

（1）次女赛男，于1956年3月患猩红热，初起恶寒发热，头痛咽痛，下颌淋巴结肿大，舌苔薄白，脉象浮数。服银翘散2剂，恶寒已罢，仍发热咽痛。服普济消毒饮去升麻、柴胡3剂，另用冰硼散吹喉，咽痛减轻，热仍不退，颈面出现红色斑疹，惟口唇四周苍白，舌绛无苔，脉象滑数。……一面肌注青霉素，一面用升麻鳖甲汤：升麻 3 克，鳖甲 10 克，当归 3 克，去雄黄、蜀椒，加银花 10 克，连翘 10 克，牛蒡子 10 克，生地 12 克，丹皮 10 克，赤芍 6 克，桔梗 3 克，甘草 3 克，服 3 剂，红疹遍及四肢，压之可渐褪色，继用原方去升麻、当归、桔梗，加玄参、麦冬、大青叶，3 剂，皮疹消退，体温正常，痊愈出院。(《金匮要略浅述》)

（2）顾某某，女，43 岁，患亚急性红斑狼疮两个多月。症见发热不退，经用激素（泼尼松）治疗，发热虽然减轻，但面色红斑未退，形如蝴蝶状，面红似锦纹，胸背上肢亦有红斑常现，下肢及面目有轻度的浮肿，周身关节酸痛，有时咽部疼痛，小便较少，脉象细数，舌红苔白。病属热邪在血分未尽，肾虚不能化气行水，治当清热解毒，补肾利水。方拟升麻鳖甲汤加减：升麻 15 克，生鳖甲 20 克（生煎），当归 6 克，丹皮 10 克，熟地 20 克，附子 3 克，牛膝 12 克，车前子 10 克，露蜂房 6 克，蛇蜕 5 克，土茯苓 20 克。上方加减连服 20 剂，面部旧斑渐消，新斑未见，浮肿消退，尿蛋白转阴，热毒渐退，肾虚渐复，原方去车前子、丹皮，加雄黄 1 克（研冲），附子增至 6 克，再服 20 剂，症状基本消失，病情稳定，嘱常服原方以防反复。[广西中医药，1981，（6）：13]

第十二节　疟　疾

疟疾是由于感受疟邪而引起的以寒战、壮热、头痛、汗出、休作有时为临床特征的疾病。本病见于《金匮要略·疟病脉证并治》，"疟脉自弦，弦数者多热；弦迟者多寒。弦小紧者下之瘥，弦迟者可温之，弦紧者可发汗、针灸也，浮大者可吐之，弦数者风发也，以饮食消息止之。""温疟者，其脉如平，身无寒但热，骨节疼烦，时呕，白虎加桂枝汤主之。""疟多寒者，名曰牝疟，蜀漆散主之"。

疟邪是引起疟疾的病因。疟邪侵入人体之后，伏于半表半里，出入营卫之间，入与阴争则恶寒，出与阳争则发热，正邪交争，则寒热往来。若正邪相离，邪气藏伏，不与营卫相争，则寒热休止。疟疾的发作以间日一发最为多见。《素问·疟论篇》说："其间日发者，由邪气内薄于五脏，横连募原也。其道远，其气深，其行迟，不能与卫气俱行，不得皆出，故间日乃作也。"也有少数邪伏浅者一日一发，邪伏深者二日而发。本病以正疟最为多见，而热偏盛者即成温疟，寒偏盛者即是寒疟（牝疟）。由瘴毒所致者，则成瘴疟。瘴毒亦属疟邪，但多见于岭南，临床症状严重。疟邪久留，耗伤气血，遇劳即发，则为劳疟。疟久不愈，血瘀痰凝，结于胁下，则为疟母。

疟疾需与虚劳发热相鉴别。虚劳之阴虚内热，上午发热不明显，以午后或夜间潮热为特征。发热虽然朝轻暮重，但与疟疾寒热往来，休作有时者迥异，且常有五心烦热、盗汗、失眠等症状。阴虚内热者往往缠绵日久，一时不易退热，疟疾只要治疗及时，一般可以较快痊愈。

一、辨证论治

疟疾的主要症状是寒战壮热，休作有时。应根据寒热的轻重辨证分类，但热不寒者为瘴疟，热多寒少者为温疟，寒多热少者为牝疟。治疗以扶正达邪为原则，偏热者清热以解表，偏寒者辛温以散邪，从而达到治疟之目的。疟母已成，则宜化痰破瘀，消癥化积。

（一）瘴疟

【症状】但热不寒，少气烦冤，手足热而欲呕，肌肉消瘦。

【治法】清热养阴，益气生津。

【方药】瘴疟原著未出方治，张路玉主张用白虎汤，陈修园主张用白虎加人参汤，陈灵石主张用竹叶石膏汤，"而梨汁、甘蔗汁亦可佐之"。瘴疟从证候来看，当属温疟一类，仅病情较重而已，治疗可参照温疟。

（二）温疟

【症状】热多寒少，或无寒但热，骨节疼烦，时呕，舌红苔黄，脉弦数。

【治法】清热生津，解表和营。

【方药】白虎加桂枝汤。方中白虎汤清热生津止呕，桂枝以解表邪。可加青蒿、柴胡以和解祛邪。若热盛而气津两伤者，可用白虎加人参汤。津伤较甚，口渴引饮者，可加生地、麦冬、石斛、玉竹养阴生津。

（三）牝疟

【症状】寒多热少，头项腰脊疼痛，无汗，舌苔白，脉弦紧。

【治法】祛痰截疟，扶正助阳。

【方药】蜀漆散。方中蜀漆祛痰截疟为主药，配云母、龙骨以扶正助阳，镇逆安神为佐药。然其疗效与服药时间有关，故方后曰："临发时服"，很有实践意义。凡服常山、蜀漆一类方剂，必须在未发前一至二小时服药，过早或过迟，均难获效。亦可用柴胡桂枝干姜汤和解表里，温阳达邪。如但寒不热，倦怠嗜卧，胸闷泛恶，为太阴阳气衰微，痰湿留恋，用附子理中汤合蜀漆散以温运脾阳，化痰截疟。

（四）疟母

【症状】疟久不愈，胁下结成痞块，扪之有形，或痛或胀，疟仍时作，兼有脘腹不舒，纳少，面色萎黄，形体消瘦，舌淡紫无华，脉象弦细。

【治法】祛瘀化痰，软坚散结。

【方药】鳖甲煎丸。方中鳖甲为主药，能化癥块，除寒热；佐以射干（即乌扇）、桃仁、丹皮、赤芍、凌霄花、赤硝、大黄去瘀通滞；协以鼠妇、䗪虫、蜂窝、蛴螬，则消坚杀虫治疟，其效更著；葶苈、石韦、瞿麦利水道；柴胡、桂枝、半夏、厚朴、黄芩、干姜理气机，调寒热；人参、阿胶补气血；灶中灰主癥瘕坚积；清酒能行药势。诸药合用，共成寒热并用，攻补兼施，行气化瘀，除痰消癥之方，具有调整机体，增进抗病能力，破瘀消痞，杀虫止疟之功。若气血亏虚者，当配合八珍汤或十全大补汤等补益气血，以虚实兼顾，扶正祛邪。

二、历代医家补充

后世医家经过长期研究，对疟疾的理论认识更为深刻，证治方药日趋完备。如张景岳提出疟疾因感受疟邪所致，他在《质疑录》中说："疟邪随人身之卫气为出入，故有迟、早、一日、间日之发，而非痰之可以为疟也。"明确认定疟邪致疟，而非痰致疟。并指出："严用和论疟，谓无痰不作疟，若指痰致疟之主，反以疟邪为痰病之客矣。岂有人身津液变痰，而为寒为热以成疟者乎？痰本因疟邪以生，而非因痰以有疟邪者。"张氏主张疟邪致疟，痰本因疟而生的观点，明确了因果关系。《三因方》指明了疫疟的特点，"一岁之间，长幼相若，或染时行，变成寒热，名曰疫疟"。《脉因证治》提出了传染的概念，"母疟有母，传染者也"。《诸病源候论》明确提出间日疟的病证名称，指出瘴疟多发于岭南，由瘴湿毒气所致，其病重于一般的疟疾，又在《劳劳疟候》里补充了劳疟这一证型。

在治疗方面，《肘后备急方》以常山作为多个治疟方剂的主药，并最早提出用砒石及青蒿治疟。因砒石毒性较剧，近代多不采用。《千金要方》除制订以常山、蜀漆等为主药的截疟诸方外，还用马鞭草治疟。《瘟疫论》之达原饮，用槟榔、厚朴、草果等"使邪气溃散，速离募原"，此方兼治瘟疫或疟疾之邪伏募原者。叶天士治疟，赞成"草果治太阴独胜之寒，知母治阳明独胜之热"。

根据后世医家的论述，补充正疟、瘴疟、劳疟的证治。

（一）正疟

【症状】寒战壮热，休作有时，先有呵欠乏力，继则寒栗鼓颔，寒罢则内外皆热，头痛面赤，口渴引饮，终则遍身汗出，热退身凉，舌红，苔薄白或黄腻，脉弦。

【治法】祛邪截疟，和解表里。

【方药】柴胡截疟饮加减。若口渴甚者，加葛根、石斛生津止渴。胸闷脘痞，苔腻者，去滞气碍湿之参、枣，加苍术、厚朴、青皮理气化湿。烦渴，苔黄，脉弦数，为热甚于里，去参、姜、枣之辛温补中，加石膏、天花粉清热生津。本证亦可用小柴胡汤合达原饮、截疟七宝饮加减治疗。

（二）瘴疟

1. 热瘴

【症状】热甚寒微，或壮热不寒，头痛，肢体烦疼，面红目赤，胸闷呕吐，烦渴饮冷，大便秘结，小便热赤，甚至神昏谵语，舌质红绛，苔黄腻或垢黑，脉洪数或弦数。

【治法】辟秽解毒，清热保津。

【方药】清瘴汤。若壮热不寒者，加生石膏清热泻火。热盛津伤，心烦口渴，舌红少津者，加生地、玄参、石斛、玉竹。神昏谵语者，急用紫雪丹清心开窍。呕吐剧烈者，急服玉枢丹辟秽解毒。

2. 冷瘴

【症状】寒甚热微，或恶寒战栗，但寒不热，甚则神昏不语，苔白厚腻，脉弦。

【治法】芳香化浊，理气辟秽。

【方药】加味不换金正气散。若瘴毒湿浊，蒙蔽心窍，神昏不语者，加服苏合香丸以芳香开窍。

（三）劳疟

【症状】疟久不愈，或瘥后复发，或遇劳则发，寒热时作，面色萎黄，倦怠，食少，形体消瘦，舌质淡，脉细无力。

【治法】益气养血，扶正祛邪。

【方药】何人饮加减。疟发之时，加青蒿或常山祛邪截疟。若形瘦色悴，神困乏力，唇红口干，舌红少苔，脉细数者，治以蜀漆丸养阴截疟（《千金要方》）。

三、医案精选

（1）友人裴某之第三女患疟，某医投以柴胡剂两贴，不愈，余诊其脉洪滑，询之月经正常，未怀孕，每日下午发作时，热多寒少，汗大出，恶风，烦渴喜饮，思此是"温疟"。脉洪滑，烦渴喜饮，是白虎汤证；汗出恶风，是桂枝汤证，即书白虎加桂枝汤。生石膏48克，知母18克，炙甘草6克，粳米18克，桂枝9克。清水四盅，煮米熟，汤成，温服。一剂病愈大半，2剂不复发作。（《岳美中医案集》）

（2）郭某某，女，52岁。脾脏肿大4～5年，5年前曾患定期发寒热，经县医院诊断为疟疾，运用各种抗疟疗法治疗症状缓解，而遗留经常发低热。半年后，经医生检查，发现脾脏肿大2～3厘米，给予各种对症疗法，效果不佳，脾脏继续肿大。近1年来逐渐消瘦，贫血，不规则发热，腹胀如釜，胀痛绵绵，午后更甚。食欲不振，消化迟滞，胸满气促，脾大至肋下10厘米，肝未触及，下肢浮肿，脉数而弱，舌胖有齿印。据此脉症，属《金匮》所载之疟母，试以鳖甲煎丸治之。

鳖甲120克，黄芩30克，柴胡60克，鼠妇（即地虱）30克，干姜30克，大黄30克，芍药45克，桂枝30克，葶苈15克，厚朴30克，丹皮45克，瞿麦15克，凌霄花30克，半夏15克，人参15克，䗪虫60克，阿胶30克，蜂房（炙）45克，芒硝90克，蜣螂60克，桃仁15克，射干20克，以上诸药，蜜制为丸，每丸重10克，日服二丸。

服完1剂后，各种症状有不同程度的好转，下肢浮肿消失。此后又服1剂，诸证悉平，脾脏继续缩小，至肋下有6厘米，各种自觉症状均消失，故不足为患。遂停药，自己调养。（《经方发挥》）

第十三节　肺　痿

肺痿，指肺叶痿弱不用，为肺脏的慢性虚损性疾患。临床以咳吐涎沫为主症。本病见于《金匮要略·肺痿肺痈咳嗽上气病脉证治》，"寸口脉数，其人咳，口中反有浊唾涎沫者……为肺痿之病"。

肺痿由于肺虚，津气亏损，失于濡养，以致肺叶枯萎。但因发病机制不同，而有虚热、虚寒之分。虚热肺痿，一为本脏自病，热在上焦，肺热气燥，清肃之令不行，脾胃上输之津液从热化，煎熬而成涎沫；一由误治，或因他脏之病，消亡津液，肺失濡养，阴虚生内热，津枯则肺燥，肺燥且热，遂致肺叶枯萎。虚寒肺痿，为肺气虚冷，气不化津，津聚为涎，肺失濡养，渐至肺叶痿弱不用。

肺痿与肺痈同属肺脏疾患，但肺痿以咳吐涎沫为主症，而肺痈以咳则胸痛，吐痰腥臭，甚则咳吐脓血为主症。虽然都为肺中有热，但肺痈属实，肺痿属虚，肺痈失治久延，可以转为肺痿。

一、辨证论治

肺痿的特征为咳吐浊唾涎沫。辨证有虚热、虚寒之分。一般以虚热多见，如久延伤气，亦可转为虚寒，但究属少数。治疗以补肺生津为原则。虚热证，治当生津清热，以润其枯；虚寒证，治当温肺益气，而摄涎沫。

（一）虚热

【症状】咳吐浊唾涎沫，其质稠黏，咳声不扬，气急喘促，口渴咽燥。形体消瘦，皮毛干枯，舌干红，脉虚数。

【治法】滋阴清热，润肺生津。

【方药】麦门冬汤。方用麦冬滋阴润燥，人参益气生津；甘草、大枣、粳米甘缓补中；半夏降逆气，止浊唾，以辛燥之品，反佐润燥之功。徐灵胎说："此即竹叶石膏汤去竹叶、石膏加大枣也，专清肺胃之火；若火逆甚，仍用竹叶、石膏为妙。"（《兰台轨范》）

（二）虚寒

【症状】吐涎沫，其质清稀量多，不渴，头眩气短，形寒，神疲乏力，饮食减少，小便数，或遗尿，舌质淡，脉虚弱。

【治法】温肺益气。

【方药】甘草干姜汤。方用炙甘草益气和中，用量倍于干姜，取甘守津回之意；干姜温肺脾，使气能化津，水谷归于正化，则吐沫自止。《金匮辑义》说："此证虽云肺中冷，其源未曾不由胃阳虚乏，故主以此方。盖与大病瘥后喜唾者，主以理中汤意略同。"因此，甘草干姜汤中加入白术、人参、茯苓之类，则效力更佳。

二、历代医家补充

肺痿辨证分型，历代医家皆遵张仲景之说，但于治法方剂上多有补充。关于本病治法，喻昌主张"缓而图之，生胃津，润肺燥，下逆气，开积痰，止浊唾，补真气以通肺之小管，散火热以复肺之清肃"（《医门法律》）。沈金鳌说："大约此症总以养肺、养气、养血、清金降火为主"，"切忌升散辛燥温热"（《杂病源流犀烛》），指出了肺痿的治法与禁忌。

关于治疗肺痿之方，孙思邈补充 3 方，"治肺痿涎唾多出血，心中温温液液，甘草汤方。""治肺痿咳唾涎沫不止，咽燥而渴，生姜甘草汤方。""治肺痿吐涎沫不止，桂枝去芍药加皂荚汤方"（《备急千金要方》）。其中甘草汤清热、平喘、止渴、下气，药虽一味，但功能滋养，适用于虚热肺痿轻症。生姜甘草汤培土生金，温肺益气，主治虚寒肺痿。桂枝去芍药加皂荚汤温肺涤痰，主治虚寒肺痿，痰浊上壅者。《外台秘要》载炙甘草汤，"治肺痿涎唾多，心中温温液液者"，炙甘草汤以生津润燥为主，适用于虚热肺痿。《三因方》载人参甘草汤，"治肺痿，咳唾涎沫不止，咽燥而渴"，适宜于虚寒肺痿。喻嘉言创清燥救肺汤，"治诸气膹郁，诸痿喘呕"（《医门法律》），后世推崇治疗虚热肺痿。李用粹认为，肺痿"治宜养血润肺，养气清金，初用二地二冬汤以滋阴，后用门冬清肺饮以收功"（《证治汇补》）。《医学心悟》说"久咳不止，时吐白沫，如米粥者，曰肺痿，此火盛金伤，肺热而金化也，保和汤主之。"此方滋阴清热，润燥生津，且能宣肺化痰，为虚热肺痿之良方。

三、医案精选

（1）肺痿，频吐涎沫，食物不下，并不渴饮，岂是实火！津液荡尽，二便日少。宗仲景甘草理胃，乃虚则补母，仍佐宣通脘间扞格。人参、麦冬、半夏、生甘草、白粳米、南枣肉。（《临证指南》）

（2）李某某，女，65 岁。患者形体肥胖，平素既不喜饮水，面部及下肢间有水肿，食稍有不适即肠鸣腹泻，由此脾胃阳虚可知。一个多月来，无明显诱因忽唾涎液特多，唾出量一日一夜约一碗多，脉象沉迟，舌淡而胖，并有齿印。曾给服吴茱萸汤及五苓散数剂，病情不但不减，还续有增加。后宗《伤寒论》之意，诊为肺胃虚寒，津液不能温布，故频频吐出。遂改用甘草干姜汤治之。

炙甘草 15 克，干姜 15 克。水煎服，1 日 1 剂，连服 5 剂痊愈。(《经方发挥》)

第十四节　肺　痈

肺痈是肺叶生疮，形成脓疡的一种病证，属内痈之一。临床以咳嗽，胸痛，发热，咯吐腥臭浊痰，甚则脓血相兼为主要特征。本病见于《金匮要略·肺痿肺痈咳嗽上气病脉证治》，"咳而胸满，振寒脉数，咽干不渴，时出浊唾腥臭，久久吐脓如米粥者，为肺痈"。

肺痈多由外感风热病邪，熏蒸于肺，蓄热内蒸，肺受热灼，气失清肃，热壅血瘀，郁结成痈，血败化脓。即《金匮要略》所谓"风伤皮毛，热伤血脉，风舍于肺，……热之所过，血为之凝滞，蓄结痈脓"是也。

肺痈初期与风温极为类似，故应注意鉴别。风温起病多急，以发热，咳嗽，烦渴或伴气急胸痛为特征，而肺痈之振寒，咯吐浊痰明显，喉中有腥味。风温经正确及时治疗后，多在气分而解，如经 1 周身热不退，或退而复升，应考虑肺痈之可能。肺痈、肺痿虽然同为肺中有热，但肺痈为风热犯肺，热壅血瘀，肺叶生疮，病程短而发病急，形体多实，消瘦不甚，咳吐腥臭脓血，脉数实；肺痿为气阴亏损，虚热内灼，或肺气虚冷，以致肺叶痿弱不用，病程长而发病缓，形体多虚，肌肉消瘦，咳唾涎沫，脉数虚。若肺痈久延不愈，误治失治，亦可转成肺痿。

一、辨证论治

肺痈的特征为咳则胸痛，吐痰腥臭，甚则咳吐脓血。临床当据其脉症，审其病程，辨别脓成与否，以为施治依据。凡初期脓未成者，治以泻肺逐邪；脓已成者，治以排脓解毒。仲景提出"始萌可救，脓成则死"的预后判断，以强调早期治疗的重要性。

（一）初期

【症状】发热胸痛，咳嗽喘满，咯痰脓浊量多，不能平卧，口干咽燥，舌苔薄黄或黄腻，脉数实或滑数。

【治法】清热泻肺。

【方药】葶苈大枣泻肺汤。方中葶苈子苦寒清热，能开泄肺气，具有泻下逐痰之功；佐以大枣甘温健脾，缓和药性，使泻不伤正。本方为泻肺峻剂，适用于肺痈初期，表证已解，而脓尚未成，或已成而肺壅特甚，属于形气俱实者。如有表证，宜先解表，表解后再用本方；或用本方配以宣散之药，使邪气由表里分解。如脓成转虚，即当禁用。

（二）成脓期

【症状】咳嗽，胸满而痛，身热振寒，咽干不渴，时出浊唾腥臭，久久吐脓血如米粥，舌红苔黄腻，脉滑数或数实。

【治法】排脓解毒。

【方药】桔梗汤。方中桔梗宣肺开结，祛痰排脓；甘草清热解毒。本方可与《千金》苇茎汤合用，再加金银花、连翘、败酱草、鱼腥草、野荞麦根等清热解毒之品。

二、历代医家补充

由于张仲景治疗肺痈的方法尚不完备，后世医家在实践中不断加以补充。如《备急千金要方》创用苇茎汤以清热排脓；"治咳有微热烦满，胸心甲错，是为肺痈，黄昏汤方"，是用合欢皮治疗肺痈之始。《外台秘要》列有"肺痈方九首"，其中"疗肺痈经时不瘥"的桔梗汤，系《金匮要略》桔梗汤加地黄、当归、白术、薏苡仁、败酱草、桑白皮而成，治肺痈经久不愈，气血衰弱者；桔梗白散即《伤寒论》三物白散，用于肺痈重证，脉症俱实。《外科正宗》根据肺痈病机演变及证候表现，提出初起在表者宜散风清肺，已有里热者宜降火抑阴，成脓者宜平肺排脓，脓溃正虚者宜补肺健脾等治疗原则。《张氏医通·肺痈》认为应"乘初起时极力攻之"；《杂病源流犀烛》力主"清热涤痰"为原则；《医门法律》倡议以"清肺热，救肺气"为要著。

　　根据历代医家认识，结合现代临床经验，治疗肺痈当以清热解毒，化瘀排脓为原则。一般分以下四期施治。

（一）初期

【症状】恶寒发热，咳嗽，胸痛，咳则痛甚，呼吸不利，咯白色黏痰，痰量日渐增多，舌苔薄黄，脉浮数而滑。

【治法】清肺解表。

【方药】银翘散加减。热势较甚者，加鱼腥草、黄芩清热。咳嗽较甚者，加桑白皮、贝母、杏仁化痰止咳。胸痛呼吸不利，加瓜蒌皮、郁金、桃仁活血通络。

（二）成痈期

【症状】身热甚，时时振寒，继则壮热，汗出烦躁，咳嗽气急，胸满作痛，转侧不利，咳吐浊痰，呈黄绿色，自觉喉间有腥味，口干咽燥，苔黄腻，脉滑数。

【治法】清热解毒，化瘀消痈。

【方药】《千金》苇茎汤、如金解毒散加减。可加银花、连翘、鱼腥草、红藤、蒲公英清热解毒。咯痰黄稠，酌加桑白皮、瓜蒌、射干等清化之品。热毒瘀结，痰味腥臭，可合犀黄丸以解毒化瘀。

（三）溃脓期

【症状】咳吐大量脓血痰，或如米粥，腥臭异常，胸中烦满而痛，甚则喘不能卧，身热面赤，烦渴喜饮，舌质红，苔黄腻，脉滑数。

【治法】排脓解毒。

【方药】加味桔梗汤。可加野荞麦根、鱼腥草、败酱草、黄芩清热解毒排脓。痰血较多或有咯血者，加白茅根、藕节、三七。烦渴者加天花粉、知母。气虚不能托脓，加生黄芪补气托脓。若形证俱实，咳吐腥臭脓痰，胸部胀满，喘不能卧，大便秘结，脉滑数有力，可予桔梗白散峻下逐脓。

（四）恢复期

【症状】身热渐退，咳嗽减轻，脓痰日渐减少，或有胸胁隐痛，短气，自汗盗汗，心烦，口燥咽干，舌质红，苔黄，脉细数。

【治法】益气养阴，扶正托邪。

【方药】《济生方》桔梗汤、桔梗杏仁煎加减。如气虚甚者，加党参、太子参。阴虚甚者，加玉竹、沙参。低热者，加功劳叶、白薇。若邪恋正虚，咯痰腥臭脓浊，日久不尽，加鱼腥草、野荞麦根、败酱草。

三、医案精选

（1）嗽重痰腥，胸背隐痛，脉数有力，已成肺痈。此肺受风寒，蕴邪壅热。宜疏痰导热，则呼吸自利，不致胀痛喘急，而腥痰渐少。桔梗汤三服。兼用陈腌芥卤汁一杯，温服。（《类证治裁》）

（2）邹某，男，50岁。发热恶寒，咳逆吐脓痰，烦满不得卧，面目浮肿，鼻塞不通，脉数而实，此为肺痈之候。因患者平日嗜酒，并过食辛热之物，肺有积热，又挟外邪而发。拟疏表清热排脓。

处方：薄荷一钱五分，荆芥一钱五分，甘草一钱五分，黄芩三钱，桔梗二钱，枳壳二钱。

服药后，外感已解，余证尚在，改与葶苈大枣泻肺汤。

处方：葶苈子六钱，大枣十枚。

连服4剂，诸证渐平，改用麦冬、薏苡仁、甘草、川贝、百合、枇杷叶、瓜蒌仁等味加减。调至半月痊愈。（《福建中医医案选编》第2辑）

第十五节　奔　豚

奔豚是患者自觉有气从少腹上冲心胸咽喉的病证。由于气冲如豚之奔突，故名。本病见于《金匮要略·奔豚气病脉证治》，"奔豚病，从少腹起，上冲咽喉，发作欲死，复还止，皆从惊恐得之。""奔豚气上冲胸，腹痛，往来寒热，奔豚汤主之"。

奔豚由于惊恐恼怒或情志不遂，肝气郁结化热，随冲气上逆所致；或素体下焦有寒，或夙有水饮内停，复因汗出过多，外寒入侵，而汗后心阳不足，阴寒上逆，水饮内动，遂发奔豚。总之，奔豚的发病机制与心、肝、肾有关，其上冲之理与冲脉有联系。冲脉起于下焦，上循咽喉，如心肾阳虚，下焦寒饮随冲气上逆；惊恐抑郁，肝气随冲脉上逆；皆可发生奔豚。

奔豚与冲疝、肾积奔豚皆有气从少腹上冲心胸之症，似同而实异，宜加鉴别。冲疝以疝痛为主，《素问·骨空论》说："从少腹上冲心而痛，不得前后，为冲疝。"肾积奔豚属积聚，发作之后积块仍在，《难经》说："肾之积名曰贲豚，发于少腹，上至心下，若豚状，或上或下无时。"本病并无积块，发作时气从少腹上冲胸咽，发作之后即如平人。

一、辨证论治

奔豚的症状是发作时先从少腹起作痛，继而自觉有气从少腹上冲至心胸咽喉，此时患者极端痛苦，难以忍受，后则冲气渐渐平复，疼痛渐减，终至平复如常。辨证有肝郁化热气逆上冲与心肾阳虚寒饮上逆之分。治疗总以平冲降逆为原则。肝郁气逆者，治当疏肝解郁，平冲降逆；阳虚阴寒上逆者，治宜温阳降逆；阳虚水饮内动者，治宜温阳利水。

（一）肝郁气逆

【症状】自觉气从少腹上冲心胸咽喉，发作时痛苦难忍，惊悸不宁，恶闻人声，腹痛，嗳气或呕吐，心烦口苦，往来寒热，气还则止，常反复发作。平素性情多疑善怒。舌边红，苔薄白或薄黄，脉弦数。

【治法】疏肝泄热，降逆平冲。

【方药】奔豚汤。方中李根白皮清肝热、降冲气，黄芩、葛根清火平肝，芍药、甘草缓急止痛，半夏、生姜和胃降逆，当归、川芎、芍药养血柔肝调畅肝气。正如《金匮要略浅注》所说，"此言奔豚之由肝邪而发者，当以奔豚汤畅肝气而去客邪也"。可酌加代赭石、生牡蛎、生龙骨以重镇降逆。

（二）阳虚寒饮上逆

1. 心肾阳虚，阴寒上逆

【症状】气从少腹上冲心胸咽喉，发作时痛苦不堪，时作时止，形寒，或心悸，或腹痛，舌淡苔白，脉沉弦。

【治法】温阳散寒，平冲降逆。

【方药】桂枝加桂汤。本方重用桂枝配甘草，更佐姜枣，辛甘合化，温阳散寒而降冲逆；用芍药、甘草酸甘化阴，共为调和阴阳降逆平冲之剂。

2. 心肾阳虚，水饮内动

【症状】脐下悸动，欲作奔豚，小便不利，或伴心悸，舌淡而润，脉沉弦。

【治法】通阳降逆，培土制水。

【方药】茯苓桂枝甘草大枣汤。方中以茯苓、桂枝为主，通阳化水，以止逆气；甘草、大枣培土制水从中焦论治，以制其上冲逆气；同时茯苓、桂枝合用能交通心肾、治疗动悸。

以上二证，同中有异，其主要区别之点在于有无水饮。本证为阳虚水饮内动，所以重用茯苓；上证为阳虚下焦阴寒上冲，所以不用茯苓而重用桂枝。同时，上证是奔豚已发，本证是欲作奔豚，病情亦有微甚之不同。

二、历代医家补充

后世对奔豚补充较少，且多与肾积混同。如巢元方《诸病源候论》说："夫奔豚气者，肾之积气，起于惊恐忧思所生。若惊恐则伤神，心藏神也；忧思则伤志，肾藏志也。神志伤动，气积于肾，而气上下游走，如豚之奔，故曰奔豚。其气乘心，若心中踊踊，如事所惊，如人所恐，五脏不定，食饮辄呕，气满胸中，狂痴不定，妄言妄见，此惊恐奔豚之状；若气满支心，心下闷乱，不欲闻人声，休作有时，乍瘥乍极，吸吸短气，手足厥逆，内烦结痛，温温欲呕，此忧思奔豚之状，诊其脉来触祝，触祝者，病奔豚也。"巢氏论述了奔豚的病因病机、症状及分类，却将奔豚与肾积奔豚混为一谈。故《杂病广要》说："仲景所谓奔豚气，与《难经》肾积，其证不同，而如巢元方犹不免牵混，后世或以为疝气之名，要在学者分别之焉。盖其扩充仲景者，则寥寥罕闻尔。"

《外台秘要》载治奔豚方 13 首，多由李根白皮、茯苓、人参、桂心、干姜、附子等组成，颇有实用价值。《千金要方》奔气汤、《圣惠方》甘李根散、《御药院方》代赭石汤、《医学心悟》奔豚丸等，皆是治疗奔豚的有效方剂。根据诸家论述，补充一证。

下焦虚寒，肝气上逆

【**症状**】自觉气从少腹上冲心胸，脐间筑筑悸动，气支两胁，胸满气短，不欲闻人语声，发作有时，四肢烦疼，腹中冷痛，手足逆冷，舌质淡苔白，脉弦迟。

【**治法**】温阳祛寒，理气降逆。

【**方药**】奔气汤、甘李根散、奔豚丸，皆可选用。《全生集》说："奔豚者，如江豚之状，气从小腹上冲心而痛也。……若痛甚手足厥冷者，宜当归四逆汤加肉桂、吴茱萸主之。"

另录两方，以备临床之用。《外台秘要》载《小品方》牡蛎奔豚汤，由牡蛎、桂心、李根白皮、甘草组成，"疗奔豚气，从少腹起撞胸，手足逆冷"。《御药院方》代赭石汤，由代赭石、陈皮、桃仁、桂、吴茱萸、生姜组成，"治逆气上冲，奔遍息道，滞塞不通"。

三、医案精选

（1）黄某某，女，27 岁。平素性情急躁，每遇困难常常悲伤啼泣，加之近日天气转热，儿子有病，忧思而发。晨起煮饭时，忽觉有一物自下腹上冲，顷刻神识模糊，不省人事，目闭，状似中风。按其右脉和缓，左脉略有弦象。素性急躁，又多忧郁，郁极肝火冲动，上干心主之官，故神志昏昏。当先敛肝火，降逆气，投以仲景奔豚汤。方中芩、葛、李根皮等苦泄降火；芎、归、芍药等辛温滋血而敛肝；生姜、半夏燥脾降火；远志、枣仁宁心。汤药下咽不久，即目开语出，诸证顿除。继以甘麦大枣汤善后。

处方：生葛根五钱，黄芩二钱，李根皮七钱，酒川芎二钱，当归二钱，制半夏四钱，老生姜四钱，远志肉二钱，酸枣仁三钱，杭白芍二钱。文火煎，去滓温服。

甘麦大枣汤方，炙甘草三钱，小麦四两，大红枣十枚。同煎数沸，盛于热水壶中，顿服 1～2 剂。（《福建中医医案医话选编》）

（2）湖北张某，为书店帮伙，一日延诊，云近日得异疾，时有气痛，自脐下少腹起，暂冲痛至心，顷之止。已而复发，夜间尤甚，已一月有余。审视舌苔白滑，脉沉迟，即与桂枝加桂汤，一剂知，二剂已。（《邋园医案》）

（3）郭某某，男，56 岁。患奔豚气证，发作时气从少腹往上冲逆，至心胸则悸烦不安、胸满憋气、呼吸不利、头身出汗。每日发作两三次。切其脉沉弦无力，视其舌质淡而苔水，问其小便则称甚少，而又有排尿不尽之感。

辨证：水气下蓄，乘心脾阳虚而发为奔豚。考仲景治奔豚有两方，而小便不利者，则用本方为宜。

处方：茯苓 30 克，桂枝 12 克，大枣 12 枚，炙甘草 6 克。

嘱患者以大盆贮水，以杓扬水，水面有珠子五六千颗相逐，用以煮药。

患者服 2 剂，小便通畅而"奔豚"不作。转方又用桂枝 10 克、炙甘草 6 克，以扶心阳，其病得愈。（《伤寒论十四讲》）

第十六节 宿 食

宿食，一般称为伤食或食积，是由脾胃功能失常，食物经宿不消，停积胃肠所致，以胸脘痞满，腹胀时痛，嗳腐吞酸，厌食呕恶，泄泻或便秘为主症。本病见于《金匮要略·腹满寒疝宿食病脉证治》，"寸口脉浮而大，按之反涩，尺中亦微而涩，故知有宿食，大承气汤为主"。"脉数而滑者，实也，此有宿食，下之愈，宜大承气汤"。"下利不欲食者，有宿食也，当下之，宜大承气汤"。"宿食在上脘，当吐之，宜瓜蒂散"。

宿食多由饮食不节，停滞不化所致。《金匮要略》说："馨饪之邪，从口入者，宿食也。"《素问·痹论》说："饮食自倍，肠胃乃伤。"说明饮食不节，暴饮暴食，伤及脾胃，以致食积不化，停滞胃肠，气机不利，故见痞满胀痛。胃失和降，浊气上逆，则嗳腐呕恶。食积化热，燥结于肠，则腹痛便秘。故《诸病源候论》说："宿谷未消，新谷又入，脾气既弱，故不能磨之，则经宿而不消也。令人腹胀气急，噫气醋臭，时复憎寒壮热是也，或头痛如疟之状。"

宿食应与伤寒表证鉴别，两者皆可见紧脉，但伤寒表证多有恶寒发热，头痛身痛，其脉浮紧；宿食可见头痛，发热，恶风寒，状类伤寒，但身不痛，并有脘腹胀痛，嗳腐吞酸，厌食，吐泻等症，自与伤寒表证不同。馨气与宿食发病皆与饮食有关，但二者亦有差异，前者重在谷气为患，按之痛止，治宜消食之中偏重理气；后者重在宿食蓄积，按之痛不减，治宜消食之中偏重化积，二者不可混淆。

一、辨证论治

宿食辨证，当分其病之新久缓急，证之寒热虚实，以及病位在上在下。关于本病治疗，仲景提出吐下两法。宿食在上脘，泛恶欲吐，其高者因而越之，用瓜蒂散涌吐宿食；宿食在肠，化燥成实，其下者引而竭之，用大承气汤荡涤积滞。

（一）宿食在上脘

【症状】胸膈痞闷胀满，嗳腐吞酸，恶心欲吐，舌苔厚腻。多有暴饮暴食病史。

【治法】涌吐宿食。

【方药】瓜蒂散。方中瓜蒂味苦，赤小豆味酸，能涌吐胸中实邪，佐以香豉汁以开郁结，和胃气。本方常用于胃中宿食不化，或痰涎壅塞引起的胸膈胀满等症。

（二）宿食在肠

【症状】腹部胀满，疼痛拒按，嗳腐酸臭，不思饮食，大便秘结，或下利秽臭，舌苔黄燥，脉象滑数。多有暴饮暴食病史。

【治法】攻下宿食。

【方药】大承气汤。方中大黄、芒硝泻热通便，荡涤宿食；枳实、厚朴行气散结。必须宿食在肠，且又化燥成实者，方可用本方攻下。

二、历代医家补充

仲景治疗宿食，提出吐下两法，后世补出消导法，对宿食停滞中脘，未至化燥成实的，用保和丸、平胃散。此外，还有健脾消食、温下寒积等法。如《病机汇论》说："饮食伤者，中有停积，胃气不行，若非攻克，病何由除。然有寒伤、有热伤，有暂病、有久病，有虚证、有实证。寒者非热不行，热者得寒乃解。新食而实者，在上则吐之，在中则消之；其虚者，必补益与消导兼行，如洁古枳术丸之类是也。久伤而实者，在中则和之，在下则减之。"李东垣主张分伤饮、伤食、伤寒物、伤热物而治，"大抵伤饮伤食，其治不同，伤饮者无形之气也，宜发汗、利小便以导其湿；伤食者有形之物也，轻则消化，或损其谷，此最为妙也，重则方可吐下。""轻则内消，重则除下，如伤寒物者，半夏、神曲、干姜、三棱、广术、巴豆之类主之；如伤热物者，枳实、白术、青皮、陈皮、麦蘖、黄连、大黄之类主之"（《东垣十书》）。

（一）食滞中脘

【症状】胃脘痞满，腹胀时痛，嗳腐吞酸，厌食呕恶，大便不调，舌苔厚腻，脉滑。

【治法】消食导滞。

【方药】保和丸。《医学摘粹》说："伤食者，必有胸闷、嗳腐、腹满等症，是停食不消也。以平胃散主之。"

（二）脾虚食滞

【症状】面色萎黄，倦怠乏力，脘腹痞胀，食少难消，大便溏薄，舌淡苔腻，脉象虚弱。

【治法】健脾消食。

【方药】健脾丸，或枳术丸。

（三）生冷宿食，积于胃肠

【症状】过食生冷硬物，不能消化，脘腹满闷疼痛，得温痛减，遇寒痛增，嗳腐吞酸，呕恶厌食，便秘，舌苔白腻，脉弦紧。

【治法】温中消食，导滞通腑。

【方药】三棱消积丸、阿魏丸。若过食寒硬之物，呕吐痞满胀痛，可用内消散。

（四）湿热食积，内阻肠胃

【症状】脘腹痞满胀痛，厌食，大便秘结，舌苔黄腻，脉实或滑数。

【治法】消积导滞，清热利湿。

【方药】木香槟榔丸。

若酒积，可用葛花解醒汤。《脾胃论》说："葛花解醒汤，治饮酒太过，呕吐痰逆，心神烦乱，胸膈痞塞，手足战摇，饮食减少，小便不利。"

《景岳全书》说："食饮所伤，治当从类，如麦芽、神曲能消米面之积，砂仁、厚朴、萝卜子、阿魏能消肉食之积，山楂、枳实能消瓜果之积。"可供参考。

三、医案精选

（1）江右黄某，营业长沙，初患外感，诸医杂治十余日，疾益剧，延余治疗。病者自云肚腹硬痛，手不可按，傍晚身微热汗出，手足较甚，小便黄，大便不利，粒米不入口，已三日矣。审视舌色鲜红，苔黄不甚燥，脉沉实搏指。取阅前所服方，多杂乱无章。余即取纸笔立案，并疏大承气方授之。越二日，仍延诊，则云昨晚药完二剂，下黑粪仍多，今晨进稀粥少许，各证十愈七八，为改用大柴胡汤减轻大黄，又二剂，黑粪始尽，病如失。其家有西席，尝阅医书，谓大承气汤证，当见谵语，此证何以无之？大承气系腹有燥屎，先生乃断为食积，敢问所以？余曰：《伤寒论》云：六七日不大便，烦不解，腹满痛者，此有燥屎，其下又申之曰：所以然者，本有宿食故也，宜大承气汤；若《金匮·宿食》篇，主用大承气者甚详；盖宿食与燥屎，一而二，二而一，相去一间；至谵语有无，可不必拘。（《邃园医案》）

（2）李某某，女，50 岁。平素体丰多痰，某日进食时偶与媳妇口角动怒，食后即觉食停上脘，胸膈满闷，闷甚则厥，昏不知事，四肢冰冷，三五日一发，数医无效，延绵二十余日。诊时述心中欲吐而不得，烦躁，坐卧不安，饮食少进。舌红苔厚垢如积粉，脉两寸滑数，证属气郁化火挟痰食，阻隔上脘。法当涌吐以去实邪。处方：瓜蒂、赤小豆、白矾、郁金各 10 克，共研细末，分四包，每服一包，以栀子 10 枚煎汤送服。服 2 包，吐出宿食、痰涎两碗余，秽酸难闻，胸脘顿觉开朗，糜粥调养数日而安。[江西中医药，1983，（2）：6]

第十七节　积　聚

积聚是腹内结块，或痛或胀的病证。积和聚有不同的病情和病机：积是有形，固定不移，痛有定处，病属血分，乃为脏病；聚是无形，聚散无常，痛无定处，乃为腑病。本病见于《金匮要略·五脏风寒积聚病脉证并治》，"积者，脏病也，终不移；聚者，腑病也，发作有时，辗转痛移，为可治。"一般说来，聚病较轻，为时尚暂，故易治；积病较重，为时较久，积而成块，故难治。

至于癥瘕证，大抵属于积聚之类。如《诸病源候论·癥瘕候》："癥瘕者，皆由寒温不调，饮食不化，与脏气相搏结所生也。其病不动者，直名为癥。若病虽有结瘕而可推移者，名为瘕瘕。瘕者假也，谓虚假可动也。"由此可知，癥与积都具有形可征，坚硬不移的特点；瘕与聚皆有聚散无常的表现。因此积与癥，聚与瘕均为同一类疾病。

积聚的发生，多因情志郁结，饮食所伤，寒邪外袭以及病后体虚，或黄疸、疟疾等日久不愈，以致肝脾受损，脏腑失和，气机阻滞，瘀血内停，或兼痰湿凝滞，而成积聚。聚证以气机阻滞为主，积证以瘀血凝滞为主。但气滞日久，可致血瘀而成有形之积，有形之血瘀，必阻滞气机，故积聚在病机上有区别，亦有联系。积聚日久，均可导致正虚，一般初病多实，久病多虚。

积聚应与痞满、豢气相鉴别。痞满是一种自觉症状，感觉脘腹痞塞不通，胀满难忍，但不能触及块物。豢气为谷气壅塞脾胃，肝气郁结，故胁下痛，按摩则气机得以疏通，胁痛暂可缓解，不久气又复结而痛再作，但亦不能扪及积块。故二者与积聚鉴别不难。

一、辨证论治

积聚之证，按其病情之不同，分别为积为聚；但就临床所见，每有先因气滞成聚，日久则血瘀成积，由于在病机上不能绝对划分，故常以积聚并称。积聚当辨其有形无形，在气在血；根据病史长短，邪正盛衰，伴有症状，辨明虚实之主次。《金匮要略·五脏风寒积聚病脉证并治》未出积聚方治，其治积之方散见于其他篇章，如鳖甲煎丸、桂枝茯苓丸等，这些方剂体现了行气、活血、化瘀、通络、祛痰、利水、攻补兼施诸法，说明积聚又有气、血、痰、瘀、水之不同类别，对后世治疗积聚颇有启发。

（一）实证

1. 瘀血内结

【症状】腹部积块，固定不移，疼痛拒按，妇人漏下不止，血色紫暗夹有瘀块，或月经愆期，舌质紫暗或有瘀点，脉沉涩。

【治法】化瘀消癥。

【方药】桂枝茯苓丸。方中桂枝、芍药通调血脉，丹皮、桃仁化瘀消癥，茯苓益气健脾。如体质不虚，可加鳖甲、穿山甲以增强软坚散结，行瘀化癥之力。

2. 瘀热互结

【症状】腹部积块，硬痛不移，妇人经水不利，或产后恶露不下，口燥舌干，大便燥结，舌质紫或有瘀斑、瘀点，舌苔黄，脉沉涩有力。

【治法】破血逐瘀泻热。

【方药】下瘀血汤。方中大黄泻热逐瘀，桃仁活血化瘀，䗪虫逐瘀破结，三味相合，破血之力颇猛。用蜜为丸，是缓其性而不使骤发，酒煎是取其引入血分。

（二）正虚邪实

1. 正虚瘀结

【症状】积块坚硬，固定不移，疼痛拒按，面色萎黄，两目暗黑，肌肤甲错，形体羸瘦，腹满不能饮食，舌质淡紫或有瘀点，脉沉细涩。

【治法】补虚活血，化瘀消癥。

【方药】大黄䗪虫丸。方中大黄、䗪虫、桃仁、虻虫、水蛭、蛴螬、干漆活血化瘀，芍药、地黄养血补虚，杏仁理气，黄芩清热，甘草、白蜜益气和中，为久病血瘀的缓方，临床多用于久病正虚血瘀之癥积。

2. 正虚瘀结，气滞痰凝

【症状】癥积日久，积块增大，质地坚硬，推之不移，腹痛拒按，肌肉消瘦，饮食减少，或时有寒热，舌质淡紫或有瘀点、瘀斑，舌苔腻，脉弦细。

【治法】行气化瘀，除痰消癥，补气养血。

【方药】鳖甲煎丸。方中鳖甲软坚化癥；复以赤硝、大黄、䗪虫、蜣螂、鼠妇攻逐之品，以助破血消癥之力。柴胡、黄芩、白芍和少阳而条肝气；厚朴、乌扇、葶苈子、半夏行郁气而消痰癖；干姜、桂枝温中，与黄芩相伍，辛开苦降而调解寒热；人参、阿胶补气养血；桃仁、丹皮、凌霄花、蜂巢活血化瘀；瞿麦、石韦利水祛湿；灶下灰消癥祛积；清酒活血通经。本方虽有扶正之药，但仍以驱邪为主，久病体弱者若单用此丸久服，有时不但不能消积，反有伤正之弊，故宜与补益剂合用。

二、历代医家补充

对于积聚的治疗，后世医家积累了丰富的经验。明代李中梓《医宗必读》提出分初、中、末三个阶段的治疗原则，"初者，病邪初起，正气尚强，邪气尚浅，则任受攻；中者，受病渐久，邪气较深，正气较弱，任受且攻且补；末者，病魔经久，邪气侵凌，正气消残，则任受补。"并指出治积不能急于求成，可以"屡攻屡补，以平为期"。《景岳全书》提出积聚治疗四法，并详述其证治，"凡积聚之治，……总其要不过四法，曰攻曰消曰散曰补四者而已。……凡积坚气实者，非攻不能去，如秘方化滞丸、化铁丹、遇仙丹、感应丸、大硝石丸、三花神祐丸、赤金豆、百顺丸之类，皆攻剂之峻者也。又如三棱丸、胜红丸、阿魏丸、助气丸、红丸子、温白丸之属，皆攻剂之次者也。凡不堪攻击，止宜消导渐磨者，如和中丸、草豆蔻丸、保和丸、大小和中饮之类是也。若积聚下之不退而元气未亏者，但当以行气开滞等剂，融化而潜消之。无形气聚宜散而愈者，如排气饮、神香散、指迷七气汤、十香丸、四磨饮之属是也。凡积痞势缓而攻补俱有未便者，当专以调理脾胃为主，如洁古之枳术丸乃其宜也。凡脾肾不足及虚弱失调之人，多有积聚之病，……凡虚在脾胃者，宜五味异功散或养中煎、温胃饮、归脾汤之类主之。虚在肝肾者，宜理阴煎、肾气丸、暖肝煎之类酌而用之。此所谓养正积自除也。"

王清任《医林改错》认为积聚之成皆与瘀血有关，"无论何处，皆有气血，气无形不能结块，结块者必有形之血也。血受寒则凝结成块，血受热则煎熬成块。"并制膈下逐瘀汤治疗瘀在膈下而形成的积块。

潘楫《医灯续焰》认为不能将积属脏病，聚属腑病的说法绝对化，提出"治之者，当于留止聚散上相机，不当于脏腑二字上作功夫也"。此说符合临床实际。

根据后世医家的论述，补充积聚证治如下。

（一）积证

1. 气滞血阻

【症状】积块软而不坚，固着不移，胀多于痛，脉实有力。

【治法】行气消积，活血通络。

【方药】大七气汤。若兼见寒热身痛表证，舌苔白腻，脉浮弦大者，是外有风寒之邪，宜宣表理气，通滞去积，可用五积散（《局方》）。

2. 气结血瘀

【症状】积块增大，按之觉硬，痛而不移，或时有寒热，形体日渐消瘦，纳减乏力，女子或见月事不下，舌苔薄边暗或舌质紫或见瘀点，脉涩。

【治法】祛瘀行气，软坚消积。

【方药】膈下逐瘀汤。可加三棱、莪术以增强祛瘀软坚之力。亦可与六君子汤间服，以补益脾胃，为攻补兼施之法。

正虚瘀结，前已论及，后世主张以八珍汤合化积丸为主方，大补气血，活血化瘀。

积证不论初起或久积，均可配合外治法。《景岳全书》说："凡坚硬之积，必在肠胃之外，募原之间，原非药力所能猝至，宜用阿魏膏、琥珀膏或水红花膏、三圣膏之类以攻其外，再用长桑君针法以攻其内。然此坚顽之积，非用火攻，终难消散，故莫妙于灸。"

（二）聚证

1. 肝郁气滞

【症状】腹中气聚，攻窜胀痛，时聚时散，脘胁之间时或不适，舌苔薄白，脉弦。

【治法】疏肝解郁，行气消聚。

【方药】逍遥散。气滞较甚者，可加青皮、香附、广木香。兼瘀象者，可加三棱、莪术。如寒湿中阻，症见脘腹痞满，食少纳呆，舌苔白腻，脉弦缓者，可用木香顺气散以温中散寒，行气化湿。

2. 食滞痰阻

【症状】腹胀或痛，纳呆，便秘，腹部时有如条状物聚起，按之则胀痛更甚，舌苔腻，脉弦滑。

【治法】导滞通便，理气化痰。

【方药】六磨汤。痰湿盛者，可加陈皮、半夏、茯苓以增强化痰和中之力。

古代医籍中有很多配伍精当的治积聚方，录之可供参考。治积证方，如《局方》治"诸般血瘕气块"的红丸子；《济生方》"治五积，破痰癖，消癥块"的香棱丸；《寿世保元》"一切积块，或中或左或右或上或下，久不愈者用之"的消积保中丸；《景岳全书》"治血瘕血痕，食积痰滞"的三棱丸；《医宗必读》"治五积六聚"之阴阳攻积丸，《温病条辨》"治癥结不散不痛，治癥发痛甚"之化癥回生丹等。治聚证方，如《三因方》"治久气积聚，状如癥瘕，随气上下"之散聚汤；《景岳全书》"治气逆食滞胀痛等证"的排气饮；《杂病源流犀烛》治疗气郁而致"腹满肋痛，气逆上冲"的木香调气散等。

三、医案精选

（1）张某某，女，45岁。半年前发现腹部有一体积渐增之肿块，并伴有腹痛、月经不调、白带多等证。近来肿块日益增大，约有8厘米×8厘米×10厘米大小，曾经妇科检查，确诊为子宫肌瘤，建议手术治疗。患者拟去大医院手术，但因床位太紧，故先试以中药治疗，以桂枝茯苓丸、当归芍药散制丸药一付，服用一月。服完后，又到妇科检查，肿块缩小到3厘米×3厘米×5厘米，已无做手术之必要，又照前方继服二剂丸药，肿块消失，诸证痊愈。（《经方发挥》）

（2）蔡某，41岁。左侧腹下结块，时浮时沉，痛甚，肌瘦，饮食不振，询问知停止生育十余年，早已停经，此因气凝血滞，壅瘀经络而成块，积聚之有形者为癥，其积于腹中，牢固不动，按之应手，当以去瘀生新，通经活络为治，拟大黄䗪虫丸与牡丹散合用，牡丹皮二钱，元胡二钱，归尾二钱，甜桂二分，酒赤芍三钱，牛膝二钱，三棱三钱，莪术三钱，加大黄䗪虫丸三钱。上药连服 5 剂，瘀消痛失，后以大补气血之剂，调理收功。(《福建中医医案医话选编》)

第十八节　淋　病

淋病是指小便频数短涩，淋漓刺痛，欲出未尽，小腹拘急，或痛引腰腹的病证。淋病亦称淋证、五淋。根据其临床表现又分为热淋、血淋、气淋、石淋、膏淋、劳淋等。本病见于《金匮要略·消渴小便利淋病脉证并治》，"淋之为病，小便如粟状，小腹弦急，痛引脐中"。

关于淋病的病因，《金匮要略》说："热在下焦者，则尿血，亦令淋秘不通。"《诸病源候论》指出"诸淋者，由肾虚而膀胱热故也"。说明淋病主要是湿热蕴结下焦，导致膀胱气化不利。后世医家认为本病亦有因气郁及肾虚而发者，《证治要诀》说："气淋，气郁所致"。《景岳全书》说："淋之初病，则无不由乎热剧，无容辨矣。……又有淋久不止，及痛涩皆去，而膏液不已，淋如白浊者，此惟中气下陷及命门不固之证也。"说明淋病日久，热郁伤阴，湿遏阳气，或阴伤及气，可导致脾肾两虚，膀胱气化无权，则病证从实转虚，而见虚实夹杂。

淋病应与癃闭、尿血、尿浊鉴别。癃闭以排尿困难，小便量少甚至点滴全无为特征，其小便量少，排尿困难与淋病相似，但淋病尿频而疼痛，且每日排尿总量多为正常，癃闭则无尿痛，每日排出尿量少于正常，严重时小便闭塞，无尿排出。血淋和尿血都以小便出血，尿色红赤，甚至溺出纯血为共有症状，其鉴别要点是尿痛的有无，《丹溪心法·淋》说："痛者为血淋，不痛者为尿血。"尿浊虽然小便混浊，白如泔浆，与膏淋相似，但排尿时无疼痛涩滞感，与淋病不同。

一、辨证论治

淋病以小便频数，淋沥不尽，尿道涩痛为特征。一般先辨淋病类别，石淋：

以小便排出砂石为主症；膏淋：淋病而见小便混浊如米泔水或滑腻如脂膏；血淋：尿血而疼痛；气淋：少腹胀满较为明显，小便艰涩疼痛，尿有余沥；热淋：小便灼热刺痛；劳淋：小便淋沥不已，遇劳即发。其次辨证候虚实，初起或在急性发作阶段属实，以膀胱湿热、砂石结聚、气滞不利为主；久病多虚，病在脾肾，以脾虚、肾虚、气阴两虚为主。同一种淋证也可有虚实之分，如气淋之实证由于气滞不利，虚证则缘于气虚下陷，一虚一实，迥然不同。

实则清利，虚则补益，是治疗淋病的基本原则。实证之膀胱湿热者，治宜清热利湿；热伤血络者，治宜凉血止血；砂石结聚者，治宜通淋排石；气滞不利者，治宜利气疏导。虚证以脾虚为主者，治宜健脾益气；以肾虚为主者，治宜补虚益肾。《金匮要略》提出"淋家不可发汗"之禁忌，因淋证多属膀胱有热，阴液常感不足，而辛散发表，用之不当，不仅不能退热，反有劫伤营阴之弊。若淋证确由外邪诱发，或淋家新感外邪，症见恶寒、发热、鼻塞流涕、咳嗽、咽痛者，仍可适当配合运用解表之剂。

《金匮要略》对淋病论述简略，既未分类，亦无方治，但不少注家认为蒲灰散、滑石白鱼散、茯苓戎盐汤、猪苓汤皆可治淋。根据注家意见，结合以方测证，列其证治。

（一）热淋

【症状】小便短赤，尿道灼热疼痛，小腹拘急，痛引脐中，舌苔黄腻，脉濡数。

【治法】清热利湿，化瘀利窍。

【方药】蒲灰散。方中蒲灰当是蒲黄，生用凉血、化瘀、利小便，滑石清热利湿。可加瞿麦、萹蓄、车前子、木通、山栀以清热利湿通淋。若热淋日久，伤及阴分，或素体阴虚，又患热淋，舌红少苔，脉细数者，用猪苓汤育阴利水通淋。热毒较甚者，宜加忍冬藤、车前草、紫花地丁等清热解毒之品。

（二）血淋

【症状】尿色红赤，尿道灼热疼痛，小腹胀痛，舌红苔黄，脉数。

【治法】清热利湿，消瘀止血。

【方药】滑石白鱼散。方中滑石清热渗湿，利水通淋；白鱼消瘀行血止血，《别录》谓其能"疗淋"；"乱发主五淋，大小便不通"，能止血消瘀；可知本方证即后世所谓血淋。宜加小蓟、蒲黄、竹叶、木通、山栀、琥珀、侧柏叶以清热通淋，凉血止血。

（三）膏淋

【症状】小便混浊，尿道轻微涩痛，尿后余沥不尽，神倦乏力，舌淡，脉虚。

【治法】健脾利湿益肾。

【方药】茯苓戎盐汤。方中戎盐即青盐，性味咸寒，疗尿血、吐血，助水脏，益精气；茯苓、白术健脾利湿。可知本方证是中焦脾虚，下焦湿盛。《曹氏伤寒金匮发微合刊》说："茯苓戎盐汤为膏淋、血淋阻塞水道通治之方"，可谓发其精微。

"淋之为病，小便如粟状，小腹弦急，痛引脐中"，即后世所谓石淋，其治参见下述补充。

二、历代医家补充

关于淋病的治疗，后世补充颇多。《景岳全书》指出了淋病的治疗原则，"治淋之法，大都与治浊相同，凡热者宜清，涩者宜利，下陷者宜升提，虚者宜补，阳气不固者宜温补命门。"一般主张治分五淋，《集验方》说："五淋者，石淋、气淋、膏淋、劳淋、热淋也。"《济生方》说："淋闭之为病，种凡有五，气、石、血、膏、劳是也。"《医宗必读》说："石淋清其积热，涤去砂石，则水道自利，宜神效琥珀散、如圣散、独肾散，随证选用。……气淋有虚实之分，如气滞不通，脐下反闷而痛者，沉香散、石韦散、瞿麦汤；气虚者，八珍汤加杜仲、牛膝、倍茯苓。膏淋似淋非淋，小便色如米泔，或如鼻涕，此精溺俱出，精塞溺道，故欲出不快而痛，鹿角霜丸、大沉香散、沉香丸、海金沙散、菟丝子丸，随证选用。"《医学入门》说："热淋者，暴淋痛甚，八正散或五苓散合败毒散，加味石膏汤。"《证治准绳》说："血淋用侧柏叶、生藕节、车前草等分捣汁调益元散、立效散、瞿麦散、小蓟饮子、柿蒂散、当归汤、羚羊角饮、鸡苏饮子、子金黄散、发灰散。"《医宗金鉴》说："劳淋……内伤劳脾，用补中益气汤合五苓散。劳肾阳虚，用金匮肾气汤。阴虚，用知柏地黄汤。思虑劳心，用清心莲子饮。"

（一）热淋

【症状】小便短数，灼热刺痛，尿色黄赤，少腹拘急胀痛，或有寒热、口苦、呕恶，或有腰痛拒按，或有大便秘结，舌苔黄腻，脉象濡数。

【治法】清热利湿通淋。

【方药】八正散。酌加蒲公英、忍冬藤、连翘、紫花地丁、鱼腥草等清热解毒之品。若伴见寒热、口苦、呕恶者，可合用小柴胡汤以和解少阳。若湿热伤阴者去大黄，可加生地、知母、白茅根以养阴清热。此外，亦可酌情选用五淋散、大分清饮、抽薪饮。

（二）石淋

【症状】尿中时夹砂石，小便艰涩，或排尿突然中断，尿道窘迫疼痛，少腹拘急，或腰腹绞痛难忍，尿中带血，舌红，苔薄黄，脉弦或带数。若病久砂石不去，可见面色少华，少气乏力，舌淡脉弱等气虚症状；或见腰腹隐痛，手足心热，舌红少苔，脉细数等阴虚症状。

【治法】清热利湿，通淋排石。

【方药】石韦散、二神散、神效琥珀散。可加大剂量金钱草、海金沙、鸡内金等，以加强排石消坚的作用。腰腹绞痛者，合芍药甘草汤以缓急止痛。若石淋日久，兼气虚者，合用四君子汤以补气；兼阴虚者，合六味地黄汤以养阴。

（三）血淋

【症状】实证：小便热涩刺痛，尿色深红，或夹有血块，疼痛满急加剧，或见心烦，舌苔黄，脉滑数。虚证：尿色淡红，尿痛涩滞不著，腰酸膝软，五心烦热。舌红少苔，脉细数。

【治法】实证宜清热通淋，凉血止血；虚证宜滋阴清热，补虚止血。

【方药】实证用小蓟饮子合导赤散、三生益元散。若血多痛甚，可另吞参三七、琥珀粉，以化瘀通淋止血。病情较轻者，用火府丹加白茅根、茜草根。若瘀血停滞，小腹硬，茎中痛欲死者，以一味牛膝煎膏。虚证用知柏地黄丸加旱莲草、小蓟、阿胶等滋阴清热，补虚止血；阴虚湿热未尽，尿痛较重者，用阿胶散育阴止血，清利湿热。

（四）气淋

【症状】实证：小便涩滞，淋沥不畅，余沥难尽，少腹满痛，苔薄白，脉沉弦。虚证：少腹坠胀，尿有余沥，涩滞不甚，面色㿠白，少气懒言，舌质淡，脉虚细无力。

【治法】实证宜利气疏导，虚证宜补中益气。

【方药】实证用沉香散。小腹胀满难忍，气滞较重者，加木香、青皮、乌药以开郁破气；有刺痛感等瘀血证象者，加川牛膝、红花、赤芍以活血化瘀。病情不重者，用假苏散理气通淋。虚证用补中益气汤。若兼血虚肾亏者，用八珍汤倍茯苓加杜仲、枸杞、怀牛膝，以益气养血，双补脾肾。若淋证过用清利，小便失禁者，用固脬汤，益气升阳，补肾固摄。

（五）膏淋

【症状】实证：小便混浊如米泔水，置之沉淀如絮状，上有浮油如脂，或夹有凝块，或混有血液，尿道热涩疼痛，舌红，苔黄腻，脉濡数。虚证：病久不已，反复发作，淋出如脂，涩痛不著，形体消瘦，头昏无力，腰酸膝软，舌淡苔腻，脉细弱无力。

【治法】实证宜清热利湿，分清泄浊；虚证宜补肾固涩。

【方药】实证用程氏萆薢分清饮、萆薢饮。虚证用膏淋汤、六味地黄丸合金锁固精丸。若脾肾两虚，中气下陷，肾失固涩者，可用补中益气汤合七味都气丸，益气升陷，滋肾固涩。

（六）劳淋

【症状】小便不甚赤涩，但淋沥不已，时作时止，遇劳即发，缠绵难愈，腰酸膝软，神疲乏力，舌质淡，脉虚弱。

【治法】健脾益肾。

【方药】无比山药丸。如脾虚气陷，少腹坠胀，小便点滴而出，可配合补中益气汤。如肾阴亏虚，面色潮红，五心烦热，舌质红，脉细数，可配合知柏地黄丸，或菟丝子丸加生地、龟甲、首乌、女贞子之类。如肾阳虚衰者，可配合右归丸、《金匮》肾气丸、鹿茸丸。

三、医案精选

（1）郑某，男，32岁。发热、血尿5天，口渴欲饮，小便不畅，尿色深黄，时夹血尿，尿频，尿痛，少腹拘急，苔黄腻，脉滑数，体温38.3℃。尿检：红细胞（++++），脓细胞少量。病乃湿热下注，膀胱不利，邪在血分，治当清热利尿，佐以通淋化瘀。方拟蒲灰导赤散加味：蒲黄3克，滑石12克，生地20克，木通、甘草各5克，竹叶10克，小蓟15克。连服4剂，发热渐退，诸症大减，尿检红细胞（+）。原方去木通，加藕节，再服3剂，小便清利，邪热退清，病即痊愈。（《实用经方集成》）

（2）文某某，男，49岁，业农。于1958年7月前来就诊。自诉从三月份起，小便微涩，点滴而出，至四月上旬溺时疼痛，痛引脐中，前医投以五淋散连服，五贴无效。诊其脉缓，独尺部细数，饮食正常，予踌躇良久，忽忆及《金匮要略》淋病篇有云淋之为病，小便如粟状，痛引脐中等语，但有症状未立治法，又第二节云若渴者瓜蒌瞿麦丸主之。但此病不渴，小便频数，经查阅余无言《金匮新义》不渴者茯苓戎盐汤主之，滑石白鱼散并主之。遂将二方加减变通，处方如下：茯苓八钱，白术二钱，戎盐二钱，化滑石六钱，去发灰、白鱼，易鸡肫皮二钱，冬葵子三钱。嘱患者连服8剂，日服1剂，每剂二煎，每次放青盐一钱，煎成一小碗，每碗二次分服，忌鱼腥腻滞辛辣之物。患者自述吃完8剂后，中午时忽觉小便解至中途突有气由尿道中冲射而出，尿如涌泉，遂痛止神爽，病即若失。[江西中医药，1959，（10）：30]

第十九节 胸 痹

胸痹是指胸部闷痛，甚则胸痛彻背，短气、喘息不得卧为主症的一种疾病，轻者仅感胸闷如室，呼吸欠畅，重者则有胸痛，严重者心痛彻背，背痛彻心。本病见于《金匮要略·胸痹心痛短气病脉证治》，"胸痹之病，喘息咳唾，胸背痛，短气，寸口脉沉而迟，关上小紧数，瓜蒌薤白白酒汤主之"。"胸痹不得卧，心痛彻背者，瓜蒌薤白半夏汤主之"。

胸痹由于素体阳虚，胸阳不足，阴寒之邪乘虚侵袭，寒凝气滞，痹阻胸阳而成。诚如《金匮要略》所云："夫脉当取太过不及，阳微阴弦，即胸痹而痛，所以然者，责其极虚也。今阳虚知在上焦，所以胸痹、心痛者，以其阴弦故也。"此外，饮食不当、情志失调、年老体虚等亦是本病发生的原因。其病机有虚实两方面，实为寒凝、气滞、血瘀、痰阻，痹遏胸阳，阻滞心脉；虚为心脾肝肾亏虚，心脉失常。

胸痹需与胃脘痛、真心痛相鉴别。胸痹之不典型者，其疼痛可在胃脘部，易与胃脘痛混淆，但胃脘痛多伴有纳差、嗳气、呃逆、泛吐酸水或清涎等脾胃证候，可资鉴别。真心痛乃胸痹的进一步发展，症见心痛剧烈，甚则持续不解，伴有汗出、肢冷、面白、唇紫、手足青至节、脉微细或结代等危重证候。

一、辨证论治

胸痹的主要特征是胸部憋闷疼痛，甚则胸痛彻背、短气喘息、不得安卧。辨证当掌握虚实，分清标本，标实应区别阴寒、痰浊、血瘀的不同；本虚应区别阴阳气血亏虚之不同。仲景治疗本病以扶正祛邪，急则治标，缓则治本为原则，祛邪以通阳宣痹为主，扶正以温阳益气为主。

（一）阴寒凝滞

【症状】胸痛彻背，感寒痛甚，胸闷气短，心悸，重则喘息，不能平卧，面色苍白，四肢厥冷，舌苔白，脉沉迟。

【治法】辛温通阳，散寒开痹。

【方药】瓜蒌薤白白酒汤。方中瓜蒌开胸涤痰；薤白辛温通阳，开痹散寒；白酒通阳宣痹。可加枳实、桂枝、附子、丹参、檀香以通阳散寒，理气活血。若症见胸痛彻背，背痛彻心，痛剧而无休止，身寒肢冷，喘息不得卧，脉沉紧，此为阴寒极盛，胸痹之重证，宜用乌头赤石脂丸温通助阳止痛。

若疼痛时缓时急，时觉胸中痞闷，并兼有其他湿象者，乃属寒湿留着，宜用薏苡附子散以温化寒湿。

（二）痰浊壅塞

【症状】胸闷如窒而痛，痛引肩背，气短喘促，咳嗽吐痰沫，不得卧，肢体沉重，形体肥胖，舌苔浊腻，脉濡缓。

【治法】通阳泄浊，化痰降逆。

【方药】瓜蒌薤白半夏汤。方中瓜蒌开胸中痰结；半夏化痰降逆；薤白辛温通阳，豁痰下气。如再加入干姜、陈皮、白蔻仁等温阳豁痰、温中理气之品，则取效更捷。痰饮阻塞气机，往往可引起气滞血瘀的病变，若兼有瘀血者，应于本方加入行气活血化瘀之品，如香附、丹参、赤芍、川芎、桃仁、红花、降香之属。

若见心中痞，胸满气塞，胁下逆抢心等症，则属痰浊痹阻胸阳，气逆不下，治宜枳实薤白桂枝汤以通阳散结，化痰下气。若但见胸中气塞短气，而无上述重症者，则属痰湿轻证。以气短为主者，病机在肺，宜茯苓杏仁甘草汤宣肺化痰；以气塞为主者，病机在胃，宜橘枳姜汤行气化痰。若痰浊化热，心烦口苦，舌苔黄腻，脉滑数，用温胆汤加黄连、瓜蒌、郁金以化痰清热。

（三）中焦阳虚，胸阳不足

【症状】胸部闷痛，甚则胸痛彻背，心中痞，胸满气短，胁下逆抢心，四肢不温，倦怠乏力，语声低微，大便溏，舌淡苔白，脉弱而迟。

【治法】补中助阳。

【方药】人参汤。方中人参、白术、炙甘草补益中气，干姜温中助阳，诸药合用，则阳气振奋，阴寒自消，此为扶正以祛邪，即《金匮要略心典》所谓"养阳之虚，即以逐阴"之法。可加桂枝、茯苓以温阳化气，振奋胸阳。

二、历代医家补充

《内经》称胸痛为心痛，称胸痹重证为真心痛，如《灵枢·厥病》说："真心痛，手足青至节，心痛甚，旦发夕死，夕发旦死。"《杂病广要》说："胸痹、心痛，其病如二而一，均是为膈间疼痛之称。胸痹轻者仅胸中气塞，心痛重者为真心痛。如胃脘痛，其痛紧而下，不比胸痛之泛与真心之高。"指出胸痹、心痛实为同一疾病，以及胸痹、心痛与胃脘痛的区别。后世医家对胸痹的治疗积累了丰富的经验，补充了《金匮要略》之未备。如《世医得效方》提出用苏合香丸芳香温通的方法"治卒暴心痛"；《证治准绳》提出用大剂红花、桃仁、降香、失笑散等治疗死血心痛，《时方歌括》用丹参饮治心腹诸痛，《医林改错》用血府逐瘀汤治疗胸痹心痛，皆为活血化瘀之法。《医学心悟》说："当胸之下，岐骨陷去，属心之部位，其发痛者，则曰心痛。……虚痛者，心悸怔忡，以手按之则痛止，归脾汤主之。"提出了用归脾汤益气养血的方法。关于真心痛的治疗，《医门法律》主张"大剂甘草、人参中，少加姜、附、豆蔻以温之"；《医林绳墨》认为"必借附子理中汤加桂心、良姜，挽回生气可也"。

（一）心血瘀阻

【症状】胸部刺痛，固定不移，入夜尤甚，时或心悸不宁，舌质紫暗，脉象沉涩。

【治法】活血化瘀，通络止痛。

【方药】血府逐瘀汤。若胸痛甚者，可加降香、郁金、延胡索，或合失笑散，以增强祛瘀定痛之效。若血瘀轻者，可用丹参饮。《医学心悟》手拈散亦可选用。

（二）心气不足

【症状】心胸隐痛，胸闷气短，动则喘息，心悸怔忡，倦怠乏力，舌淡苔薄白，脉虚细缓或结代。

【治法】补养心气而振胸阳。

【方药】保元汤合甘麦大枣汤。方中肉桂可改用桂枝以通阳，加丹参、川芎以活血。若胸闷明显而伴心痛者，可加旋覆花、桔梗、红花，以补中下气，宽胸活血。心脾气虚之证，可用养心汤补养心脾益气生血。

（三）心阴不足

【症状】胸闷隐痛，时作时止，或灼痛，心悸怔忡，心烦不寐，头晕，盗汗口干，舌红少津，苔薄或剥脱，脉细数或结代。

【治法】滋阴养心，活血清热。

【方药】天王补心丹。可酌加参三七、丹皮、赤芍、郁金以活血通络。若脉结代，心动悸之症明显者，用炙甘草汤以滋阴养血，通阳复脉。心肾阴虚者，用左归饮补益肾阴。气阴两虚者，可用生脉散益气养阴，症状较重者可用天王补心丹加黄芪、黄精之类。心脾血虚者，可用归脾汤以益气补血，心脾双调。

（四）阳气虚衰

【症状】胸闷气短，甚则胸痛彻背，心悸，汗出，畏寒肢冷，腰酸乏力，面色苍白，唇甲淡白或青紫，舌淡白或紫暗，脉沉细或沉微欲绝。

【治法】益气温阳，活血通络。

【方药】参附汤合右归饮。若突然心胸剧痛，肢冷汗出者，立即含服苏合香丸或冠心苏合丸，以温开心脉，理气止痛。若见面色唇甲青紫，大汗出，四肢厥冷，脉沉微欲绝者，乃心阳欲脱之危候，急用参附龙牡汤，重加山茱萸，以回阳固脱。若阳损及阴，阴阳两虚者，可再加麦冬、五味子温阳滋阴并用。若心肾阳虚而水气凌心，喘促水肿者，可用真武汤加汉防己、猪苓、车前子，以温阳利水。

近年来，治疗胸痹的单方、成药种类较多，如冠心苏合丸、苏冰滴丸、复方丹参滴丸、速效救心丸、瓜蒌片、复方丹参注射液、毛冬青注射液等，均有一定疗效，可酌情选用。

三、医案精选

（1）病者但言胸背痛，脉之沉而涩，尺至关上紧，虽无喘息咳吐，其为胸痹则确然无疑。问其业，则为缝工；问其病因，则为寒夜伛偻制裘，裘成稍觉胸闷，久乃作痛。予即书瓜蒌薤白白酒汤授之。方用瓜蒌五钱，薤白三钱，高粱酒一小杯。二剂而痛止。（《金匮发微》）

（2）患者王某某，女，35 岁。胸中满痛，心痛彻背，上气喘急，呼吸困难，大便不利，脉象沉滑，舌苔白腻。诊断：浊阴逆行，气壅上焦，胸阳阻滞，升降不利。主以通阳泄浊法，以瓜蒌薤白半夏汤加味治之，4 剂而愈。瓜蒌实二钱，薤白二钱，法半夏二钱，枳实一钱半，杏仁泥二钱，桂枝一钱半，橘皮一钱，水煎服。

自按：胸痹心痛，责在胸中阳微，气不宣畅，仲景以通阳为主，复其上焦之阳，则浊阴自降，其与诸泻心之用苦寒泄降有别，临床当细辨之。（《蒲园医案》）

（3）宋某，患胸膺痛数年，延予诊治。六脉沉弱，两尺尤甚，予曰：此为虚痛……治此病，宜摆脱气病套方，破气之药，固在所禁，顺导之品，亦非所宜。盖导气始服似效，久服愈导愈虚，多服 1 剂，即多加虚痛。……此证六脉沉弱，无阴邪盛之弦脉，胸膺作痛即非气上撞心胸中痛之剧烈，与寻常膺痛迥别，病在上焦，病源在下焦，治法宜求之中焦。盖执中可以运两头，且得谷者为后天之谷气充，斯先天之精气足，而化源有所资生。拟理中汤加附子，一启下焦生气；加吴茱萸，一振东土颓阳。服 10 剂后，脉渐敦厚，痛渐止，去吴萸，减附子，又服 20 余剂痊愈，数月不发。（《冉雪峰医案》）

第二十节　黄　疸

黄疸以目黄、身黄、小便黄为主症。其中目睛黄染尤为本病的主要特征。本病在《伤寒论》《金匮要略》两书中均有记载，如《金匮要略·黄疸病脉证并治》

说："谷疸之为病，寒热不食，食即头眩，心胸不安，久久发黄为谷疸，茵陈蒿汤主之。""酒黄疸，心中懊憹或热痛，栀子大黄汤主之。""黄疸病，茵陈五苓散主之"。

黄疸的病因有内外两方面，外因多由感受外邪，饮食不节，嗜酒过度所致，内因多与脾胃虚寒，内伤不足有关，内外二因又互有关联。黄疸的病机关键是湿，故《金匮要略》指出："黄家所得，从湿得之。"由于湿阻中焦，脾胃升降功能失常，影响肝胆的疏泄，以致胆液不循常道，溢于肌肤，而发生黄疸。阳黄多因湿热蕴蒸，胆汁外溢肌肤而发黄；如湿热夹毒，热毒炽盛，迫使胆汁外溢肌肤而迅速发黄者，谓之急黄；阴黄多因寒湿阻遏，脾阳不振，胆汁外溢所致。此外，房劳伤肾，误用火劫，气血亏虚而血败不能华色，亦可发为黄疸。

黄疸应与萎黄鉴别。萎黄多因失血或大病之后，气血亏耗，致使身面皮肤呈萎黄色，其主症是两目和小便均不黄，肌肤呈淡黄色，干萎无光泽，常伴有眩晕耳鸣，心悸少寐等症状。黄疸以目黄、身黄、小便黄为主症。二者鉴别不难。

一、辨证论治

黄疸的分类，始自《金匮要略》，有黄疸、谷疸、酒疸、女劳疸和黑疸，称为五疸。《伤寒论》与《金匮要略》虽无阳黄、阴黄之分，但其辨证仍以湿热、寒热为纲。阳黄以湿热为主，黄如橘色而鲜明，属热证实证；阴黄以寒湿为主，黄如烟熏而晦暗，属寒证虚证。治疗黄疸以化湿邪利小便为原则。化湿可以退黄，湿热证宜清热化湿，必要时佐以通利腑气，以使湿热下泄；寒湿证宜温中化湿。利小便主要是通过淡渗利湿，以达到湿祛黄退的目的。故《金匮要略》说："诸病黄家，但利其小便。"

（一）阳黄

1. 湿热兼表

【症状】黄疸初起，身目轻度发黄，恶寒发热，无汗身痒，头重身疼，脘闷不饥，小便黄而短少，舌苔薄腻或薄黄，脉浮数或浮弦。

【治法】解表散邪，清热除湿。

【方药】麻黄连翘赤小豆汤。方中麻黄、杏仁、生姜以辛温宣发，解表散邪。连翘、赤小豆、生梓白皮苦寒清热除湿以退黄。炙甘草、大枣甘平和中。惟梓白皮药肆不备，可代以桑白皮，或再加茵陈。表证一罢，麻黄、生姜等辛温药即须去掉，不宜久服。若表虚而内热不重，症见身目微黄，发热恶寒，脉浮自汗者，可用桂枝加黄芪汤，调和营卫以解表邪。若表实而内热重者，可用《外台》麻黄五味汤，发表驱邪，清利湿热。

黄疸初期，如见往来寒热，胸胁苦满，腹痛而呕，病属邪在少阳，治宜和解少阳，方用小柴胡汤。惟方中人参甘温，能助湿生热，湿热重者，当去人参加茵陈。如里热渐盛，大便秘结，则为少阳阳明并病，当用大柴胡汤，和解少阳，攻下阳明。

2. 热重于湿

【症状】身目黄色鲜明，发热口渴，心烦欲呕，腹部胀满，饮食减少，小便短少黄赤，大便秘结，舌苔黄腻，脉弦数或滑数。

【治法】清热利湿，佐以泻下。

【方药】茵陈蒿汤。方中茵陈为清热利湿退黄之要药，用量宜重；佐以山栀、大黄清热泻下。可酌加车前草、猪苓、茯苓、滑石等渗利之品，使湿热之邪从二便而去。

若阳明热盛，灼伤津液，积滞成实，腹满或痛，或胁下胀满疼痛，小便不利而赤，自汗出，大便不通，脉滑数有力者，宜用大黄硝石汤以清热通便，利湿除黄。若黄疸心中懊恼或热痛，身热，烦躁不眠，大便难，脉沉弦而数者，宜用栀子大黄汤以泻热除烦。若身黄发热，心烦懊恼，口渴，苔黄脉数者，宜用栀子柏皮汤以清泄湿热。

3. 湿重于热

【症状】身目色黄，但不如热重者鲜明，头重身困，胸脘痞满，食欲减退，恶心呕吐，腹胀便溏，小便短黄，或形寒发热，舌苔厚腻微黄，脉濡缓或弦滑。

【治法】利湿化浊，清热退黄。

【方药】茵陈五苓散。方中以茵陈为主，清热利湿退黄，五苓散淡渗化气利水，使湿从小便而去。可酌加藿香、蔻仁等芳香化浊之品，以宣利气机而化湿浊。若湿困脾胃，便溏尿少，口中甜，则用茵陈胃苓汤以健脾除湿，化气利水。

（二）阴黄

1. 脾虚寒湿

《伤寒论》说："伤寒发汗已，身目为黄，所以然者，以寒湿在里不解故也。以为不可下也，于寒湿中求之。"《金匮要略》说："阳明病，脉迟者，食难用饱，饱则发烦头眩，小便必难，此欲作谷疸。虽下之，腹满如故，所以然者，脉迟故也。"两条皆为寒湿发黄，但有论而无方，后世主张用理中汤、四逆汤加茵陈，以温中化湿，详见补充。

2. 脾虚血亏

【症状】面目及肌肤发黄，黄色较淡，小便黄，肢软乏力，心悸气短，纳呆便溏，舌淡苔薄，脉濡细。

【治法】健脾温中，补气养血。

【方药】小建中汤。方中桂枝配姜枣辛甘生阳；芍药配甘草酸甘化阴；饴糖缓中健脾。是方使阴阳既济，中气自立，脾胃健旺，气血滋生，黄即消退。若偏于气虚者加黄芪、党参；偏于血虚者加当归、地黄；阳虚而寒者，桂枝改用肉桂。《医学摘粹》说："如阴黄属脾虚不运者，以小建中汤主之。"并主张加茵陈以增强退黄之效。

3. 肾虚夹瘀

【症状】日晡发热。而反恶寒，手足心热，身尽黄而色晦暗，面额暗黑，小腹拘急，或腹胀如水状，大便色黑，时作溏泄，舌暗红，脉沉细涩。

【治法】补肾，消瘀。

【方药】硝石矾石散。硝石即火硝，能入血分消瘀活血，矾石入气分化湿利水，因为两石有伤胃耗血之副作用，故用大麦粥汁调服，以保养胃气。近代医学家认为方中矾石可用皂矾，既能化湿，又可补血，所以本方不但能治女劳疸，且可治其他内伤诸黄，此说可供参考。硝石矾石散为女劳疸夹有瘀血证而设。而女劳疸本证为肾虚，仲景未出方治，后世主张以补肾为法。偏于肾阴虚者，可用六味地黄丸、左归丸；偏于肾阳虚者，可用肾气丸、右归丸、《圣惠方》鹿茸散；如肾虚兼有瘀血者，可标本同治。

二、历代医家补充

关于黄疸的证治，后世医家多有补充。如《诸病源候论》对黄疸重症已有所认识，立有"急黄候"一篇，指出"脾胃有热，谷气郁蒸，因为热毒所加，故卒然发黄，心满气喘，命在顷刻，故云急黄也。"《杂病源流犀烛》载有瘟黄，"又有天行疫疠，以致发黄者，俗谓之瘟黄，杀人最急。"认识到这类黄疸起病急，病情凶险，又有传染性。《伤寒微旨论》除论述了黄疸阳证外，还特设《阴黄证篇》，"伤寒病发黄者，古今皆为阳证治之，……无治阴黄法。"并详述了阴黄也可由阳黄服下药太过转化而来，还提出了阴黄的辨证施治。罗天益《卫生宝鉴》将黄疸分为阳证、阴证两类，"阳证：身热，不大便而发黄者，用仲景茵陈蒿汤；身热，大便如常，小便不利而发黄者，治用茵陈五苓散；身热，大小便如常而发黄者，治用仲景栀子柏皮汤加茵陈。阴证：皮肤凉又烦热，欲卧水中，喘呕，脉沉细迟无力而发黄者，治用茵陈四逆汤。"这种分类方法对临床实践指导意义较大，至今仍被采用。

（一）急黄

热毒炽盛

【症状】发病急骤，黄疸迅速加深，其色如金，高热烦渴，胁痛腹满，神昏谵语，或见衄血、便血，或肌肤出现瘀斑，舌质红绛，苔黄而燥，脉弦滑数或细数。

【治法】清热解毒，凉营开窍。

【方药】犀角散。《奇效良方》说："犀角散治急黄，心膈烦躁。"可加生地黄、丹皮、玄参、石斛等以清热解毒，凉血养阴。如神昏谵语，可加服安宫牛黄丸或至宝丹以凉开透窍。如衄血、便血，或肌肤瘀斑重者，可加侧柏叶、地榆炭、白茅根以凉血止血。

（二）阴黄

1. 寒湿阻遏

【症状】身目俱黄，黄色晦暗，或如烟熏，纳少脘闷，或见腹胀，大便不实，神疲畏寒，口淡不渴，舌质淡苔腻，脉濡缓或沉迟。

【治法】健脾和胃，温化寒湿。

【方药】茵陈术附汤。《医学心悟》说："阴黄之症，身冷，脉沉细，乃太阴经中寒湿，身如熏黄，不若阳黄之明如橘子色也。当问其小便利与不利，……小便自利，茵陈术附汤主之。"可加茯苓、泽泻、川朴等行气利湿之品。亦可酌情选用理中汤加茵陈、茵陈四逆汤等方。

2. 肝郁血瘀

【症状】身目发黄而晦暗，面色黧黑，胁下有癥块胀痛，皮肤可见赤纹丝缕，舌质紫或有瘀斑，脉弦涩或细涩。

【治法】活血化瘀，疏肝退黄。

【方药】鳖甲煎丸。如脘腹胀痛，纳呆神倦，食少便溏，脉细弱者，为肝郁脾虚证，当以理脾为主，兼以调肝，用六君子汤加当归、芍药。

后世医家补充了大量治疸之方，治黄疸方，如茵陈大黄汤、茵陈散、大茵陈汤、茯苓渗湿汤、大分清饮等；治谷疸方，如谷疸丸、胃疸汤、红丸子、茯苓茵陈栀子汤等；治酒疸方，如《济生》葛根汤、葛花解醒汤、茵陈解醒汤等；治女劳疸方，如肾疸汤、鹿茸散、加味四君子汤等；治黑疸方，如沈氏黑疸方、白术汤等。

三、医案精选

（1）有一家病伤寒七八日，身体洞黄，鼻目皆痛，两髀及项颈腰脊强急，大便涩，小便如金。予曰：脉紧且数，脾元受湿，暑热蕴蓄于太阳之经，宿谷相搏，郁蒸而不得散，故使头面有汗，至颈以下无之；若鼻中气冷，寸口近掌无脉则不疗，急用茵陈汤调五苓散与之，数服瘥。（《普济本事方》）

（2）躬耕南亩，曝于烈日，复受雨淋，又夹食滞，湿着于外，热郁于内，遂致遍体发黄，目黄溲赤，寒热骨楚，胸闷脘胀。苔腻，脉浮紧而数。急仿麻黄连翘赤小豆汤意。净麻黄四分，连翘三钱，赤茯苓三钱，六神曲三钱，枳实炭一钱，福泽泻钱半，淡豆豉三钱，苦桔梗一钱，炒谷麦芽各三钱，西茵陈钱半，杜赤豆一两。（《丁甘仁医案》）

（3）静俭堂治验云：荻原辨藏患黄疸，更数医，累月不见效，发黄益甚，周身如橘子色，无光泽，带暗黑，眼中黄如金色，小便短少，色黄如柏汁，呼吸迫促，起居不安，求治于予，乃以指头按胸肋上，黄气不散，此疸症之尤重者也，乃合茵陈蒿汤、大黄硝石汤，作大剂，日服三四帖，及三十日，黄色才散去，小便清利而痊愈。（《金匮要略今释》）

第二十一节　历　节

历节以关节疼痛，肿大变形，以至僵硬不得屈伸为临床特征。因其疼痛遍历关节，故名历节。本病见于《金匮要略·中风历节病脉证并治》，"寸口脉沉而弱，沉即主骨，弱即主筋，沉即为肾，弱即为肝。汗出入水中，如水伤心，历节黄汗出，故曰历节。""诸肢节疼痛，身体尪羸，脚肿如脱，头眩短气，温温欲吐，桂枝芍药知母汤主之。""病历节不可屈伸，疼痛，乌头汤主之"。

历节的发生是由于肝肾亏损，气血不足，复因饮酒当风，或汗出入水，或居处潮湿，感受风、寒、湿、热之邪所致。风寒湿邪侵袭人体，留于关节，闭阻经络，气血运行不畅，以致关节疼痛，肿大变形，屈伸不利。若感受风热之邪，与湿邪相合，或病久寒湿郁而化热，则见关节红肿疼痛，发热等症。历节日久不愈，湿凝为痰，血停为瘀，痰浊瘀血痹阻关节，遂使病情加重。

关于历节与痹证的关系，一般认为：痹证的范围较广，历节属痹证的一种；而历节专指关节病变，以关节疼痛、变形、活动受限、僵硬为特点。如《杂病广要》说："历节，即行痹、痛痹之属，唐人或谓之白虎病，宋人则联称为白虎历节风，又称之痛风，而元以降，专用其名矣。"

一、辨证论治

历节的辨证，应辨清风、寒、湿、热之偏胜。风邪胜者，关节酸痛游走不定；寒邪胜者，痛有定处，疼痛剧烈，不可屈伸；湿邪胜者，关节酸痛重着，肌肤麻木不仁；热邪胜者，关节红肿灼热疼痛。病程久者，尚应辨识有无脏腑阴阳气血亏虚，有无痰浊瘀血痹阻。

历节总由感受风、寒、湿、热邪气所致，故祛风、散寒、除湿、清热以及舒经通络为其基本治法。

（一）风湿历节，渐次化热

【症状】关节肿痛，肿处灼热，游走不定，身体瘦弱，脚肿如脱，头眩气短，心中郁郁不舒，泛泛欲吐，或有发热，舌苔薄黄，脉濡数。

【治法】祛风除湿，行痹清热。

【方药】桂枝芍药知母汤。方中桂枝、麻黄祛风通阳，附子温经散寒止痛，白术、防风祛风除湿，知母、芍药清热养阴，生姜、甘草和胃调中。

（二）寒湿历节

【症状】关节肿大，疼痛剧烈，痛有定处，遇寒痛增，得热痛减，关节不可屈伸，舌苔薄白，脉象弦紧。

【治法】温经祛寒，除湿解痛。

【方药】乌头汤。方中麻黄发汗宣痹；乌头祛寒解痛；芍药、甘草缓急舒筋；黄芪益气固卫，助麻黄、乌头以温经止痛，又可防麻黄过于发散；白蜜甘缓，解乌头之毒。诸药配伍，能使寒湿之邪微汗而解，病邪去而正气不伤。乌头有毒，宜从小量开始，逐步增加用量，且应久煎，则较为安全。今人多用制川乌。

二、历代医家补充

汉代以后，称本病为历节风、白虎病、白虎历节风等，在病因、临床表现方面有更加深入的认识，治疗方法也更加丰富。《千金要方》说："历节风着人，久不治者，令人骨节蹉跌"，形象地描述了本病晚期关节变形的特点；此外，还补充了历节病由"热毒流入四肢"这一致病因素。《外台秘要》指出本病有疼痛剧烈、昼轻夜剧的特点，"其疾昼静而夜发，发即彻髓，酸疼乍歇，其病如白虎之啮，故名曰白虎之病也"。《普济方·历节风》有"手指弯曲"的记载。《张氏医通》亦谓本病久不愈，可见"肢节如槌"状。在辨证上，《济生方》把本病分为风、寒、湿三种类型，"痛如掣者，为寒多；肿满如脱者，为湿多；汗出者，为风多"。在治疗上，《千金要方》、《外台秘要》、《圣惠方》、《圣济总录》、《普济方》等书，都收载了治疗历节病的膏、丹、丸、散、酒醴、针灸、按摩等各种方法。如《丹溪心法·痛风》说："因于风者，小续命汤；因于湿者，苍术、白术之类，佐以竹沥；因于痰者，二陈汤加酒炒黄芩、羌活、苍术；因于血虚者，用芎、归之类，佐以红花、桃仁。……又有痛风而痛有常处，其痛处赤肿灼热，或浑身壮热，此欲成风毒，宜败毒散。"《万病回春》说："痛风在上者，多属风；在下者，多属湿。治用活血疏风、消痰去湿，羌活汤加减。凡治痛风，用苍术、羌活、酒芩三味散风行湿之妙药耳。"《时方妙用》说："痛风脉浮紧，头痛恶寒发热，为新受之邪，宜五积散。治风先治血，血行风自灭，宜四物汤加生黄芪、防风、桂枝、秦艽、桑枝、红花、炙甘草主之。痛风久不能愈，必大补气血，以为胜邪之本，切不可徒用风药，宜十全大补汤，诸药各一钱，加真桑寄生三钱为君，再加附子、防风、竹沥、生姜汁为佐使。"

（一）湿热蕴结

【症状】关节肿胀微热或红肿灼热，疼痛较甚，遇冷痛减，屈伸不利，口干口苦，小便黄赤，舌质红，苔黄腻或黄燥，脉滑数。

【治法】清热除湿，舒经通络。

【方药】二妙苍柏散。可加忍冬藤、海桐皮、威灵仙、薏苡仁、牛膝以清热化湿通络。《医学入门·痛风》说："风寒湿热成痹，臂髀腰脚骨热肿痛，行步艰难者，二妙苍柏散等份，加虎胫骨减半为末，水调服。"亦可用四妙丸。

（二）热毒炽盛

【症状】恶风发热，有汗不解，关节红肿热痛，手不可近，烦躁不安，口渴喜饮，小便黄赤，舌红苔黄，脉数有力。热毒重者，关节肿痛灼热尤甚，如刀割虎啮，昼轻夜重，病者肌肉消瘦，或肌肤甲错，舌红少津，苔黄燥，脉细数。

【治法】清热解毒，活血通络。

【方药】犀角汤。《千金要方》说："犀角汤，治热毒流入四肢历节肿痛方。"方中羚羊角、犀角可以用金银花、连翘、地丁、野菊花、白茅根、芦根代替。热盛者加石膏、知母、忍冬藤；热灼阴伤者加生地、玄参、麦冬。可加桃仁、红花以活血通络；加防己、海桐皮、秦艽、桑枝、威灵仙、地龙、蚕沙、姜黄以清热除湿，通络止痛。

（三）肝肾亏损，寒湿久羁

【症状】历节日久，关节僵硬，活动受限，屈伸不利，疼痛较缓或不痛而麻木重着，腰膝酸软或冷痛，畏寒喜暖，头晕耳鸣，舌淡苔白，脉细弱。

【治法】补益肝肾，祛风散寒除湿。

【方药】独活寄生汤。《三因方》说："独活寄生汤，最治历节风，近人用之甚效。"

若阳虚之体，感受风寒而发者，可用小续命汤。《妇人良方》说："小续命汤，大治白虎历节，痛不可忍。"阳虚日久，湿邪流注关节为痰，关节肿大，疼痛而冷者，用阳和汤以温阳散寒，祛痰通络。可酌加淫羊藿、蜂房、全蝎、当归、乳香、没药、红花、桃仁等活血化瘀，温经通络之品。

（四）阴血不足，湿热久留

【症状】历节日久，关节拘挛不利，局部轻度灼热红肿，疼痛夜间较重，面色苍白，头晕眼花，手足心热，腰膝酸软，舌苔黄腻，脉细数。

【治法】养血补血，清热化湿。

【方药】加味四物汤。《丹溪心法·痛风》说："如瘦人肢节痛，是血虚，宜四物加防风、羌活；如瘦人性急躁而肢节痛发热，是血热，宜四物汤加黄芩、酒炒黄柏。"关节红肿，可合二妙散加草薢、薏苡仁、地龙，或以黄柏一味研末，每服3～5克，名潜行散；关节不利，加桑枝、伸筋草、豨莶草、僵蚕、地龙。

历节日久不愈，瘀阻于络，津凝为痰，痰瘀痹阻。症见疼痛时轻时重，关节肿大，甚或强直畸形，屈伸不利，舌质紫，苔白腻，脉细涩，治宜化痰祛瘀，搜风通络，用桃红饮加穿山甲、地龙、䗪虫养血活血，化瘀通络；加白芥子、胆南星祛痰散结；加全蝎、乌梢蛇搜风通络。若痰湿壅滞者，可用燥湿化痰丸以燥湿化痰，祛风通络。

汉代以后的医籍记载了大量治疗历节的方剂，如《千金要方》之防己汤、大枣汤、松节酒，《三因方》之附子八物汤，《济生方》之羌活汤、虎骨散、蠲痛丸，《奇效良方》之历节风方、羌活续断汤、海桐皮散，《圣济总录》之防风汤、黄芪汤、没药散，《医学正传》之九藤酒、四妙散，《医学心悟》之松枝酒等，皆可随证选用。

三、医案精选

（1）陈某，女性，年50余，于1960年11月为风寒所袭，发热，左肩关节疼痛不能活动，左拇指第一节红肿热痛，两膝关节不可屈伸，至1961年3月来院诊治，患者已难自己行走，由其夫扶持入诊室，当时上午体温为 38℃，脉象细弱而数，92 次/分，据自述午后每发寒热，投与桂枝芍药知母汤后，热退，3 剂后已自能行动，继服 10 余剂诸症皆除，可见此方所治之痹，实为偏于热者。(《岳美中医案集》)

（2）萧某某，女，42 岁，工人。从 1971 年春季开始患风湿性关节炎，反复发作，时已 2 年，髋膝关节疼痛，皮色不变。下肢膝关节特别怕冷，局部要加盖厚膝垫保暖，倘遇天冷阴雨，痛更难忍，步伐艰难，不能上班已 4 月，舌质淡红，苔薄白，脉弦细而紧。抗"O" 1600U，血沉 30 毫米/小时。此为寒痹，其主要特点是疼痛有定处，痛较剧。因寒为阴邪，其性凝滞，故痛有定处，局部怕冷。风寒湿邪相搏，阻滞经络骨节，不通则痛，变天则剧。治以散寒止痛为主，佐以祛风除湿，方以乌头汤(《金匮》方)加减。桂枝一两，川乌(制)三钱，黄芪五钱，白术四钱，麻黄二钱，白芍四钱，豹皮樟六钱，豆豉姜五钱。

服 7 剂，关节疼痛大减，膝关节自觉转暖，能慢步行走。复诊时，加猴骨五钱，祈蛇二钱，再服 10 剂，抗"O"降至 300U，血沉仅为 10 毫米/小时。嘱病者服药 2 周，以巩固疗效，随访一年半无复发。(《老中医医案医话选》)

第二十二节　虚　劳

虚劳又称虚损。是由多种原因所致的，以脏腑亏损，气血阴阳不足为主要病机的多种慢性衰弱证候的总称。《金匮要略·血痹虚劳病脉证并治》首先提出了虚劳的病名，"虚劳里急，悸，衄，腹中痛，梦失精，四肢酸疼，手足烦热，咽干口燥，小建中汤主之"。"虚劳腰痛，少腹拘急，小便不利者，八味肾气丸主之"。"虚劳虚烦不得眠，酸枣仁汤主之"。

《金匮要略》说："五劳虚极羸瘦，腹满不能饮食，食伤、忧伤、饮伤、房室伤、饥伤、劳伤、经络营卫气伤……"说明导致虚劳的原因甚多，如禀赋薄弱，体质不强；烦劳过度，损及五脏；饮食不节，损伤脾胃；大病久病，失于调理等。

这些病因可以因虚致病，因病成劳；或是因病致虚，久虚不复成劳。而其病理性质，主要为气、血、阴、阳的亏耗；其病损部位，主要在于五脏。其病变过程，往往首先导致某一脏的气、血、阴、阳亏损。由于五脏相关，气血同源，阴阳互根，所以各种原因引起的虚损常互相影响；一脏受病，可以累及他脏；气虚不能生血，血虚无以生气；气虚者，阳亦渐衰，血虚者，阴亦不足；阳损日久，累及于阴，阴虚日久，累及于阳。以致病势日渐发展，病情趋于复杂。

虚劳应与肺痨鉴别。肺痨为痨虫侵袭所致，具有传染性，其病位主要在肺，以阴虚火旺为其病理特点，以咳嗽、咳血、潮热、盗汗、消瘦为主要临床症状。而虚劳则由多种原因所导致，一般不传染，分别出现五脏气、血、阴、阳亏虚的多种临床症状。

一、辨证论治

虚劳证候虽繁，但总不离乎五脏，而五脏之伤，又不外乎气、血、阴、阳。故虚劳辨证应以气、血、阴、阳为纲，五脏虚候为目。先辨气、血、阴、阳之孰虚，再辨何脏之受损。次审其有无兼夹，如外邪、瘀血、痰饮等。

虚劳的治疗，总以补益为基本原则。正如《素问·三部九候论》说："虚则补之"。在具体应用时，一是必须根据病理属性的不同，分别采取益气、养血、滋阴、温阳的治疗方药；二是要密切结合五脏病位的不同而选方用药，以增强治疗的针对性。张仲景治疗虚劳，在五脏中重视脾肾，在治法上着重温补。这是因为肾为先天之本，是真阳真阴所寄之处；脾为后天之本，是气血营卫生化之源，故补益脾肾在虚劳的治疗中具有重要意义。若兼有外感者，治以扶正祛邪；内有干血者，治以去瘀生新。

（一）肝阴虚

【症状】虚烦失眠，心悸盗汗，头晕目眩，咽干口燥，舌红少苔，脉弦细数。

【治法】养阴清热，宁心安神。

【方药】酸枣仁汤。方中酸枣仁以养肝阴；茯苓、甘草以宁心安神；知母以清虚热；川芎以理血疏肝。可加旱莲草、女贞子、白芍、生地以养阴清热。若血虚者，加当归、龙眼肉以养血；盗汗甚者，加柏子仁、五味子以安神敛汗；心悸甚者，加龙齿以镇惊。

（二）肾阳虚

【症状】腰痛脚软，畏寒肢冷，少腹拘急，小便不利或小便频数，遗精，面色苍白或黧黑，舌质淡胖或有齿痕，苔白，脉沉细。

【治法】温补肾阳。

【方药】肾气丸。本方以附子、桂枝温补肾阳为主，以六味地黄滋阴补肾为辅，所谓善补阳者，必于阴中求阳，则阳得阴助而生化无穷。《金匮要略心典》说："八味肾气丸补阴之虚，可以生气，助阳之弱，可以化水，乃补下治下之良剂也。"若加龟鹿二仙胶，效果更佳。

（三）阴阳两虚

1. 阴阳两虚，病偏于脾

【症状】里急腹痛，喜温喜按，按之痛减，心悸衄血，梦遗失精，四肢酸疼，手足烦热，咽干口燥，神疲乏力，舌质淡，苔白，脉缓弱，或涩，或弦。

【治法】甘温建中，和里缓急。

【方药】小建中汤。本证为阴阳两虚，寒热错杂，不能简单地以热治寒，以寒治热，《金匮要略心典》谓："欲求阴阳之和者，必于中气，求中气之立者，必以建中也。"故小建中汤用甘草、大枣、胶饴之甘以建中而缓急；姜、桂之辛以通阳调卫气；芍药之酸以收敛和营气。目的在于建立中气，使中气得以四运，从阴引阳，从阳引阴，俾阴阳得以协调，则诸症消失。若兼见自汗或盗汗，身重不仁，治以黄芪建中汤，益气建中，调补阴阳。

本证虽为阴阳两虚，但症状表现却偏于阳虚。如阴虚偏热，衄血，烦热，口干咽燥，舌绛苔少，脉象细数者，慎用小建中汤。

2. 阴阳两虚，病偏于肾

【症状】遗精，梦交，少腹弦急，外阴寒冷，目眩发落，或心悸易惊，或汗多，或遗尿，舌质淡，苔薄白，脉象极虚，或芤或迟，或芤动，或微紧。

【治法】调和阴阳，潜镇摄纳。

【方药】桂枝加龙骨牡蛎汤。方用桂枝汤调和阴阳，加龙骨、牡蛎潜镇摄纳，如阳能固摄，阴能内守，则精不致外泄。可加芡实、莲肉、菟丝子以补肾固精。若阳虚失精者，治以天雄散补阳摄精。

（四）虚中夹实

1. 虚劳兼感风邪

【症状】头晕目眩，身重倦怠，心悸气短，羸瘦纳减，或易于感冒，微有恶寒发热，骨节腰背酸痛，舌质淡，脉弱。

【治法】补气养血，祛风散邪。

【方药】薯蓣丸。方中薯蓣（即山药）、四君、四物、阿胶等并补气血为主，佐以防风、豆卷、桂枝、柴胡之属，以祛风散邪，则邪不能恋，而正气易复。作为丸剂，便于虚劳者久服。

2. 虚劳兼有瘀血

【症状】形体羸瘦，腹满不能饮食，肌肤甲错，两目暗黑，面色萎黄，少腹挛急，腹痛拒按，或腹中有块，硬痛不移，舌有瘀斑，脉象涩中带弦。

【治法】补虚祛瘀。

【方药】大黄䗪虫丸。方中大黄、䗪虫、桃仁、虻虫、水蛭、蛴螬、干漆活血化瘀，芍药、地黄补虚养血，杏仁理气，黄芩清热，甘草、白蜜益气和中，为久病血瘀的缓方。本方缓消瘀血，瘀血去则新血生，此即"缓中补虚"之意。若病久血虚气衰，须与补养气血之剂配合应用。《医门法律》说："此特世俗所称干血劳之良治也。血结在内，手足脉相失者宜之，兼入琼玉膏润补之药同用尤妙。"

二、历代医家补充

后世医籍对虚劳的论述甚多。《诸病源候论》详细论述了虚劳的病因及各类症状，对五劳、六极、七伤的具体内容作了说明。金元以后，许多医家对虚劳的理论认识及临床治疗都有较大的发展。如李东垣《脾胃论》从脾胃立论，长于甘温补中，创补中益气汤等方。朱丹溪《丹溪心法》从肝肾论治，善用滋阴降火，创大补阴丸等方。明代张景岳《景岳全书》深刻阐发了阴阳互根的理论，提出了阴中求阳、阳中求阴的治疗原则，创制了左归丸、右归丸，左归饮、右归饮等方剂，调治阴阳精气，使治疗肾脏虚损的理法提高到新的阶段。汪绮石《理虚元鉴》指出："治虚有三本，肺、脾、肾是也。肺为五脏之天，脾为百骸之母，肾为性命之根，治肺、治脾、治肾，治虚之道毕矣。"汪氏论治肺脏虚劳的创见，补充了前人之未备。清代沈金鳌提出虚劳当以气血阴阳为辨证纲要，《杂病源流犀烛·虚损劳瘵源流》说："虽分五脏，而五脏所藏无非精气。其所以致损者有四，曰气虚，曰血虚，曰阳虚，曰阴虚。""气血阴阳各有专之，认得真确，方可施治。"晚清王旭高一变"肝无虚证"的成说，在《西溪书屋夜话录》中提出补肝阴、补肝阳、补肝血、补肝气之法，使肝脏虚损论治渐臻完善。

综合后世医家的论述，兹以气血阴阳为纲，五脏为目，列其证治。

（一）气虚

1. 肺气虚

【症状】短气自汗，声音低怯，时寒时热，平素易于感冒，面色㿠白，舌质淡，脉虚弱。

【治法】补益肺气。

【方药】补肺汤。自汗较多者，可合牡蛎散，益气固卫以敛汗。若气阴两虚，而见潮热盗汗者，宜用黄芪鳖甲散，益卫气，和营血而除虚热。若兼卫阳不足，畏寒自汗，易于感冒者，用补肺汤合玉屏风散，益气固表以御风。

2. 脾气虚

【症状】饮食减少，食后脘腹胀满，倦怠乏力，大便溏薄，面色萎黄，舌淡苔薄，脉象软弱。

【治法】健脾益气。

【方药】参苓白术散、加味四君子汤。如中阳不足，气虚有寒，腹痛里急者，可加芍药、桂枝、饴糖、干姜以缓中止痛。若脾气亏虚而主要表现为中气不足、气虚下陷者，可用补中益气汤以补益中气，升阳举陷。

3. 心气虚

【症状】心悸，气短，自汗，面色㿠白，神疲倦怠，舌淡苔白，脉微或虚弱。

【治法】益气养心。

【方药】养心汤。如兼脾气虚，有食少、便溏等症，宜去柏子仁、枣仁、五味子，加白术、陈皮以健脾气，助运化。如兼胸痛，舌上瘀点者，为气虚血瘀，酌加三七、丹参、红花、桃仁之类以活血化瘀。

（二）血虚

1. 心血虚

【症状】心悸怔忡，健忘，失眠多梦，面色不华，舌质淡，脉细或结代。

【治法】养血安神。

【方药】归脾汤。可加阿胶、鸡血藤、地黄以补血。如兼见食少、便溏、腹胀、乏力，可加山药、薏苡仁、扁豆、陈皮以健脾。如心动悸，脉结代者，可用炙甘草汤。《千金翼方》谓炙甘草汤"治虚劳不足，汗出而闷，脉结心悸"。

2. 肝血虚

【症状】头晕，目眩，胁痛，肢体麻木，筋脉拘急，或惊惕肉瞤，妇女月经不调甚则经闭，面色不华，舌质淡，脉弦细或细涩。

【治法】补血养肝。

【方药】四物汤。可加制首乌、阿胶、鸡血藤以增强补血养肝之功。《医宗金鉴·杂病心法要诀·虚劳治法》说："调肝养血宜四物汤，……气虚血少，宜加参、芪，名圣愈汤。气燥血热，宜加知、柏，名六物汤。"胁痛加柴胡、郁金、木香、香附以理气通络。肝血不足，视物模糊者，加楮实子、枸杞子、决明子以养肝明目。肝血久虚，筋脉失养，兼见筋肉酸痛或抽痛，肢体麻木颤抖者，加木瓜、伸筋草、天麻、珍珠母、全蝎、僵蚕以通络息风。

（三）阴虚

1. 肺阴虚

【症状】咽燥干咳，咯血，甚或失音，潮热，盗汗，手足心热，面色潮红，舌红少津，脉细数。

【治法】养阴润肺。

【方药】拯阴理劳汤、百合固金汤、沙参麦冬汤。《医宗必读》说："拯阴理劳汤治阴虚火动，皮寒骨热，食少痰多，咳嗽短气，倦怠焦烦。……热盛加地骨皮。……咳者，痰燥也，加贝母、桑皮；嗽者，湿痰也，加半夏、茯苓。不寐加枣仁，汗多亦用。"

2. 心阴虚

【症状】心悸，失眠，烦躁，潮热，盗汗，或口舌生疮，面色潮红，舌红少津，脉细数。

【治法】滋阴养心。

【方药】天王补心丹。《医宗金鉴》说："天王补心心虚损，健忘神虚烦不眠。"如心神症状重者，酌加琥珀、龙齿、夜交藤以安神定志；血虚症状重者，加何首乌、白芍以补血养阴；火旺而见烦躁不安，口舌生疮者，可去辛温之当归、远志，加黄连、木通、淡竹叶以清心泻火，导热下行。

3. 脾胃阴虚

【症状】口干唇燥，不思饮食，大便燥结，甚则干呕、呃逆，面色潮红，舌干，苔少或无苔，脉细数。

【治法】养阴和胃。

【方药】叶氏养胃方、益胃汤。口干唇燥甚者，加石斛、天花粉滋养胃阴。不思饮食者，加麦芽、山药健脾益胃。呃逆者加刀豆、柿蒂、竹茹扶养胃气，降逆止呃。

4. 肝阴虚

【症状】头痛，眩晕，耳鸣，目干畏光，视物不明，急躁易怒，或肢体麻木，筋惕肉瞤，面色潮红或头面烘热，舌干红，脉弦细数。

【治法】滋养肝阴。

【方药】补肝汤。《医宗金鉴》说："补肝汤治肝虚损，筋缓不能自收持，目暗䀮䀮无所见，四物酸枣草瓜宜。"若头痛、眩晕、耳鸣较重，或筋惕肉瞤者，加石决明、菊花、钩藤、刺蒺藜平肝潜阳。目干涩畏光，或视物不明者，加枸杞子、女贞子、草决明养肝明目。肝火亢盛，尿赤便秘，舌红脉数者，加龙胆草、黄芩、栀子清肝泻火。肝阴虚而以胁痛为主症者，可加川楝子、郁金、香附疏肝理气，或改用一贯煎。

5. 肾阴虚

【症状】腰脊酸软，两足痿弱，遗精，眩晕耳鸣，甚则耳聋，口干，咽痛，颧红唇赤，或骨蒸潮热，虚烦盗汗，舌红少津，脉沉细。

【治法】补肾益精，滋阴潜阳。

【方药】左归丸、大补元煎、河车大造丸。《景岳全书·虚损》说："命门阴分不足者，左归饮、左归丸。……其有元气不足而虚热不已者，必用大补元煎，庶乎久之自愈。"若虚火较甚，潮热、口干、咽痛、脉数者，加知母、黄柏、地骨皮滋阴泻火。精关不固，腰酸遗精者，加牡蛎、金樱子、芡实、莲须、桑螵蛸固肾涩精。

（四）阳虚

1. 心阳虚

【症状】心悸，自汗，神倦嗜卧，心胸憋闷疼痛，形寒肢冷，面色苍白，舌淡或紫暗，脉细弱，或沉迟。

【治法】益气温阳。

【方药】拯阳理劳汤、桂枝人参汤。《医宗必读》说："拯阳理劳汤治劳伤气耗，倦怠懒言，动作喘乏，表热自汗，心烦，遍身作痛。……如烦热口干，加生地黄；气浮心乱，加丹参、枣仁；……脉沉迟，加熟附子。"若血脉瘀滞而见心胸疼痛者，加三七、川芎、丹参、郁金、降香活血定痛。形寒肢冷，脉迟者，酌加附子、仙灵脾、仙茅、巴戟天、鹿茸温补阳气。若心阳虚脱，症见上气喘急，心悸，自汗，肢冷，脉微者，急用参附汤回阳救逆益气固脱。

2. 脾阳虚

【症状】面色萎黄，食少，形寒，神倦乏力，少气懒言，大便溏泄，肠鸣腹痛，每因受寒或饮食不慎而加重，舌质淡，苔白，脉弱。

【治法】温中健脾。

【方药】附子理中丸。《医宗必读》说："附子理中汤治脾胃冷弱，心腹疼痛，呕吐泻利，霍乱转筋，体冷微汗，手足厥冷，心下逆冷，腹中雷鸣，虚寒之证，并皆治之。"若腹中冷痛较甚，加高良姜、制香附温中理气止痛。食后腹胀及呕逆者，加砂仁、半夏、陈皮温中和胃降逆。腹泻较剧，加肉豆蔻、补骨脂温脾涩肠止泻。

3. 肾阳虚

【症状】腰脊冷痛，遗精阳痿，多尿或尿不禁，面色苍白，畏寒肢冷，下利清谷或五更泄泻，舌质淡胖有齿痕，苔白，脉沉迟。

【治法】温补肾阳，兼养精血。

【方药】右归丸。《景岳全书·虚损》说："命门阳分不足者，右归饮、右归丸。"遗精加金樱子、桑螵蛸、莲须、芡实，或合用金锁固精丸以收涩固精。下利清谷者，宜去熟地、当归等滋润滑腻之品，加党参、白术、薏苡仁以健脾益气，渗湿止泻。五更泄泻者，可合用四神丸温脾暖肾，涩肠止泻。阳虚水泛，浮肿尿少者，加茯苓、泽泻、白术、车前子利水消肿，亦可用《济生》肾气丸温肾化气行水。喘促短气，动则更甚，为肾阳虚衰，肾不纳气，酌加补骨脂、五味子、人参、蛤蚧补肾纳气。

三、医案精选

（1）张路玉治颜氏女，虚羸寒热，腹痛里急，自汗喘嗽者，三月余，屡更医不愈，忽然吐血数口，脉之气口虚涩不调，左皆弦微，而尺微尤甚，令与黄芪建中加当归、细辛。或曰：虚涩失血，曷不用滋阴降火，反行辛燥乎？曰：不然。虚劳之成，未必皆本虚也。大抵皆由误药所致。今病欲成劳，乘其根蒂未固，急以辛温之药，提出阳分，庶几挽回前失，若仍用阴药，则阴愈亢，而血愈逆上矣。从古治劳莫若《金匮》诸法，如虚劳里急，诸不足，用黄芪建中汤，即腹痛悸衄亦不出此。加当归以和营血，细辛以利肺气，毋虑辛燥伤血也。遂与数帖血止。次以桂枝人参汤，数服腹痛、寒热顿除。后用六味丸，以枣仁易萸肉，或时间进保元、异功、当归补血之类，随症调理而安。(《续名医类案》)

（2）何某某，男，22 岁。劳心过度，营气不足，血虚无以养心，心虚则神不守舍，终日不寐，头晕，耳鸣，精神恍惚，四肢无力，怔忡健忘，心中虚烦，形体消瘦，脉象弦而无力。此症因劳心过度，且血虚无以养心，致心肾不交，终夜不寐，脉象弦而无力。为劳倦血虚之象，宜益肾而养心，和血而安神，予加味酸枣仁汤。酸枣仁四钱，茯苓五钱，茯神五钱，川芎一钱，五味子一钱，当归二钱，熟地三钱，知母三钱，柏子仁三钱，远志二钱，甘草一钱。

服药后，当夜已能安睡，后仍依前方加减，续服两剂，睡眠颇安，各种症状亦减轻，继以原方加减调治遂愈。(《福建中医医案医话选编》)

(3) 何某某，男，40 岁。患虚劳有年，咳嗽痰少，食欲不振，体重减轻，精神疲倦，手足烦热，舌淡无苔，脉象细弱，经 X 线照片，诊断为浸润型肺结核，曾口服异烟肼，肌内注射链霉素，病情得以稳定，脉症如上。此肺脾劳伤，气血虚损，拟健脾理肺，益气补血，用薯蓣丸：西党参 15 克，白术 10 克，茯苓 10 克，干地 15 克，当归 10 克，白芍 10 克，麦冬 10 克，柴胡 10 克，杏仁 10 克，桔梗 6 克，黄豆卷 12 克，炙甘草 6 克，大枣 5 枚，去麦曲、桂枝、干姜、川芎、防风、白敛，加鳖甲 15 克，百部 12 克，川贝 6 克，百合 10 克，知母 6 克，桑皮 10 克，文火浓煎去滓，再下淮山末 30 克，胎盘粉 30 克，阿胶 10 克，冰糖 30 克，白蜜 30 克，和匀熬膏，每服二汤匙，日三服，调理年余，X 线复查肺部病灶钙化，身体亦渐康复。(《金匮要略浅述》)

第二十三节 血 痹

血痹是由于气血不足，感受风邪，血行不畅，阳气痹阻引起的，以肢体局部麻木不仁为主要临床表现的病证。本病见于《金匮要略·血痹虚劳病脉证并治》，"血痹阴阳俱微，寸口关上微，尺中小紧，外证身体不仁，如风痹状，黄芪桂枝五物汤主之"。

关于血痹的发生，《金匮要略》说："血痹病从何得之？师曰：夫尊荣人骨弱肌肤盛，重因疲劳汗出，卧不时动摇，加被微风，遂得之。但以脉自微涩，在寸口、关上小紧，宜针引阳气，令脉和紧去则愈。"说明气血虚弱，汗出当风，或睡卧露宿，感受风寒，以致血行涩滞，阳气痹阻而成血痹。故《诸病源候论》说："血痹者，由体虚邪入于阴经故也。血为阴，邪入于血而痹，故为血痹也。"

血痹应与痹证鉴别。血痹以局部肌肤麻木为特征，其受邪重者亦可有酸痛感。痹证以肢体关节疼痛为主症。《医宗金鉴》说："血痹外证，亦身体顽麻，不知痛痒，故曰：如风痹状。但不似风痹历关节流走疼痛也。"可见二者不难鉴别。

一、辨证论治

血痹的特征为局部肌肤麻木不仁。辨证当分其感邪之轻重，受邪较轻者，肌肤麻木而不疼痛，脉象微涩，寸口、关上小紧；受邪较重者，肌肤麻木不仁，甚则疼痛，脉象寸口关上微，尺中小紧。血痹的治疗以通阳行痹为原则。较轻者可用针刺疗法，稍重者可用黄芪桂枝五物汤。临床可将针刺与汤药配合使用，以提高疗效。

阳气痹阻

【症状】肌肤麻木不仁，或有轻微的疼痛，或汗出恶风，舌苔薄白，脉象寸口关上微，尺中小紧，或微涩而紧。

【治法】益气和营，通阳行痹。

【方药】黄芪桂枝五物汤。方中黄芪补气，桂枝、芍药通阳除痹，生姜祛风散邪，姜、枣合用以调和营卫，共成益气和营，通阳行痹之效。若病在上肢，可加姜黄、羌活；病在下肢，可加牛膝、木瓜、独活；久病入络，麻痹较甚者，加地龙、桃仁、红花、丹参活血通络。

本病还可运用针刺治疗，关于针刺的部位，《金匮要略》未明言，曹颖甫指出肩井、风池、风府、王和安谓合谷、曲池、阳陵泉，可供参考。亦可根据针灸的循经、邻近、局部取穴的原则选穴。

二、历代医家补充

关于血痹的病因，《张氏医通》说："血痹者，寒湿之邪痹着于血分也。"说明感受寒湿亦可引起血痹。血痹的治疗，《千金要方》出两方，"黄芪汤治血痹阴阳俱微，寸口关上微，尺中小紧，外证身体不仁，如风状方"，此方即黄芪桂枝五物汤加人参组成；"治风痹游走无定处，名曰血痹，大易方"，朱丹溪治血痹的萆薢丸与此方组成相同。《济生方》云："防风汤治血痹，皮肤不仁。"《证治准绳》说："血痹者，邪入于阴血之分，其状体常如被风所吹，骨弱劳瘦汗出，卧则不时摇动，宜当归汤。"防风汤与当归汤名虽异而组成药物相同。

丹波元简认为，血痹即后世所谓麻木。《金匮玉函要略辑义》说："《五脏生成篇》曰：卧出而风吹之，血凝于肤者为痹。……此即血痹也。……《千金》云：风痹游走无定处，名曰血痹。后世呼麻木者，即是。"故血痹的治疗还可参照后世关于麻木的论述。

（一）风湿阻络

【症状】肌肤麻木不仁，肢体酸痛沉重，或见恶风发热，舌苔薄白或白腻，脉浮缓。

【治法】祛风除湿，通络宣痹。

【方药】《济生方》防风汤。若因寒湿痹阻者，宜用《圣济总录》萆薢丸。

（二）气虚血瘀

【症状】肌肤麻木，不知痛痒，少气懒言，倦怠乏力，饮食无味，苔薄白，舌淡紫，脉细涩无力。

【治法】益气活血，通络行痹。

【方药】黄芪益气汤。可酌加川芎、赤芍、桃仁、红花、地龙以化瘀通络。《医宗金鉴·杂病心法要诀·痹病总括》说："气虚麻木，用黄芪益气汤，即补中益气汤加红花、黄柏也。秋加五味子，夏加黄芩，冬加桂枝皮。"

三、医案精选

高某某，男，49岁，工人。两手指及右下肢麻木刺痛怕冷已2年之久，每遇阴冷加重，少事活动反觉舒服，但过劳则麻木更重。西医诊断为末梢神经炎，用维生素等药治疗不效。患者面色不华，肌肤肢体无异常变化，脉弦沉细而涩，舌质淡红，苔白滑，舌下络脉淡紫略粗。此证系阳气不足，气虚血滞，营卫不和之血痹症。宗《金匮》法，拟以益气活血，调和营卫，黄芪桂枝五物汤加味。黄芪50克，桂枝15克，赤芍15克，王不留行15克，生姜15克，大枣5枚。水煎服。

服10剂，病情好转，不怕冷，又照方加减服20余剂，刺痛消失，麻木大减，仅在寒冷时尚感不适，嘱其照方加当归50克，配丸药服之以善其后。[辽宁中医，1979，（1）：7]

第二十四节　痰　饮

痰饮是指体内水液输布失常，停积于某些部位的一类病证。痰，古作淡，淡与澹通，形容水的淡荡流动；饮，水也，故亦有称为"淡饮"、"流饮"者。《金匮要略》首创痰饮病名，予以专篇论述，其含义有广义与狭义之分，广义的痰饮是诸饮的总称，狭义的痰饮是诸饮中的一个类型，由于水饮停积的部位不同，而分为痰饮、悬饮、溢饮、支饮四类。《金匮要略·痰饮咳嗽病脉证并治》说："四饮何以为异？师曰：其人素盛今瘦，水走肠间，沥沥有声，谓之痰饮；饮后水流在胁下，咳唾引痛，谓之悬饮；饮水流行，归于四肢，当汗出而不汗出，身体疼重，谓之溢饮；咳逆倚息，短气不得卧，其形如肿，谓之支饮。"其中又以水饮留而不去的为留饮，伏而时发的为伏饮，留和伏意味着饮病的久深，仍属四饮的范畴。

饮证的成因为感受寒湿，饮食不当，或劳欲所伤，以致肺脾肾三脏的气化功能失调，水谷不得化为精微输布周身，津液停积，变生痰饮。《素问·经脉别论》说："饮入于胃，游溢精气，上输于脾，脾气散精，上归于肺，通调水道，下输膀胱，水精四布，五经并行。"指出了水液的运行与脾肺肾三脏有关，如三脏功能失调，肺之通调异常，脾之转输无权，肾之蒸化失职，则三者互为影响，导致水液停积为饮。三脏之中，脾运失司，首当其要。因脾阳一虚，则上不能输精以养肺，水谷不从正化，反为痰饮而干肺；下不能助肾以制水，水寒之气反伤肾阳。由此必致水液内停中焦，流溢各处，波及五脏。论其病理性质，则总属阳虚阴盛，输化失调，因虚致实，水液停积为患。虽然间有因时邪与里水相搏，或饮邪久郁化热，表现饮热相杂之候，但究属少数。中阳素虚，脏气不足，实是发病的内在病理基础。因水为阴类，非阳不运，若阳气虚衰，气不化津，则阴邪偏盛，寒饮内停。

溢饮应与风水相鉴别。溢饮属水气病之类，如《医宗金鉴》说："溢饮者，……即今之风水、水肿病也。"但溢饮水泛肌表成肿者，具有无汗，身体疼重之症，风水水肿可见汗出恶风之表虚症，二者同中有异。支饮、伏饮与肺胀、喘、哮等病证有一定的联系。肺胀在急性发病阶段可以表现支饮证候，喘证的肺寒、痰浊两类又常具有支饮的特点，哮证的发作期与伏饮基本类同，如陈修园即认为"膈上伏饮，俗谓哮喘"。为此应对照互参，同中求异。支饮、伏饮是从病理角度命名，而肺胀、喘、哮则据病证特点命名；支饮、伏饮是肺胀、喘、哮的一个证候，或出现于病的某一阶段；其发生、发展、转归有一定的区别。

一、辨证论治

痰饮的辨证，首先应根据饮邪停积的部位区别四类不同证型，如停留胃肠者为痰饮，饮流胁下者为悬饮，饮溢肢体者为溢饮，支撑胸肺者为支饮。其次须辨别本虚标实的主次，本病具有阳虚阴盛，本虚标实的特点，本虚为阳气不足，标实指水饮留聚，无论病之新久，俱应根据症状，辨别二者的主次。

痰饮的治疗总以温化为原则。由于饮为阴邪，遇寒则聚，得温则行，故《金匮要略》提出"病痰饮者，当以温药和之"的治疗大法。同时还要分别标本缓急，根据表里虚实的不同，采取相应的处理，水饮壅盛者祛饮治标，阳微气虚者温阳治本。在表者宜温散发汗，在里者宜温化利水；正虚者宜补，邪实者当攻；如属邪实正虚者治宜消补兼施，饮热相杂者又当温凉并用。

（一）痰饮

病因素体脾虚，运化不健，复加饮食不当，或外湿所伤，而致脾阳虚弱，饮留胃肠。由于虚实的主次不同，可以分为两类。

1. 脾阳虚弱

【症状】胸胁支满，心下痞闷，胃脘部有振水音，脘腹喜温畏冷，背寒冷如掌大，呕吐清水痰涎，水入即吐，口渴不欲饮，心悸气短，头晕目眩，食少，大便或溏，形体素盛今瘦，舌苔白滑，脉弦细而滑。

【治法】温脾化饮。

【方药】苓桂术甘汤，温脾阳，利水饮，用于胸胁支满，目眩，气短。方中茯苓淡渗利水，桂枝、甘草通阳化气，白术健脾燥湿。呕吐，心下痞，眩悸者，合小半夏加茯苓汤以和胃降逆。若水停心下而致冒眩者，用泽泻汤。

若中气虚弱，停痰宿水内留，或饮病吐后，气满不能食，用《外台》茯苓饮。方中人参益气补中，白术、茯苓健健行水，枳实、橘皮理气消痞，生姜散寒化饮。为消补兼施、饮病调理之剂。

2. 饮留胃肠

【症状】心下坚满或痛，自利，利后反快，虽利心下续坚满；或水走肠间，沥沥有声，腹满，便秘，口舌干燥，舌苔腻、色白或黄，脉沉弦或伏。

【治法】攻下逐饮。

【方药】甘遂半夏汤、己椒苈黄丸。水饮在胃，用甘遂半夏汤攻守兼施，因势利导。方取半夏、甘遂降逆逐饮；芍药、甘草、白蜜酸甘缓中，以防伤正；并借甘遂、甘草相反之性，使留饮得以尽去。水饮在肠，饮郁化热之证，用己椒苈黄丸苦辛宣泄，前后分消。方中防己、椒目辛宣苦泄，导水利尿；大黄、葶苈攻坚决壅，泻下逐水。饮邪上逆，腹满者，用厚朴大黄汤泻实除满，但不能图快一时，攻逐太过，损伤正气。

（二）悬饮

【症状】胸胁疼痛，咳唾则更甚，呼吸、转侧均牵引而痛，病侧肋间胀满，气短息促，有时只能偏卧于一侧，舌苔薄白，脉沉弦。

【治法】攻逐水饮。

【方药】十枣汤。方中甘遂、芫花、大戟均为峻下逐水之品，三味研末，大枣煎汤，调服诸药，使下不伤正。本方力峻，体实证实，积饮量多者用之。若体质偏弱，不任峻下，可改服葶苈大枣泻肺汤。

（三）溢饮

【症状】身体疼痛而沉重，甚则肢体浮肿，无汗恶寒，口不渴，或有咳喘，痰多白沫，干呕，胸闷，舌苔白，脉弦紧。

【治法】发表化饮。

【方药】小青龙汤。本方发表温里，宣肺化饮，用于表寒里饮之证。如兼有发热烦躁，苔白兼黄，为表寒外束，内有郁热，则宜用大青龙汤发表清里，以麻、桂合石膏为主药。

（四）支饮

病因受寒饮冷，久咳致喘，迁延反复伤肺，肺气不能布津，阳虚不运，饮邪留伏，支撑胸膈，上逆迫肺。在感寒触发时以邪实为主，缓解时以正虚为主。

1. 寒饮伏肺

【症状】咳逆喘满不得卧，其形如肿，浮肿多见于面部，痰沫多而色白。往往历年不愈，遇寒即发，发则寒热，喘满咳吐，背痛腰疼，目泣自出，身体振振瞬动，舌苔白滑或白腻，脉弦紧。

【治法】温肺化饮。

【方药】小青龙汤。本方有温里发表之功，用于支饮遇寒触发，表寒里饮之证。体虚表证不著者，可改用苓甘五味姜辛汤，不宜再用麻黄发表散寒。若饮多寒少，外无表证，喘咳痰盛不得息，可用葶苈大枣泻肺汤泻肺逐饮，痰多黏腻，胸满气逆，苔浊，配白芥子、莱菔子豁痰降气。饮邪壅实，咳逆喘急，胸痛，烦闷，可仿十枣汤方意，配甘遂、大戟以泻之。

若邪实正虚，饮郁化热，喘满胸闷，心下痞坚，烦渴，面色黧黑，苔黄而腻，脉沉紧，或经吐下而不愈者，当行水散结，补虚清热，用木防己汤；水邪结实者，去石膏加茯苓、芒硝导水破结。若痰饮郁久化为痰热，伤及阴津，咳喘咯痰稠厚，口干咽燥，舌红少津，脉细滑数，用麦门冬汤加瓜蒌、川贝母、木防己、海蛤粉润肺生津，清化痰热。

2. 脾肾阳虚

【症状】喘促动则更甚，气短，或咳而气怯，痰多，食少，胸闷，怯寒肢冷，神疲，小腹拘急不仁，脐下悸动，小便不利，足跗浮肿，或吐涎沫而头目昏眩，舌苔白润或灰腻，舌质胖大，脉沉细兼滑。

【治法】温补脾肾，以化水饮。

【方药】金匮肾气丸、苓桂术甘汤。二方均能温阳化饮，但前方补肾，后方温脾，主治各异。食少，痰多加陈皮、半夏；如脐下悸，吐涎沫，头目昏眩，是饮邪上逆，虚中夹实之候，可先用五苓散化气行水。

《金匮要略》根据脉诊，推断痰饮病的预后，认为久病正气虚而脉弱者，是脉症相符，可治；如脉反实大而数是正衰邪盛，属危重之候。脉弦而数亦为难治之症，因饮为阴邪，脉当弦或沉，如弦而数乃脉症相反之征。临证可作参考。

二、历代医家补充

《金匮要略》对痰饮的脉症治疗阐发甚详，成为后世辨证论治的主要依据。自隋唐至金元，在痰饮病的基础上，逐渐发展了痰的病理学说，倡百病兼痰的论点，从而有痰证与饮证之分。宋代杨仁斋《直指方》将饮与痰的概念作了明确的区分，指出饮清稀而痰稠浊。故丹波元坚《杂病广要·水饮》云："盖古方详于饮而略于痰，后世详于痰而略于饮。诸家惟杨仁斋书析为二门，其他则淄渑无别。"杨氏之论，为后世诸多医家所宗，故影响深远。明代张景岳《景岳全书·痰饮》将痰与饮作了鉴别，"痰之与饮，虽曰同类，而实有不同也。盖饮为水液之属，凡呕吐清水及胸腹膨满，吞酸嗳腐，渥渥有声等症，此皆水谷之余停积不行，是即所谓饮也。若痰有不同于饮者，饮清澈而痰稠浊，饮惟停积肠胃，而痰则无处不到。水谷不化而停为饮者，其病全由脾胃；无处不到而化为痰者，凡五脏之伤皆能致之。"

关于痰饮的治法方药，《千金要方》颇有发明，如治胸中痰澼，用吐法以祛其邪；治"澼饮停结，满闷目暗"，用中军候黑丸以温下；"治胸中痰饮，肠中水鸣，食不消，呕吐水"，用槟榔、生姜、杏仁、白术、半夏、茯苓、橘皮以下气行水等。《外台秘要》收载了不少治饮良方，如治疗胃气亏虚而停痰宿水内留的延年茯苓饮，治疗饮酒停痰水不消的深师消饮丸，治疗胸膈心腹中痰水冷气的半夏茯苓汤等。《三因方》指出痰饮的治法，"悬饮当下之，溢饮当发其汗，支饮则随证汗下，痰饮则用温药从小便去之"；收载了控涎丹、破饮丸、参苓饮等治饮名方。叶天士总结前人治疗痰饮病的经验，提出了"外饮治脾，内饮治肾"的大法，甚为精当；其处方用药，值得效法，"如脾肾阳虚，膀胱气化不通者，取仲景之苓桂术甘汤、茯苓饮、肾气、真武等法，以理阳通阳，及固下益肾，转旋运脾为主；如外寒引动宿饮上逆，及膀胱气化不通，饮逆肺气不降者，以小青龙合越婢等法，开太阳膀胱为主；如饮邪伏于经络，及中虚湿热成痰者，则有川乌、蜀漆之温经通络，《外台》茯苓饮去甘草（查原方无甘草），少佐苦辛清渗理湿之法；其饮邪上冲膻中，及悬饮流入胃中而为病者，又有姜、附、南星、菖蒲、旋覆、川椒等，驱饮开浊，辛通阳气等法，丝丝入扣，一以贯之。"（《临证指南医案·痰饮》）

后世对悬饮的论治多有发明，录其精要，以补仲景之未备。

（一）邪犯胸肺

【症状】寒热往来，身热起伏，汗少，或发热不恶寒，有汗而热不解，咳嗽，少痰，气急，胸胁刺痛，呼吸、转侧疼痛加重，心下痞硬，干呕，口苦，咽干，舌苔薄白或黄，脉弦数。

【治法】和解宣利。

【方药】柴枳半夏汤。本方功能和解清热，涤痰开结。用于悬饮初期寒热往来，胸胁闷痛等症。咳逆气急，胁痛，加白芥子、桑白皮；心下痞硬，口苦，干呕，加黄连，以与半夏、瓜蒌配伍；热盛有汗，咳嗽气粗，去柴胡，合麻杏石甘汤以清热宣肺化痰。如寒热未罢，胸胁已见停饮，可同时结合饮停胸胁治疗。

（二）饮停胸胁

【症状】咳唾引痛，但胸胁痛势较初期减轻，而呼吸困难加重，咳逆气喘息促，不能平卧，或仅能偏卧于停饮的一侧，病侧胁间胀满，甚则可见偏侧胸廓隆起。舌苔薄白腻，脉沉弦或弦滑。

【治法】逐水祛饮。

【方药】控涎丹。本方系十枣汤去芫花、大枣，加白芥子为丸，善祛皮里膜外之痰水，有宣肺理气之功。剂量宜小量递增，连服三到五日，必要时停二三日再服。如呕吐、腹痛、腹泻过剧，应减量或停服，同时服用椒目瓜蒌汤以泻肺祛饮，降气化痰。如痰浊偏盛，胸部满闷，舌苔浊腻，加薤白、杏仁。水饮久停难去，胸胁支满，体弱，食少者，加桂枝、白术、甘草通阳健脾化饮，不宜再予峻攻。

（三）络气不和

【症状】胸胁疼痛，胸闷不舒，胸痛如灼，或感刺痛，呼吸不畅，或有闷咳，甚则迁延经久不已，天阴时更为明显，舌苔薄，舌质暗，脉弦。

【治法】理气和络。

【方药】香附旋覆花汤。痰气郁阻，胸闷苔腻，加瓜蒌、枳壳；久病入络，痛势如刺，加当归须、赤芍、桃仁、红花；水饮不尽，加通草、路路通、冬瓜皮。《温病条辨》说："伏暑、湿温，胁痛，或咳，或不咳，无寒，但潮热，或竟寒热如疟状，不可误认柴胡证，香附旋覆花汤主之。久不解者，间用控涎丹。"

（四）阴虚内热

【症状】咳呛时作，咯吐少量黏痰，口干咽燥，或午后潮热，颧红，心烦，手足心热，盗汗，或伴胸胁闷痛，病久不复，形体消瘦，舌质偏红，少苔，脉小数。

【治法】滋阴清热。

【方药】沙参麦冬汤、泻白散加减。前方清肺润燥，养阴生津，用于干咳，痰少，口干，舌质红。后方清肺降火，用于咳呛气逆，肌肤蒸热。潮热加鳖甲、功劳叶；咳嗽加百部、川贝母；胸胁闷痛，酌加瓜蒌皮、枳壳、广郁金、丝瓜络；积液未尽，加牡蛎、泽泻。兼有气虚，神疲气短，面色㿠白者，酌加黄芪、党参、五味子。

三、医案精选

（1）吴孚先治西商王某，气体甚厚，病留饮，得利反快，心下积坚满，鼻色鲜明，脉沉，此留饮欲去而不能尽去也。用甘遂甘草半夏白芍加白蜜五匙顿服，前症悉痊。或问甘遂与甘草，其性相反，用之无害而反奏效，何也？曰：正取其性之相反，使自相攻击，以成疏瀹决排之功。（《续名医类案》）

（2）张某某，女，21岁，咳喘胸痛已十余日，午后发热，咯痰黏稠。入院后体温38～39℃之间，胸部透视为"渗出性胸膜炎"，经行胸腔穿刺2次，胸水未见减少，转中医治疗。病者咳嗽气喘，胸中引痛，脉滑实。此水积胸胁之间，病名悬饮，宜峻下其水，投以十枣汤。服1剂，泻水约二痰盂。咳喘遂减，体温亦下降，饮食增加。隔3日再投1剂，复下水甚多，症状消失，痊愈出院。（《福建中医医案医话选编》）

（3）某，脉沉弦，饮泛呛咳，乃下虚无以制上。议早服肾气丸，摄纳下焦散失，以治水泛之饮；午服《外台》茯苓饮，转旋中焦，使食不致酿痰。茯苓饮去术。（《临证指南》）

第二十五节　上　气

上气是以呼吸急促，甚至张口抬肩，不能平卧，或喉中痰鸣如水鸡声为特征。本病见于《金匮要略·肺痿肺痈咳嗽上气病脉证治》，"咳而上气，喉中水鸡声，射干麻黄汤主之"。"咳逆上气，时时吐浊，但坐不得眠，皂荚丸主之"。"咳而上气，此为肺胀，其人喘，目如脱状，脉浮大者，越婢加半夏汤主之"。

上气的成因虽多，但总而言之，不过外感与内伤。外感为六淫侵袭，其中以风寒、风热最为常见；内伤可由饮食、劳欲、久病所致。病理性质有虚实两端，有邪者为实，因外邪侵袭，痰饮内停，使肺失宣降，邪实气闭，肺气胀满，气机不利而致上气喘促。无邪者属虚，因久病、劳欲，致肺虚而气失所主，肾虚而气失摄纳，亦可致上气喘促。故《诸病源候论》说："肺主于气，邪乘于肺则肺胀，胀则肺管不利，不利则气道涩，故上气喘逆，鸣息不通。"

一、辨证论治

上气应首辨虚实，一般说来，新病多实，久病多虚。凡发病急骤，呼吸深长有余，呼出为快，气粗声高，伴有痰鸣咳嗽，脉象数而有力者属实；病延日久，时轻时重，遇劳即甚，呼吸短促难续，深吸为快，气怯声低，少有痰鸣咳嗽，脉象微弱或浮大中空者属虚。次辨寒热，属寒者痰清稀如水或痰白有沫，面色青灰，口不渴或渴喜热饮，舌质淡，苔白滑，脉象浮紧或弦迟；属热者痰黄黏稠或虽色白而黏，咯吐不利，面色赤，口渴引冷，舌质红，苔黄腻或黄燥，脉象滑数。

上气的治疗，属实者其治在肺，宜祛邪利气，在表者解之，里热者清之，寒饮则温肺化饮，痰浊则涤痰利窍；属虚者治在肺、肾，宜培补摄纳，根据病情，采用补肺、纳肾、益气、养阴等法。

（一）实证

1. 痰浊壅肺

【症状】咳嗽气喘，痰多黏稠，咯唾不爽，严重者不能平卧，胸满或痛连胸胁，大便难，舌苔滑腻，脉弦滑有力。

【治法】宣壅导滞，利窍涤痰。

【方药】皂荚丸。方中皂荚辛咸，能宣壅导滞，利窍涤痰，由于药力峻猛，故用酥炙蜜丸，枣膏调服，以缓和其峻烈之性，并兼顾脾胃，使痰除而正不伤。

2. 寒饮郁肺

【症状】咳嗽喘息，甚则不能平卧，喉中痰鸣如水鸡声，痰多清稀，胸膈满闷，或有恶寒发热，舌苔白滑，脉象浮紧或弦紧。

【治法】散寒宣肺，化饮降逆。

【方药】射干麻黄汤。方中射干消痰开结，麻黄宣肺平喘，生姜、细辛散寒行水，款冬、紫菀、半夏降气化痰，五味子收敛肺气，与麻、辛、姜、夏诸辛散之品同用，使散中有收，不致耗散正气，更助以大枣安中，调和诸药，使邪去而正不伤，为寒饮咳喘常用有效方剂。

3. 外感风寒，里饮郁热

【症状】气喘，咳嗽，痰多色白或夹少量黄痰，烦躁，恶寒发热，无汗，苔白兼黄，脉浮滑。

【治法】解表化饮，清热除烦。

【方药】小青龙加石膏汤。方中麻黄、桂枝发汗解表散寒，宣肺平喘；芍药与桂枝相伍，调和营卫；干姜、细辛、半夏温化水饮，散寒降逆；配以五味子之收敛，是散中有收，可防肺气耗散太过之弊。加石膏清热除烦，与麻黄相协，且可发越水气。本方用于表寒较重，里饮郁热较轻，且饮甚于热。若表寒较轻，里饮郁热较甚，症见咳嗽喘逆，胸满烦躁，咽喉不利，痰声辘辘，但头汗出，倚息不能平卧，脉浮苔滑，治以厚朴麻黄汤，散饮降逆，止咳平喘。

4. 饮热郁肺

【症状】咳嗽上气，喘急，胸闷，甚至目睛胀突，有如脱出之状，或恶风身热，舌边尖红，舌苔薄白，脉浮大有力。

【治法】宣肺泄热，降逆止喘。

【方药】越婢加半夏汤。方中重用麻黄、石膏，辛凉配伍，可以发越水气，兼清里热；生姜、半夏散饮降逆，甘草、大枣安中以调和诸药。本方用于饮热互结，热甚于饮。

5. 饮停阳郁，上迫于肺

【症状】喘逆上气，咳嗽，痰多白沫挟少量黏痰或黄痰，面目及四肢浮肿，小便不利，身重，气短，舌苔白腻兼黄，脉沉弦滑。

【治法】逐水通阳，止咳平喘。

【方药】泽漆汤。方中泽漆消痰逐水，紫参利大小便以逐水，桂枝通阳化气，半夏、生姜散水降逆，白前平喘止咳。水之所停，因于脾虚不运，故用人参、甘草扶正培脾，标本兼治。水饮久留，夹有郁热，故用黄芩之苦寒以泄热。

（二）虚证

1. 肺胃津亏，虚火上炎

【症状】咳嗽气喘，咽喉干燥不利，痰少质黏，咯吐不爽，口干欲得凉润，气短，舌红少苔，脉象虚数。

【治法】清养肺胃，止逆下气。

【方药】麦门冬汤。方中重用麦门冬，润肺养胃，并清虚火；半夏下气化痰，用量很轻，且与大量清润药物配伍，则不嫌其燥；人参、甘草、大枣、粳米养胃益气，使胃得养而气能生津，津液充沛，则虚火自敛，咳逆上气等症亦可随之消失。若火逆甚者，可加竹叶、石膏。

2. 肾不纳气，元阳离根

【症状】久病气喘，呼吸极度困难以至张口抬肩呼吸，颜面浮肿，脉象浮大无根，甚者再见下利。

【治法】扶阳固脱，温肾纳气。

【方药】本证仲景未出方治，可用参附汤送服黑锡丹。

二、历代医家补充

上气为今之何病？《周礼》郑玄注："上气，逆喘也。"《杂病广要》说："喘古又称之上气，气即气息之谓，故巢太医书，以短气少气等，并而为一门。"《金匮玉函要略辑义》说："案肺胀一证，诸家未有云后世某证者。考下文云，肺胀咳而上气。又云，咳而上气，此为肺胀。由此观之，即后世所谓呷嗽哮嗽之属。"由此可见，上气包括今之哮证与喘证。金元以前的著作，多把哮与喘混论，统称为喘。元代朱丹溪首创哮喘之名，阐明病机专主于痰，提出未发以扶正气为主，既发以攻邪气为急的治疗原则。明代虞抟进一步对哮与喘作了明确的区别，《医学正传》说："大抵哮以声响名，喘以气息言。夫喘促喉中如水鸡声者，谓之哮；气促而连属不能以息者，谓之喘。"《临证指南·哮》认为喘证之因，若由外邪壅遏而致者，"邪散则喘亦止，后不复发；……若因根本有亏，肾虚气逆，浊阴上冲而喘者，此不过一二日之间，势必危笃。……若夫哮证，……邪伏于里，留于肺俞，故频发频止，淹缠岁月。"从有无复发说明两者之不同。综上所述，哮证与喘证皆见呼吸急促，但哮证在喘息之时，喉中有哮鸣音，且病有宿根，为一种反复发作的疾病。喘证则以呼吸急促困难为主，并发于多种急慢性疾病中。哮必兼喘，而喘未必兼哮。

（一）哮证

哮证是一种发作性的痰鸣气喘疾患。发时喉中哮鸣有声，呼吸急促，甚则喘息不能平卧。由于哮必兼喘，所以哮证又称作哮喘。

宿痰内伏于肺为哮证的夙根，常因感受外邪、饮食不当、情志、劳倦等因素而诱发，以致痰阻气道，肺气上逆。如《景岳全书》说："喘有夙根，遇寒即发，或遇劳即发者，亦名哮喘。"《症因脉治》亦指出："哮病之因，痰饮留伏，结成窠臼，潜伏于内，偶有七情之犯，饮食之伤，或外有时令之风寒束其肌表，则哮喘之症作矣。"

发作期的基本病理为伏痰遇感引触，痰随气升，气因痰阻，相互搏结，壅塞气道，肺管狭窄，肺气升降不利，致呼吸困难，气息喘促；同时气之出入，又复引动停积之痰，产生哮鸣之声。故《医学实在易·哮喘》说："发时肺腧之寒气，与肺膜之浊痰，狼狈相依，窒塞关隘，不容呼吸，而呼吸正气转触其痰，鼾齁有声。"《证治汇补》亦说："哮即痰喘之久而常发者，因内有壅塞之气，外有非时之感，膈有胶固之痰，三者相合，闭拒气道，搏击有声，发为哮病。"若病因于寒，素体阳虚，痰从寒化，属寒痰为患，则发为冷哮；病因于热，素体阳盛，痰从热化，属热痰为患，则发为热哮。

其辨治原则，首当分别已发未发。已发以邪实为主，当攻邪以治其标，辨其冷热而施治，冷哮宜温化宣肺，热哮宜清化肃肺，如久延正虚者，又当兼顾。未发以正虚为主，当扶正以治其本，分别脏腑之不同，治以补肺、健脾、益肾等法，审其阴阳，予以培补，以冀减轻、减少或控制其发作。故《景岳全书·喘促》说："未发时以扶正为主，既发时以攻邪为主。扶正气者，须辨阴阳，阴虚者补其阴，阳虚者补其阳。攻邪气者，须分微甚，或散其风，或温其寒，或清其痰火。然发久者，气无不虚，故于消散中宜酌加温补，或于温补中宜量加消散，此等证候，当惓惓以元气为念，必使元气渐充，庶可望其渐愈，若攻之太过，未有不致日甚而危者。"

1. 发作期

（1）寒哮

【症状】呼吸急促，喉中有哮鸣声，咳痰清稀而少，色白呈泡沫状，胸膈满闷如窒，面色晦滞带青，口不渴，或渴喜热饮，舌苔白滑，脉象浮紧。或兼有头痛恶寒、发热无汗等表证。

【治法】温肺散寒，化痰平喘。

【方药】射干麻黄汤。痰涌喘逆不得卧，加葶苈子泻肺涤痰；若表寒里饮，寒象较甚者，可用小青龙汤。

若病久阴盛阳虚，发作频繁，发时喉中痰鸣如鼾，声低，气短不足以息，咳痰清稀，面色苍白，汗出肢冷，舌苔淡白，脉沉细者，当标本同治，温阳补虚，降气化痰，用苏子降气汤。

发作以后，咳嗽痰沫甚多，可用冷哮丸以温肺化痰，缓图根治。此外，《张氏医通》有白芥子涂法，可于夏令按法使用。

（2）热哮

【症状】呼吸急促，喉中有哮鸣声，胸高，气粗息促，咳呛阵作，痰浊稠黄胶黏，咳吐不利，胸膈烦闷不安，面赤自汗，口渴喜饮，舌质红，苔黄腻，脉象滑数。或兼头痛、发热、有汗等表证。

【治法】清热宣肺，化痰定喘。

【方药】定喘汤。若肺气壅实，痰鸣息涌不得卧，加葶苈子、广地龙；痰吐稠黄胶黏，酌加知母、海蛤粉、射干、鱼腥草以加强清化之力。

若哮证发作时以痰气壅实为主，寒与热俱不显著，喘咳胸满，但坐不得卧，痰涎壅盛，喉如曳锯，咳痰黏腻难出，舌苔厚浊，脉滑实者，当涤痰利窍，降气平喘，用三子养亲汤加厚朴、半夏、杏仁，另吞皂荚丸。必要时可予控涎丹泻其壅痰。

若久病正虚，发作时邪少虚多，肺肾两虚，痰浊壅盛，甚至出现喘脱危候者，当参照喘证辨治。

2. 缓解期

哮证时发，正气必虚，故在缓解期应培补正气，从本调治，根据体质和脏腑的虚候，分别从肺、脾、肾着手。

（1）肺虚

【症状】自汗，怕风，常易感冒，每因气候变化而诱发哮喘，发前喷嚏频作，鼻塞流清涕，气短声低，面色㿠白，或咳痰清稀色白，舌淡苔薄白，脉细弱。

【治法】补肺固卫。

【方药】玉屏风散、桂枝加黄芪汤。若气阴两虚，咳呛，痰少质黏，口咽干，舌质红者，可用生脉散加北沙参、玉竹、黄芪益气养阴。

（2）脾虚

【症状】平素嗽而痰多，食少脘痞，大便不实，或食油腻易于腹泻，往往因饮食失当而诱发，倦怠，气短，语言无力，舌质淡，苔薄腻或白滑，脉细软。

【治法】健脾化痰。

【方药】六君子汤。若脾阳不振，形寒肢冷便溏者加桂枝、干姜温脾化饮。

（3）肾虚

【症状】平素短气息促，动则为甚，心慌，脑转耳鸣，腰酸腿软，劳累后哮喘易发，或畏寒，肢冷，自汗，面色苍白，舌淡苔白，质胖嫩，脉沉细；或颧红，烦热，舌质红少苔，脉细数。

【治法】补肾摄纳。

【方药】金匮肾气丸、七味都气丸，辨其阴阳而化裁之。前方偏于温肾助阳，后方偏于益肾纳气。肾虚不能纳气者，加胡桃肉、冬虫夏草、紫石英、灵磁石，或予参蛤散。并可常服紫河车粉补肾元养精血。

（二）喘证

喘证是以呼吸急促，甚至张口抬肩，不能平卧为特征。严重者每致喘脱。可见于多种急、慢性疾病的过程中。《医宗金鉴》说："呼吸气出急促者，谓之喘急。若更喉中有声响者，谓之喘吼。"

六淫外感，七情内伤，水饮痰热，饮食劳倦皆可引起喘证。如《景岳全书》说："实喘之证，以邪实在肺也，肺之实邪，非风寒则火邪耳。"即指外邪侵袭之喘。《直指方》说："惟夫邪气伏藏，痰涎浮涌，呼不得呼，吸不得吸，于是上气促急。"即指痰浊壅盛之喘。《医学入门》说："惊忧气郁，惕惕闷闷，引息鼻张气喘，呼吸急促而无痰声者。"《病机汇论》说："若暴怒所加，上焦闭郁，则呼吸奔迫而为喘。"即是七情太过之喘。若久病伤肺，以致气失所主而短气喘促，故《证治准绳》说："肺虚则少气而喘。"久病及肾，或劳欲伤肾，以致气失摄纳，则呼多吸少，动则喘急，故《医贯》说："真元耗损，喘出于肾气之上奔，……乃气不归元也。"由此可见，喘证的病理性质有虚实两类。实喘在肺，为外邪、痰浊、肝郁气逆，邪壅肺气，宣降不利；虚喘在肺肾，因精气不足，气阴亏耗而致肺肾出纳失常。故叶天士有"在肺为实，在肾为虚"之说。

关于喘证的辨证，《景岳全书》说："实喘者有邪，邪气实也；虚喘者无邪，元气虚也。实喘者，气长而有余；虚喘者，气短而不续。实喘者胸胀气粗，声高息涌，膨膨然若不能容，惟呼出为快也；虚喘者慌张气怯，声低息短，皇皇然若气欲断，提之若不能升，吞之若不相及，劳动则甚，而惟急促似喘，但得引长一息为快也。"其论扼要而具体，可谓临床辨证之要领。

关于喘证的治疗，《类证治裁》说："喘由外感者治肺，由内伤者治肾。"《丹溪心法·喘》说："治疗之法，当究其源。如感邪气则驱散之，气郁即调顺之，脾肾虚者温理之，又当于各类而求。"概而言之，实喘其治在肺，主予祛邪利气；虚喘治在肺肾，主予培补摄纳。

1. 实喘

（1）风寒闭肺

【症状】喘咳气急，胸闷，痰多稀薄色白，初起多兼恶寒、发热、无汗、头痛等症，口不渴，舌苔薄白，脉象浮紧。

【治法】散寒宣肺平喘。

【方药】麻黄汤、三拗汤。《杂病源流犀烛》说："风寒外感喘，喘必有力，其气粗，有余之喘也，宜三拗汤。"若得汗而喘尚未平，可用桂枝加厚朴杏子汤和营卫，宣肺气。若属支饮复感外寒而喘咳，痰液清稀多泡沫，可用小青龙汤发表温里化饮。若风寒在表，肺有郁热，喘逆上气，汗出，口渴烦闷，甚则身热不退，气急鼻煽，舌苔薄白或黄，质红，脉浮数，乃肺中邪热已盛，病势急剧，治宜宣肺泄热平喘，用麻杏石甘汤，可加黄芩、桑白皮、瓜蒌助其清热化痰之功。

（2）痰热郁肺

【症状】喘咳气涌，胸部胀痛，痰多黏稠色黄、或夹血色，伴有胸中烦热，身热，有汗，渴喜冷饮，面红，咽干，尿赤，或大便秘，苔黄或腻，脉滑数。

【治法】清泄痰热。

【方药】桑白皮汤。《景岳全书》说："外无风寒，而惟火盛作喘，或虽有微寒而所重在火者，宜桑白皮汤或抽薪饮之类主之。"痰多黏稠加海蛤粉；喘不能卧，痰涌便秘酌加葶苈子、大黄、风化硝；痰有腥味加鱼腥草、金荞麦根、冬瓜子、薏苡仁、芦根。

（3）痰浊阻肺

【症状】喘而胸满闷窒，甚则胸盈仰息，咳嗽痰多黏腻色白，咯吐不利，兼有呕恶、纳呆脘闷，口黏不渴，舌苔色白厚腻，脉滑。

【治法】化痰降气平喘。

【方药】三子养亲汤合二陈汤，加厚朴、杏仁化痰理气。《寿世保元》说："凡人痰嗽气喘，宜服三子养亲汤。"《医宗必读·喘》说："痰壅者消之，二陈汤。"

（4）肺气郁痹

【症状】每遇情志刺激而诱发，发时突然呼吸短促，但喉中痰声不著，气憋，胸闷胸痛，咽中如窒，或失眠，心悸，平素多忧思抑郁，苔薄，脉弦。

【治法】开郁降气平喘。

【方药】五磨饮子，四磨汤。《证治准绳》说："七情郁结，上气喘急，宜四磨汤、四七汤。"心悸、失眠加酸枣仁、远志、百合、合欢花等宁心安神。

2. 虚喘

（1）肺虚

【症状】喘促短气，声低气怯，咳声低弱，痰吐稀薄，自汗畏风，易感冒，或咳呛痰少质黏，烦热口干，咽喉不利，面潮红，舌质淡红或舌红苔剥，脉软弱或细数。

【治法】补肺益气养阴。

【方药】生脉散合补肺汤。《丹溪心法》说："若久病气虚而发喘，宜阿胶、人参、五味子补之。"《景岳全书》说："脾肺气虚，上焦微热微渴而作喘者，宜生脉散主之。或但以气虚而无热者，惟独参汤为宜。"若寒痰内盛，可加钟乳石、苏子、款冬花温肺化痰定喘；若肺阴虚甚者，可加沙参、玉竹、百合养阴润肺。

（2）肾虚

【症状】喘促日久，呼多吸少，动则喘息更甚，形瘦神惫，气不得续，汗出肢冷，面青唇紫，舌淡苔白，脉沉细。

【治法】补肾纳气。

【方药】金匮肾气丸。《医学入门·辨喘》说："下元虚冷，肾气不得归元者，九味安肾丸、八味丸，甚者黑锡丹以镇坠之。"病重者宜加人参、五味子、补骨脂、核桃肉之类，以助阳纳气，或用参蛤散以纳气定喘。若肾阴偏虚，咽干口渴，喘则面红足冷，舌红脉细，为阴不敛阳，气不摄纳，可用七味都气丸合生脉散以滋阴纳气。

如兼标实，痰浊壅肺，喘咳痰多，气急，胸闷，苔腻，此为上盛下虚之候，治宜化痰降逆，温肾纳气，用苏子降气汤。若肺肾阴虚，水泛为痰，咳嗽呕恶，喘逆多痰，或痰带咸味，用金水六君煎养阴化痰。若阳虚饮停，上凌心肺，喘咳心悸，或水邪泛滥而肢体浮肿、尿少，舌质淡胖，脉沉细者，用真武汤温阳益气行水。

本证到了严重阶段，不但肺肾俱衰，心阳亦可同时衰竭，以致喘逆加剧，烦躁不安，肢冷汗出，脉浮大无力，乃属孤阳欲脱的危证，宜急用参附汤、黑锡丹等扶阳救脱，镇摄肾气，以图挽救。

三、医案精选

（1）社友孙芳其令爱，久嗽而喘，凡顺气化痰清金降火之剂，几予遍尝，绝不取效。一日喘甚烦躁，余视其目则胀出，鼻则鼓煽，脉则浮而大，肺胀无疑矣。遂以越婢加半夏汤投之，一剂而减，再剂而愈。（《医宗必读》）

（2）冯仕觉，7月21日，自去年初冬始病咳逆，倚息，吐涎沫，自以为痰饮。今诊得两脉浮弦而大，舌苔腻，喘息时胸部间作水鸡之声。肺气不得疏畅，当无可疑。昔人以麻黄为定喘要药，今拟用射干麻黄汤。射干四钱，净麻黄三钱，款冬花三钱，紫菀三钱，北细辛二钱，制半夏三钱，五味子二钱，生姜三片，红枣七枚，生远志四钱，桔梗五钱。拙巢注：愈。（《经方实验录》）

（3）陈某某，女，76岁。患肺气肿已多年，平时咳吐涎沫，动则气喘，近因感冒，恶寒发热，咳痰黏稠，呼吸困难，烦躁口干，不欲多饮，用小青龙加石膏汤：麻黄 3 克，桂枝 10 克，白芍 10 克，法半夏 10 克，干姜 3 克，细辛 2 克，五味子 3 克，甘草 3 克，生石膏 10 克，服 2 剂，寒热已罢，咳痰转清。后用六君子汤加干姜、五味、细辛，服 3 剂，咳喘渐平。(《金匮要略浅述》)

第二十六节　水气病

水气病是指体内水液潴留，泛滥肌肤，引起头面、目窠、四肢、腹背部甚至全身浮肿的病证。《内经》称之为"水"，后世称水肿。本病见于《金匮要略·水气病脉证治》，"病有风水、有皮水、有正水、有石水、有黄汗。风水其脉自浮，外证骨节疼痛，恶风；皮水其脉亦浮，外证胕肿，按之没指，不恶风，其腹如鼓，不渴，当发其汗。正水其脉沉迟，外证自喘；石水其脉自沉，外证腹满不喘。黄汗其脉沉迟，身发热，胸满，四肢头面肿，久不愈，必致痈脓。"《金匮要略》以表里上下为纲，分水气病为上述五种类型，又从水气的五脏发病机制及其证候，分为心水、肝水、肺水、脾水、肾水。前五种水气类型与五脏水有密切的内在联系，辨证时应该互参。

水气病的发生，由于外感风邪水湿，饮食起居失常，劳倦内伤等原因，导致肺失宣降，不能通调水道，脾失健运，不能运化水湿，肾失开合，不能化气行水，终至膀胱气化无权，三焦水道失畅，水液停聚，泛滥肌肤而成。《景岳全书》说："凡水肿等证，乃肺脾肾三脏相干之病。盖水为至阴，故其本在肾；水化于气，故其标在肺；水惟畏土，故其制在脾。今肺虚则气不化精而化水，脾虚则土不制水而反克，肾虚则水无所主而妄行。"说明在水肿之发病机制上，肺脾肾三脏相互联系，相互影响，其中以肾为本，以肺为标，以脾为制水之脏。风水由于风邪外袭，肺气不宣，通调失职。皮水与脾、肺有关，因脾失健运，水湿代谢受阻，溢于皮肤。正水为肾阳不足，水气停蓄。石水为肾阳不足，寒水凝结下焦。黄汗与脾有关，由于汗出入水中浴，水湿内郁，营卫阻滞。

本病需与臌胀鉴别，臌胀往往先见腹部胀大，继则下肢或全身浮肿，腹皮青筋暴露。水气病则以头面或下肢先肿，继而延及全身，一般皮色不变，腹皮亦无青筋暴露。本病还须与气胀鉴别，二者皆有肿胀，但气胀为虚胀，所谓"无水虚胀者，为气"，由气机滞涩所致，胀而无泽，按之陷下即起，小便通利；水气病为实肿，由水液停聚所致，肿而光亮，按之凹陷不起，小便不利。

一、辨证论治

水气病的辨证，当审其表里、寒热、虚实。风水脉浮，发热，恶风，骨节疼痛，头面浮肿；皮水脉浮，皮肤浮肿，按之没指，其腹如鼓；二者病位在表。正水脉沉迟，腹满，外证自喘；石水脉沉，少腹硬满如石，外证不喘；二者病皆在里。风水脉浮身重，汗出恶风者，为风水表虚；风水恶风，一身悉肿，脉浮，口渴，自汗出，心烦，为风水夹热。其次还要辨别五脏之水，心水者，其身肿而少气，不得卧，烦而悸；肝水者，其腹大，不能自转侧，胁下腹痛，小便续通，或胸胁胀满；肺水者，其身肿，小便难，时时鸭溏，或见咳逆；脾水者，其腹大，或脘腹满闷而食少，四肢沉重，少气，小便难；肾水者，其腹大，脐肿腰痛，不得溺，阴下湿如牛鼻上汗，其足逆冷，面反瘦。

关于水气病的治疗，《金匮要略》提出了发汗、利小便、逐水三法，"诸有水者，腰以下肿，当利小便；腰以上肿，当发汗乃愈"。"夫水病人，目下有卧蚕，面目鲜泽，脉伏，其人消渴。病水腹大，小便不利，其脉沉绝者，有水，可下之"。这是对《素问·汤液醪醴论》"开鬼门"、"洁净府"、"去宛陈莝"的继承与发挥。其发汗用越婢汤，利小便用防己茯苓汤等。逐水之法水气病篇未出方剂，若正盛邪实者，可用十枣汤、己椒苈黄丸之属；邪实正虚不任攻下者，可用真武汤温补肾阳，加木通、防己、椒目等导利水湿。此外，治疗风水的防己黄芪汤、治疗正水的麻黄附子汤分别具有健脾、温肾之功，说明仲景治疗水气病已经运用了健脾、温肾之法。

（一）风水

1. 风水表虚

【症状】头面浮肿，继则全身皆肿，身体沉重，汗出恶风，脉浮。

【治法】益气固表，利水除湿。

【方药】防己黄芪汤。方中黄芪、白术健脾益气而固卫表，合防己祛风利水而去水湿，甘草、姜、枣调和营卫以顾表虚。腹痛者，加芍药以缓急止痛调和肝脾。

2. 风水夹热

【症状】全身浮肿，恶风，续自汗出，无大热，骨节疼痛，口渴，心烦，小便不利，或咳喘，舌苔薄白或微黄，脉浮。

【治法】发越阳气，散水清热。

【方药】越婢汤。方中麻黄发汗宣肺利水，配石膏清泄肺胃郁热而除口渴，生姜宣散水气，甘草、大枣补益中气调和营卫。风水而有郁热之证，用之适宜。若水湿过盛，加白术健脾除湿，表里同治，以增强利水的作用；若汗多阳伤而恶风者，加附子温经复阳止汗。

（二）皮水

1. 皮水阳郁

【症状】四肢及全身浮肿，小便短少，四肢肌肉轻微跳动，不恶风，不渴，其腹如鼓，脉浮。

【治法】通阳化气，表里分消。

【方药】防己茯苓汤。方中防己、黄芪走表祛湿，使皮水从外而解；桂枝、茯苓通阳化气，使水气从小便而去；同时桂枝与黄芪相协，能通阳益气行痹，鼓舞卫阳；甘草调和诸药，协黄芪、茯苓以健脾，脾旺则可制水。

2. 皮水夹热

【症状】全身及面目浮肿，小便不利，汗出，口渴，舌苔薄白或微黄，脉沉。

【治法】发汗行水，清热除湿。

【方药】越婢加术汤。方用越婢汤发汗行水，兼清内热，加白术以除肌表之湿。

如小便自利而渴，表示津液已伤，不宜再用此方。

3. 水气郁表

【症状】全身及面目浮肿，小便不利，无汗，口不渴，舌苔薄白，脉沉。

【治法】和中补脾，宣肺利水。

【方药】甘草麻黄汤。方中甘草和中补脾，麻黄宣肺利水。方后云："温服一升，重覆汗出，不汗，再服。慎风寒。"可知服药后，水湿之邪主要由汗而解，汗后当慎风寒，以防外邪入内。

若皮水内有郁热，外有水肿，阳气被阻，不能达于四肢而手足逆冷者，用蒲灰散清湿热，利小便。使水肿消退，阳气得伸，则厥自愈。此即叶天士所谓"通阳不在温，而在利小便"之意。

（三）正水

肾阳不足，表有水气

【症状】全身浮肿，小便不利，腹满，喘气，恶寒肢冷，无汗，舌淡苔白，脉沉细无力。

【治法】温经助阳，发汗行水。

【方药】麻黄附子汤。方中附子温经助阳化湿，麻黄发汗宣肺利水，甘草和中补脾。本方实则肺脾肾三脏兼顾。

（四）黄汗

1. 水湿郁表，营卫阻滞

【症状】全身浮肿，汗出色正黄如柏汁，汗沾衣，发热口渴，小便不利，脉沉。

【治法】调和营卫，祛散水湿。

【方药】芪芍桂酒汤。方中桂枝、芍药调和营卫，配苦酒以增强泄营中郁热的作用，黄芪实卫走表祛湿，使营卫调和，水湿得祛，气血畅通，则黄汗之证可愈。

2. 湿重阳郁

【症状】全身浮肿，身体疼重，汗出色黄，腰以上汗出，腰以下无汗，两胫发冷，腰髋弛痛，如有物在皮中状，纳差，烦躁，小便不利，脉沉。

【治法】调和营卫，宣阳祛湿。

【方药】桂枝加黄芪汤。以桂枝汤解肌调和营卫，啜粥出微汗，再加黄芪走表逐湿，使阳郁得伸，则热可外达，营卫调和，其病自解。

石水，《金匮要略》未出方治，其治疗参见阴水。

关于水气病的预后，《金匮要略》说："脉得诸沉，当责有水，身体肿重。水病脉出者，死。"脉出是脉象盛大无根，轻举有脉，重按则散，是真气涣散于外之象，水肿患者一般脉沉，若水肿未消，突然出现浮而无根的脉象，与证不符，表示预后不良。

二、历代医家补充

水气病后世称为水肿。严用和《济生方》首先提出"辨其阴阳"，将本病分为阴水、阳水两类，《济生方·水肿门》说："然肿满最慎于下，当辨其阴阳。阴水为病，脉来沉迟，色多青白，不烦不渴，小便涩少而清，大腑多泄，此阴水也，则宜用温暖之剂，如实脾散、复元丹是也；阳水为病，脉来沉数，色多黄赤，或烦或渴，小便赤涩，大腑多闭，此阳水也，则宜用清平之药，如疏凿饮子、鸭头丸是也。又有年少，血热生疮，变为肿满，烦渴，小便少，此为热肿。"其后，《丹溪心法·水肿》说："若遍身肿，烦渴，小便赤涩，大便闭，此属阳水，先以五皮散，或四磨饮，或添磨生枳壳，重则疏凿饮子。若遍身肿，不烦渴，大便溏，小便少，不涩赤，此属阴水，宜实脾饮，或木香流气饮。"《医宗必读·水肿胀满》以虚实为纲，分辨水肿，提出"阴阳虚实，不可不辨。大抵阳证必热，热者多实；阴证必寒，寒者多虚"。现代辨证仍以阴阳为纲，凡感受风邪、水气、湿毒、湿热诸邪，见表、热、实证者，多按阳水论治，《金匮要略》之风水、皮水多属此类。凡饮食劳倦，房劳过度，损伤正气，见里、虚、寒证者，多从阴水论治，《金匮要略》之正水、石水多属此类。

关于水肿的治法，《景岳全书·肿胀》说："水肿证以精血皆化为水，多属虚败，治宜温脾补肾，此正法也。"强调补益脾肾的重要性。《证治汇补·水肿》认为调中健脾，脾气自能升降运行，则水湿自除，故为水肿治疗大法。此外，又列举了分治六法，治分阴阳、治分汗渗、湿热宜清、寒湿宜温、阴虚宜补、邪实宜攻。近年来，根据《血证论》"瘀血化水，亦发水肿，是血病而兼水也"的理论，应用活血化瘀法治疗水肿取得了一定的疗效。

兹将后世补充按阳水、阴水两类，分述于下。

（一）阳水

风水前已论及，后世主张用越婢汤、越婢加术汤，随证化裁。若卫阳已虚者，则用防己黄芪汤。

1. 湿毒浸淫

【症状】眼睑浮肿，延及全身，小便不利，身发疮痍，甚者溃烂，恶风发热，舌质红，苔薄黄，脉浮数或滑数。

【治法】宣肺解毒，利湿消肿。

【方药】赤小豆汤、麻黄连翘赤小豆汤合五味消毒饮。《济生方》说："赤小豆汤治年少血气俱热，遂生疮疖，变为肿满，或烦或渴，小便不利。"《医宗粹言》说："今多有生疮，因洗浴迫毒归内而肿，此非水气，乃毒气也。有败毒散十六味，上肿加葱，下肿加灯草，甚能泄毒去风清热。"

2. 水湿浸渍

【症状】全身水肿，按之没指，小便短少，身体困重，胸闷，纳呆，舌苔白腻，脉沉缓。

【治法】健脾化湿，通阳利水。

【方药】五皮散合胃苓汤。如上半身肿甚而喘者，加麻黄、杏仁。舌苔白厚，口淡，神倦脘胀，下半身肿重难行者，去桑白皮，加川椒目、防己；如肢冷怯寒，脉沉迟者，再加附子、干姜以助化气，而行水湿。

3. 湿热壅盛

【症状】遍身浮肿，皮肤光亮，胸腹痞闷，烦热口渴，小便短赤，或大便干结，舌苔黄腻，脉沉数。

【治法】分利湿热。

【方药】疏凿饮子。《济生方》说："疏凿饮子治水气，通身洪肿，喘呼气急，烦躁多渴，大小便不利，服热药不得者。……鸭头丸治水肿，面赤烦渴，面目肢体悉肿，腹胀喘急，小便涩少。"若腹满不减，大便不通者，可合用己椒苈黄丸以助攻泻之力，使水从大便而泄。若肿势严重，兼气粗喘满，倚息不得卧，脉弦数有力者，为水在胸中，上迫于肺，肺气不降，宜泻肺行水为主，可用五苓散、五皮散等合葶苈大枣泻肺汤，以泻胸中之水。若湿热久羁，亦可化燥伤阴，既有水湿潴留之水肿，又见津液亏耗之口咽干燥，大便干结，可用猪苓汤以滋阴清热利水。

（二）阴水

1. 脾阳不运

【症状】身肿，腰以下为甚，按之凹陷不易恢复，脘闷腹胀，纳减便溏，面色萎黄，神倦肢冷，小便短少，舌质淡，苔白滑或白腻，脉沉缓。

【治法】温运脾阳，以利水湿。

【方药】实脾散。《济生方》说："实脾散治阴水，先实脾土。"如气虚息短，加人参、黄芪健脾补气。若小便短少，加桂枝、泽泻以化气行水。

2. 肾阳衰弱

【症状】面浮身肿，腰以下肿甚，按之凹陷不起，阴下冷湿，腰部冷痛酸重，尿量减少或增多，四肢厥冷，怯寒神倦，心悸气促，面色灰暗，舌质淡胖，苔白，脉沉细或沉迟无力。

【治法】温肾助阳，化气行水。

【方药】真武汤、济生肾气丸、复元丹。《济生方》说："复元丹治阴水，次温肾水。……加味肾气丸治肾虚腰重脚重，小便不利。"《医门法律·水肿门方》说："复元丹治脾肾俱虚，发为水肿，四肢虚浮，心腹坚胀，小便不通，两目赤肿。"若见喘促汗出，脉虚浮而数，是水邪凌肺，肾不纳气，宜重用人参、蛤蚧、五味子、山萸肉、煅牡蛎或吞服黑锡丹，以防喘脱。

病至后期，因肾阳久衰，阳损及阴，可导致肾阴亏虚，出现肾阴虚为主的病证，如水肿反复发作，精神疲惫，腰酸遗精，口咽干燥，五心烦热，舌红，脉细弱。治当滋补肾阴为主，兼利水湿。方用左归丸加泽泻、茯苓、冬葵子等。《景岳全书·肿胀》说："凡素禀阳盛，三焦多火而病为水肿者，其证必烦渴喜冷，或面赤便结，或热而喘嗽，或头面皆肿，或脉见滑实，此湿热相因，阴虚之证也，凡辛香燥热等剂，必所不堪，宜用六味地黄汤加牛膝、车前、麦冬之类，大剂与之。"此亦治疗阴虚水肿之法。

若肾气极虚，中阳衰败，浊阴不降而见神倦欲睡，泛恶，甚至口中有尿味，病情严重，宜用附子、制大黄、黄连、半夏以解毒降浊。

此外，对于水肿病的治疗，常合用活血化瘀法，取血行水亦行之意。《医门法律·水肿门方》："调荣散治瘀血留滞，血化为水，四肢浮肿，皮肉赤纹，名血分。"药用蓬术、川芎、当归、延胡索、赤芍、大黄等。近代临床常用益母草、泽兰、桃仁、红花等，实践证明可加强利尿消肿的效果。

本病尚需注意调摄，起居有时，预防感冒，不宜过劳，节制房事。水肿初期，应吃无盐饮食。肿势渐退后，逐步改为低盐，最后恢复普通饮食。忌食辛辣、烟、酒等刺激性食物。如《千金要方·水肿》指出："慎盐酱五辛"。《圣济总录》说："慎勿饮酒及冷茶、冷水。若渴，宜吃五灵汤，尤忌盐、生冷、醋滑。"《医学正传·肿胀》说："却盐味以防助邪，断妄想以保母气，远音乐，戒暴怒，无有不安。……若戒酒色盐酱，此病可保无危，不然去生渐远。"

对于黄汗的治疗，后世不断有所发展，在药物方面，除选用芪芍桂酒汤、桂枝加黄芪汤之黄芪、芍药、甘草外，常根据病情适当配伍茵陈、山栀、黄柏、白鲜皮、防己、赤苓、木通、淡竹叶等，以增强除湿清热作用。

三、医案精选

（1）傅某某，男，40岁。患风水证，久而不愈，于1973年6月25日来就诊。患者主诉：下肢沉重，胫部浮肿，累则足跟痛，汗出恶风。切其脉浮虚而数，视其舌质淡白，有齿痕，认为是风水。尿蛋白（++++），红、白细胞（+），诊断属慢性肾炎。下肢沉重，是寒湿下注；浮肿，为水湿停滞；汗出恶风，是卫气虚风伤肌腠；脉浮虚数，是患病日久，体虚表虚脉亦虚的现象。选用防己黄芪汤。处方：汉防己18克，生黄芪24克，生白术9克，炙甘草9克，生姜9克，大枣4枚（擘），水煎服。嘱长期坚持服用之。

1974年7月3日复诊：患者坚持服前方10个月，检查尿蛋白（+）。又持续服两个月，蛋白尿基本消失，一切症状痊愈。（《岳美中医案集》）

（2）陆某某，年逾四旬，务农。1954年6月，病风水，时当仲夏，犹衣棉袄，头面周身悉肿，目不能启，腹膨若瓮，肤色光亮，恶风发热无汗，口微渴，纳呆溺少，咳嗽痰多，气逆喘促，不能正偃，倚壁而坐，前医迭进加减五皮饮，并配西药治疗，非惟无效，且见恶化，乃邀余往诊，一望显属风水重症，因审《金匮》辨水肿症之脉，谓风水脉浮，此症寸口脉位肿甚，无从辨其脉之为浮为沉，然据其主诉及临床表现，则属风水，即仿《金匮》越婢汤加味。方用：净麻黄六钱，生石膏五钱，粉甘草二钱，飞滑石四钱（分二次送服），鲜生姜四片，大枣十二枚（擘）。嘱服后厚覆取汗，服后约1小时，周身皆得透汗，三更内衣，小便亦多，气机渐和，寒热消失，身肿腹胀随消十之八，病果顿挫。［江苏中医，1965，（11）：2］

（3）李某某，男，6岁。症状：全身浮肿兼旬，先自足跗部开始，面目及身逐渐浮肿，腹皮膨胀如鼓，四肢水气聂聂动，色明亮，皮光薄，按之凹陷，阴囊肿大如柑，水液淋漓渗出，溲短气喘，脉象浮弱。病缘脾虚不能制水，肾关不利，复外感风寒，湿邪引动而急剧发作。治宜补虚托表，兼佐利水，使卫气行而潴留体表之水邪消退。仿《金匮》防己茯苓汤加味而治，日服一剂，七日后体重四十八斤减为二十四斤，水去殆半，痊愈出院。防己一钱，茯苓一钱，黄芪一钱，桂枝六分，炙甘草四分，陈皮六分，腹皮一钱。(《陈耀庚医案》)

附：气分病

气分病是指水寒之气乘阳气之虚而结于气分的病证，以心下坚，大如盘，边如旋杯为特征。《金匮要略·水气病脉证并治》说："气分，心下坚，大如盘，边如旋杯，水饮所作，桂枝去芍药加麻辛附子汤主之。""心下坚，大如盘，边如旋盘，水饮所作，枳术汤主之。"《诸病源候论》指出："夫气分者，由水饮搏于气，结聚所成。"其与水病同出一源，只是在外候上有肿与胀、有形与无形之别，且可互相转化，如气分病经久不愈，可以转为水病。气分病有阳虚阴凝与脾弱气滞两证。

（1）阳虚阴凝 由于阳虚阴凝，水饮不消，积留于心下。症见心下痞结坚满，按之有如覆杯之状，兼见手足逆冷，麻木不仁，腹满肠鸣，恶寒身冷，骨节疼痛，脉迟而涩。治宜温阳散寒，通利气机。方用桂枝去芍药加麻辛附子汤。方中用桂枝去芍药汤振奋卫阳，麻辛附子汤温发里阳，两者相协，可以通彻表里，使阳气通行，阴凝解散，水饮自消。

（2）脾弱气滞 由于脾弱气滞，失于输转，致水气痞结于心下。症见心下痞胀，按之坚大如盘，腹胀不适。治宜行气散结，健脾利水。方用枳术汤。方中枳实行气散结消痞，白术健脾燥湿利水，且枳实用量重于白术，是消重于补，方后注明服药后，"腹中软即当散也"。

第二十七节　寒　疝

寒疝是一种阴寒性的腹中疼痛证。前人认为凡寒气攻冲作痛的，概称为寒疝。本病见于《金匮要略·腹满寒疝宿食病脉证治》，"寒疝绕脐痛，若发则白汗出，手足厥冷，其脉沉紧者，大乌头煎主之。""寒疝腹中痛，及胁痛里急者，当归生姜羊肉汤主之。"

根据中医历代文献记载，疝的范围极为广泛。如尤在泾曾指出："疝者痛也，不特睾丸肿痛为疝，即腹中攻击作痛，按引上下者，亦得名称疝，所以昔贤有腹中之疝与睾丸之疝之说。"本节讨论的是腹中之疝，睾丸之疝参见阴狐疝。

寒疝的发生多与寒邪内侵，过食生冷，素体阳虚等因素有关。外受寒邪，侵入腹中，或过食生冷，寒伤中阳，寒积留滞于中，致气机阻滞，发生腹痛。素体阳气不足，脾阳不振，以致运化失司，寒湿停滞，气血不足以温养，导致腹痛。总之，寒疝的病机为阳虚寒盛，寒气内结而阳气不行。故《诸病源候论·寒疝腹痛候》说："疝者痛也，此由阴气积于内，寒气结搏而不散，脏腑虚弱，故风邪冷气与正气相击，则腹痛里急，故云寒疝腹痛也。"

一、辨证论治

寒疝为发作性的腹痛，犯寒即发，发作时绕脐疼痛，或腹部上下攻冲作痛，或痛引阴囊睾丸，痛剧则汗出肢冷，其脉多弦。寒疝的辨证，当审其虚实，腹痛喜按者为虚，拒按者为实；久痛者多虚，暴痛者多实；痛轻势缓者多虚，痛重势急者多实。本病的治疗总以寒者热之为原则。实寒证，治当散寒止痛；虚寒证，治以补虚散寒。

（一）实证

1. 寒盛于里

【症状】绕脐疼痛，发作有时，痛有休止，恶寒，不欲饮食，痛剧时出冷汗，手足厥冷，甚或唇青面白，脉弦紧或沉紧。

【治法】温阳破积，散寒止痛。

【方药】乌头煎。方中乌头性大热，临床常用以治疗沉寒痼冷，对于腹痛肢冷、脉象沉紧的发作性寒疝能祛寒助阳，缓解疼痛。用蜜煎者，既能制乌头毒性，又可延长药效，缓急止痛。方后云："强人服七合，弱人服五合，不瘥，明日更服，不可一日再服。"可知药性峻烈，用时宜慎。

2. 表里俱寒

【症状】腹中疼痛，手足逆冷，冷甚则手足麻痹不仁，身体疼痛，或恶寒，头痛，舌质淡，苔白润，脉沉细。

【治法】解表散寒，温中止痛。

【方药】乌头桂枝汤。方中乌头祛寒止痛，桂枝汤调和营卫以散表寒。药后如醉状或呕吐，是药已中病的"瞑眩"反应，但并不是每人都如此。如有上述现象，而无其他不良反应者，可不必服药。如发现中毒现象，应立即停药，及时处理，以免延误病情。

（二）虚证

1. 血虚兼寒

【症状】腹中疼痛，两胁拘急疼痛，痛轻势缓，得按得熨则减，舌淡苔白，脉弦带涩，或微紧无力。

【治法】养血散寒止痛。

【方药】当归生姜羊肉汤。方中当归养血补虚，生姜温中散寒，羊肉补虚生血。《素问·阴阳应象大论》说："形不足者，温之以气；精不足者，补之以味。"本方就是依据这一理论制定的形、精兼顾的方剂。

2. 脾胃虚寒，水湿内停

【症状】腹中疼痛，痛势较甚，喜温喜按，肠鸣辘辘，胸胁逆满，呕吐痰涎，或泄泻，畏寒肢冷，面色苍白，口淡不渴，舌苔白滑，脉细而迟。

【治法】散寒降逆，温中止痛。

【方药】附子粳米汤。方中附子温中散寒以止腹痛，半夏化湿降逆以止呕吐，粳米、甘草、大枣补益脾胃以缓急迫。如脾胃寒甚者，可加蜀椒、干姜散寒降逆。

3. 脾胃阳衰，中焦寒盛

【症状】从腹至心胸剧烈疼痛，其痛上下走窜而无定处，腹中寒气冲逆时，则腹皮高起，如头足样的块物上下攻冲作痛，且不可以手触摸，呕吐，不能饮食，或腹满时减时增，舌质淡，苔白滑，脉沉迟。

【治法】温中散寒，大建中气。

【方药】大建中汤。方中蜀椒、干姜温中散寒，与人参、饴糖之温补脾胃合用，大建中气，甘缓止痛，使中阳得运，则阴寒自散，诸症悉愈。

二、历代医家补充

后世对寒疝论述颇多。《诸病源候论·诸疝候》中有七疝的记载，据其所述的症状，狼疝与狐疝相似，其余六疝也都是腹痛疾患，属腹中之疝。该书详细论述了寒疝的病因病机及其症状，"诸疝者，阴气积于内，复为寒气所加，使荣卫不调，血气虚弱，故风冷入其腹内而成疝也。寒疝者，阴气积于内则卫气不行，卫气不行则寒气盛也。故令恶寒不欲食，手足厥冷，绕脐痛，自汗出，遇寒即发，故云寒疝也。……夫寒疝心痛，阴气积结所生也。阴气不散则寒气盛，寒气盛则痛上下无常处，冷气上冲于心，故令心痛也。"关于寒疝的治疗，《千金要方》说："乌头汤主寒疝，腹中绞痛，贼风入腹攻五脏，拘急不得转侧，叫呼发作，有时使人阴缩，手足厥逆。"该方组成与乌头桂枝汤相同，因其病症较重，故药量亦较大。《外台秘要》引《小品方》解急蜀椒汤，"主寒疝气，心痛如刺，绕脐腹中尽痛，白汗出，欲绝方"，其主治与大乌头煎同，而药性较平和；并用柴胡桂枝汤"疗寒疝腹中痛"。《三因方》论述了寒疝的治法，"寒则温之"，收载了仓卒散、失笑散、神应散、牡丹丸、小茴香丸、补肾汤等治疗寒疝的方剂。

（一）表寒里热

【症状】胸腹两胁疼痛，心下支结或痞硬，发热，微恶风寒，头痛或头目昏眩，四肢关节烦疼，心烦喜呕，舌苔白，脉弦或浮。

【治法】解表清里，和中止痛。

【方药】柴胡桂枝汤。《金匮要略方论本义》说："有表邪而夹内寒者，乌头桂枝汤证也；有表邪而夹内热者，柴胡桂枝汤证也。以柴胡、桂枝、生姜升阳透表，人参、半夏、甘草、大枣补中开郁，黄芩、芍药治寒中有热，杂合此表里两解，寒热兼除之法也。"《杂病广要·寒疝》说："疝，寒实之病也，其或夹热者，即系证之变。治之之法，主在温散，然亦有姑从于权而必须调停者。仲景之例，固不外于温，乌头二方及当归生姜羊肉汤，俱其正治，而有缓急之别。如柴胡桂枝汤，特其权法也。"

（二）寒邪内阻

【症状】脐腹疼痛，或胁下痛，得温痛减，遇寒痛增，畏寒喜暖，口不渴，小便清利，舌苔白，脉沉弦。

【治法】温中散寒，理气止痛。

【方药】椒桂汤、天台乌药散。《温病条辨》说："暴感寒湿成疝，寒热往来，脉弦反数，舌白滑，或无苔，不渴，当脐痛，或胁下痛，椒桂汤主之。……寒疝，少腹或脐旁下引睾丸，或掣胁下，掣腰，痛不可忍者，天台乌药散主之。"

（三）寒凝血瘀

【症状】腹部刺痛，痛处不移，畏寒喜暖，舌质青紫，苔白，脉弦紧或涩。

【治法】温经散寒，活血止痛。

【方药】牡丹丸、失笑散、神应散。《三因方》说："牡丹丸治寒疝，心腹刺痛，休作无时。""失笑散治小肠气痛，及妇人血痛，心腹绞痛欲死。""神应散治诸疝，心腹绞痛不可忍。"

（四）肝虚寒滞

【症状】少腹拘急冷痛，喜温喜按，形寒足冷，舌淡苔白，脉沉细而迟。

【治法】温阳散寒，养血和肝。

【方药】暖肝煎。《景岳全书》说："暖肝煎，治肝肾阴寒，小腹疼痛，疝气等证。"

（五）脾肾阳虚

【症状】腹痛绵绵，喜温喜按，腹胀少食，神疲形寒，腰酸肢软，大便溏薄，舌淡苔白，脉象沉细。

【治法】温脾补肾，散寒止痛。

【方药】补肾汤。《三因方》说："补肾汤治寒疝入腹，上实下虚，小腹疗痛，时复泄泻，胸膈痞满，不进饮食，常服温脾补肾。"如脐中痛不可忍，喜按喜温，手足厥逆，脉微欲绝者，为肾阳不足，寒邪内侵，宜通脉四逆汤以温通肾阳。

三、医案精选

（1）一男子年七十余，自壮年患疝瘕，十日、五日必一发，壬午秋，大发，腰脚挛急，阴卵偏大，而欲入腹，绞痛不可忍。众医皆以为必死，先生诊之，作大乌头煎（每帖重八钱），使饮之，须臾，瞑眩气绝，又顷之，心腹鸣动，吐水数升，即复原，且后不再发。（《皇汉医学》）

（2）袁某某，青年农妇，体甚健，经期准，已有子女三四人矣。一日，少腹大痛，筋脉拘急而未少安，虽按亦不住，服行经调气药不止，迁延十余日，病益增剧，迎余治之，其脉沉紧，头身痛，肢厥冷，时有汗出，舌润，口不渴，吐清水，不发热而恶寒，脐以下痛，痛剧则冷汗出，常觉有冷气向阴户冲出，痛处喜热敷。此由阴气积于内，寒气结搏而不散，脏腑虚弱，风冷邪气相击，则腹痛里急，而成纯阴无阳之寒疝。窃思该妇经期如常，不属血凝气滞，亦非伤冷食积，从其脉紧肢厥而知为表里俱寒，而有类于《金匮》之寒疝。……因处以乌头桂枝汤：制乌头四钱，桂枝六钱，芍药四钱，甘草二钱，大枣六枚，生姜三片，水煎，兑蜜服。上药连进两帖，痛减厥回，汗止人安。换方当归四逆加吴茱萸生姜汤：

当归五钱，桂枝二钱，细辛一钱，芍药、木通各三钱，甘草、吴茱萸各二钱，生姜三片，以温通经络，清除余寒，病竟愈。（《治验回忆录》）

第二十八节 痉 病

痉病是以项背强急，四肢抽搐，甚至口噤不开，角弓反张为主要表现的病证。本病见于《金匮要略·痉湿暍病脉证治》，"太阳病，发热无汗，反恶寒者，名曰刚痉。太阳病，发热汗出，而不恶寒，名曰柔痉"。"痉为病，胸满，口噤，卧不着席，脚挛急，必齘齿，可与大承气汤"。

痉病的病因可分为外感与内伤两个方面。外感者，一由风寒湿邪壅滞脉络，气血不畅，筋脉失养，拘急而成痉；一因外感邪热，或风寒化热入里，热甚于里，消灼津液，阴液被伤，筋脉失于濡养，因而发痉。内伤是素体气血亏虚，或因亡血，或因汗下太过，以致气血两伤，难以濡养筋脉，因而成痉。总之，痉为筋脉之病，故《景岳全书·痉证》说："愚谓痉之为病，强直反张病也。其病在筋脉，筋脉拘急，所以反张。"《金匮要略》所论痉病是以外感风寒所致者为主，与温病热盛或津伤引起的痉厥有所不同。

痉病应与中风、痫证相鉴别。中风可兼有筋脉拘急的抽搐症状，但同时可见口眼喎斜，半身不遂，清醒后多有后遗症。痫证发作时突然仆倒，昏不知人，口吐涎沫，两目上视，四肢抽搐，或口中如作猪羊叫声，大多发作片刻即自行苏醒。痉病是以项背强急，四肢抽搐，甚则角弓反张为临床特征。可见三者鉴别不难。

一、辨证论治

痉病应辨其外感、内伤及证候虚实。外感致痉多有恶寒发热脉浮等表证，即使热邪直中，虽无恶寒，但必有发热，凭此可与内伤发痉鉴别。内伤发痉则多无恶寒发热。外感致痉当审其在表在里，在表者，根据汗之有无，分为刚痉、柔痉，发热无汗者为刚痉，发热有汗者为柔痉；入里者，须辨其病在何脏，是热盛动风，还是虚风内动。一般说来，外感多实，内伤多虚。治实当祛邪，宜祛风、散寒、除湿、清热；治虚当扶正，宜益气养血滋阴，息风舒筋通络。总之，痉病之治，无论发表清里，必须兼顾津液。

（一）风寒在表

1. 柔痉

【症状】发热恶风，汗出，头项强痛，项背强急，俯仰不能自如，舌苔薄白，脉沉迟。

【治法】调和营卫，生津舒筋。

【方药】瓜蒌桂枝汤，方中栝楼根清热生津，滋养筋脉；合桂枝汤调和营卫，解太阳卫分之邪。

2. 刚痉

【症状】恶寒发热，无汗而小便反少，气上冲胸，胸满，头项强痛，项背强急，口噤不得语，舌苔薄白，脉浮紧。

【治法】发汗解表，升津舒筋。

【方药】葛根汤。方中葛根解肌发表，升津液，舒筋脉而缓拘急；麻黄、桂枝解表散寒；芍药、甘草益阴和里，并制麻、桂发汗之猛；生姜、大枣调和营卫。

（二）阳明热盛

【症状】壮热汗多，心烦口渴，胸满，项背反张，卧不着席，手足挛急，口噤龂齿，舌苔黄而干燥，脉沉弦或弦数。

【治法】通腑泄热，急下存阴。

【方药】大承气汤。本证原文中未言燥实，而径用大承气汤者，意在直攻阳明之热，非下阳明之实，其为泄热存阴可知。痉病使用此方，是急则治标之法，嗣后仍当以滋养津液，舒缓筋脉为治。

痉病的预后，以津液有无为转移，如津气犹存，无论发表清里，邪解热退，其病可以迅即向愈；如病起而脉沉细，误治而灸疮不敛者，气血津液暗伤，预后多不良。故《金匮要略》说："太阳病，发热，脉沉而细者，名曰痉，为难治。""痉病有灸疮，难治。"

二、历代医家补充

历代医家对痉病的认识，逐步从外感致痉发展到内伤亦可致痉。《内经》以外邪立论为主，如《素问·至真要大论篇》说："诸痉强项，皆属于湿"，"诸暴强直，皆属于风。"《金匮要略》不仅论述了外感风寒的刚痉、柔痉，还提出了误治伤津致痉的理论，为后世医家提供了内伤致痉的理论基础。《景岳全书·痉证》说："凡属阴虚血少之辈，不能养营筋脉，以致搐挛僵仆者，皆是此证。如中风之有此者，必以年力衰残，阴之败也；产妇之有此者，必以血去过多，冲任竭也；疮家之有此者，必以血随脓出，营气涸也；……凡此之类，总属阴虚之证。"随着温病学说的发展，提出了热盛津伤，肝风内动和热邪久留，真阴被烁，虚风内动的理论，使痉病病因学说渐臻完备。如《温热经纬·薛生白湿热病篇》说："木旺由于水亏，故得引火生风，反焚其本，以致痉厥。"《温病条辨·下焦篇》说："火以水为体，肝风鸱张，立刻有吸尽西江之势，肾水本虚，不能济肝，而后发痉。"同时，《温病条辨》还概括痉病有寒热虚实四大纲领，"六淫致痉，实证也；产妇亡血，病久致痉，风家误下，温病误汗，疮家发汗者，虚痉也；风寒、风湿致痉者，寒痉也；风温、风热、风暑、燥火致痉者，热痉也。"可谓执简驭繁。

关于痉病的治疗，《医宗金鉴·杂病心法要诀》说："刚痉用葛根汤，……柔痉用桂枝加葛根汤，……杂因，谓风寒湿杂糅为病，用小续命汤，随风寒湿轻重治之。过汗表虚，汗出不止，因而成痉，用桂枝加附子汤……。伤血，谓产后金疮大伤血后，用桂枝汤合补血汤，即当归、黄芪也。里实，谓痉病腹满二便闭，以大承气汤。及产后恶露不尽，少腹硬急，以桃仁承气汤下之。溃疡去脓血过多，为风所袭者，用十全大补汤加祛风之药治之。"

（一）邪壅经络

【症状】头痛，项背强直，恶寒发热，肢体酸重，苔白腻，脉浮紧。

【治法】祛风散寒，和营燥湿。

【方药】羌活胜湿汤、九味羌活汤、小续命汤，适用于外感风寒湿邪，阻滞经络。《杂病源流犀烛》说："刚柔不分者，概与解散，宜九味羌活汤，或小续命汤加生附子。"

若湿热入络，症见身热，筋脉拘急，胸脘痞闷，渴不欲饮，小便短赤，舌苔黄腻，脉滑数。治宜清热化湿，疏通经络，方用三仁汤加地龙、秦艽、丝瓜络、威灵仙。《温热经纬·薛生白湿热病篇》说："湿热证，三四日即口噤，四肢牵引拘急，甚则角弓反张，此湿热侵入经络脉隧中。宜鲜地龙、秦艽、威灵仙、滑石、苍耳子、丝瓜藤、海风藤、酒炒黄连等味。"

（二）热甚发痉

【症状】发热胸闷，口噤龂齿，项背强直，甚至角弓反张，手足挛急，腹胀便秘，咽干口渴，烦躁，甚则神昏谵语，苔黄腻，脉弦数。

【治法】泄热存津，养阴增液。

【方药】增液承气汤，泄热存阴，使热去津回则热痉可解，可酌加羚羊角、钩藤以息风止痉。如热盛津伤，并无腑实之证，用白虎加人参汤以清热救津。抽搐较甚者，可加羚羊角、钩藤、地龙、全蝎以息风止痉通络。

若温病邪热内传营血，热盛动风，症见壮热头痛，神志昏迷，口噤抽搐，角弓反张，舌质红绛，苔黄燥，脉弦数。治以凉肝息风，清热止痉，方用羚角钩藤汤。神志昏迷者，可加服安宫牛黄丸或至宝丹以清热开窍。若邪热久羁，灼伤真阴，症见时时发痉，舌干少苔，脉虚数，用大定风珠以平肝息风，养阴止痉。

《温病条辨》说："风温痉，……宜用辛凉正法，轻者用辛凉轻剂，重者用辛凉重剂，如本论上焦篇银翘散、白虎汤之类。伤津液者加甘凉，如银翘加生地、麦冬，玉女煎以白虎合冬地之类。神昏谵语，兼用芳香以开膻中，如清宫汤、牛黄丸、紫雪丹之类。愈后用六味、三才、复脉辈，以复其丧失之津液。"

（三）瘀血内阻

【症状】头痛如刺，痛有定处，形体消瘦，项背强急，四肢抽搐，舌质紫暗，边有瘀斑，脉象细涩。

【治法】活血化瘀，通窍止痉。

【方药】通窍活血汤。可酌加全蝎、蜈蚣、地龙、钩藤以息风止痉。

（四）痰浊阻滞

【症状】头痛昏蒙，胸脘满闷，呕恶痰涎，项背强急，四肢抽搐，舌苔白腻。脉滑或弦滑。

【治法】祛风豁痰，息风镇痉。

【方药】祛风导痰汤。若痰郁化热，可用清气化痰丸以清化热痰。《景岳全书·痉证》说："痉有痰盛者，不得不先清上焦。若火盛多痰者，宜用清膈煎，抱龙丸。若多痰无火宜用六安煎。"《万病回春·痉病》说："若发热喘嗽生痰，脉滑数者，名痰火痉，用瓜蒌枳实汤加减，不可全用风药，以风药散气，死之速矣。"

（五）气血亏虚

【症状】平素气血两虚，或在失血或汗下太过之后，出现项背强急，四肢抽搐，伴有头目昏眩、自汗、神疲气短，舌质淡红，脉象弦细。

【治法】益气补血，养筋缓痉。

【方药】八珍汤。可加天麻、钩藤以息风定痉。若阴血亏虚者，用四物汤合大定风珠。《伤寒绪论》说："若汗多亡阳，下多亡阴，致筋脉失养，不柔和而成痉，无外邪可解者，惟宜补养气血，十全大补、人参养荣、大建中汤选用。"

三、医案精选

（1）柔痉，患者丁某某，男，半岁，1931年初夏，症状：身热、汗出、口渴、目斜、项强、角弓反张、手足搐搦、指尖发冷、指纹浮紫，舌苔薄黄。诊断：伤湿兼风，袭入太阳卫分，表虚液竭，筋脉失荣。疗法：拟用调和阴阳，滋养营液法，以瓜蒌桂枝汤主之。栝楼根二钱，桂枝一钱，白芍一钱，甘草八分，生姜二片，红枣二枚，水煎服。三剂各症减轻，改投：当归一钱，生地二钱，白芍二钱，栝楼根二钱，川贝一钱，秦艽一钱，忍冬藤二钱，水煎服，四剂而愈。
（《蒲园医案》）

（2）痉病，素体强壮多痰，己巳二月二十二日，晨起感冒，即头痛发热，头痛如劈不能俯，角弓反张，两足痉挛，苔白滑，脉弦迟，瞳神弛纵，项强颈直，确系风邪夹湿，侵犯项背督脉经道，亟以葛根汤先解其项背之邪。葛根四钱（先煎），麻黄三钱（先煎），桂枝二钱，白芍二钱，生姜三钱，红枣六枚，炙甘草二钱。服葛根汤后，周身得汗，头痛减轻，项强瘥，拟下方以减背部压力，采大承气汤：枳实三钱，炙厚朴三钱，大黄三钱，元明粉三钱。服大承气汤，得下三次，足挛得展，背痉亦松。（《庄云庐医案》）

（3）里海辛村潘塾师之女，八九岁，发热面赤，角弓反张，谵语，以为鬼物。符箓无灵，乃延余诊。见以渔网蒙面，白刃拍桌，而患童无惧容。予曰：此痉病也，非魅！切勿以此相恐，否则重添惊疾矣。投以大承气汤，一服，即下两三次，病遂霍然。（《黎庇留医案》）

附：破伤风

皮肉破伤，风毒之邪乘虚侵入而发痉者，称为破伤风。外伤所致者，又称金创痉。其致病原因是在创伤之后，疮口未合，感受风毒之邪，侵于肌腠筋脉，营卫不得宣通，以致筋脉拘急，甚则内传脏腑，毒气攻心，引起严重症状，使病情迅速恶化，往往造成死亡。

破伤风初起，邪在肌腠经脉，先见牙关紧急，或有头痛恶寒发热，烦躁不安；继则出现肌肉痉挛，面呈苦笑，四肢抽搐，项背强急；甚则角弓反张，反复发作，极为痛楚。苔腻，脉紧。治宜祛风定痉，用玉真散，甚则五虎追风散。稍久邪毒入里，以致抽搐频频，呼吸急促，痰涎涌盛，小便短少，此时邪毒有攻心之势，治宜祛风解毒，以木萸散为主方。本病在最后阶段，每见高热，脉象浮大散乱，或见沉紧，为邪毒隐伏，正气欲脱之象，须大剂扶正救逆，急用参、附之类，以图挽救。若病势向愈，身热减退，抽搐减轻，脉象软弱无力，宜调补气血，兼清除余邪，用当归地黄汤加人参、黄芪、杜仲、牛膝之类。《医宗金鉴·破伤风》说："破伤火盛者，多阳明证，用防风通圣散加蝎尾治之。风盛者，多太阳证，用全蝎散，即生蝎尾七枚研末，热酒服之。服后不解，渐深入里，用左龙丸，即野鸽粪、江鳔、僵蚕、雄黄、蜈蚣、天麻、朱砂、巴豆霜为丸也，方详在《丹溪心法》诸破伤风门内。"

第二十九节　消　渴

消渴是以多饮、多食、多尿、身体消瘦，或尿浊、尿有甜味为特征的病证。本病见于《金匮要略·消渴小便利淋病脉证并治》，"趺阳脉浮而数，浮即为气，数即消谷而大坚；气盛则溲数，溲数即坚，坚数相搏，即为消渴。""男子消渴，小便反多，以饮一斗，小便一斗，肾气丸主之"。

消渴主要由于素体阴虚、饮食不节，复因情志失调，劳欲过度所致。如长期过食肥甘，醇酒厚味，致脾胃运化失职，积热内蕴，化燥耗津，发为消渴；长期精神刺激，导致气机郁结，进而化火，消烁肺胃阴津发为消渴；素体阴虚，复因房室不节，劳欲过度，损耗阴津，导致阴虚火旺，上蒸肺、胃，而发消渴。消渴的病理主要在于阴津亏损，燥热偏胜，而以阴虚为本，燥热为标，两者互为因果，阴愈虚燥热愈盛，燥热愈盛阴愈虚。病变脏腑主要在肺、胃、肾，而肾为关键。三者之中，虽可有偏重，但往往又相互影响。如肺燥阴虚，津液失于敷布，则胃失濡润，肾失滋源；胃热偏盛，则可灼伤肺津，耗损肾阴；肾阴不足，阴虚火旺，亦可上炎肺、胃。终至肺燥、胃热、肾虚常可同时存在，多饮、多食、多尿亦常并见。消渴日久不愈，常可累及五脏，致精血枯竭，阴阳俱衰，燥热内蕴而并发多种兼证。

消渴需注意与口渴症相鉴别。口渴症系指口渴饮水的一个临床症状，多见于外感热病，与消渴的口渴引饮相类似，但口渴症无多饮、多食、多尿或尿中甜味并见的特点，故不同于消渴病。

一、辨证论治

本病以多饮、多食、多尿为特征，三多症状往往同时存在，仅表现程度上有轻重之不同。辨证以口渴多饮者为肺胃热盛，即后世所谓上消；多食善饥者为胃热气盛，即后世所谓中消；尿多，饮一溲一者为肾阳虚弱，即后世所谓下消。治疗以清热生津，益气养阴为原则。下消病久，肾阳虚者，宜温阳补肾。

（一）上消肺胃热盛

【症状】渴欲饮水，口干舌燥，尿频量多，舌红苔黄少津，脉洪数。

【治法】清热养阴，益气生津。

【方药】白虎加人参汤。方中石膏、知母清肺胃之热，甘草、粳米益胃和中，人参益气生津，共奏清热、生津、润燥之功。可加天花粉、麦冬、生地以养阴生津。

（二）中消胃热气盛

【症状】多食易饥，形体消瘦，大便干燥，小便频数，舌苔黄，脉滑实有力。

【治法】清胃泻火。

【方药】本证仲景未出方治，后世有人主张用调胃承气汤，亦有持反对意见者，如张景岳说："中消火证，以善饥而瘦，古法直以调胃承气汤及三黄丸之类主之。然既以善饥，其无停积可知。既无停积，则止宜清火，岂堪攻击，非有干结不通等证而用此二剂，恐非所宜"（《景岳全书》）。中消若大便秘结不行，可暂用之，亦可仿增液承气汤，加玄参、生地、麦冬，待大便通后，改用玉女煎以清胃泻火，养阴增液。

（三）下消肾阳虚弱

【症状】尿频量多，饮一溲一，口渴，腰痛，舌淡苔白，脉沉细。

【治法】温补肾阳。

【方药】肾气丸。本方补肾之虚，温养其阳，以恢复其蒸津化气之功，则消渴自可缓解。

二、历代医家补充

关于消渴的治疗，后世医家多主张分上、中、下三消论治。《东垣试效方》云："复分为三消：高消者，舌上赤裂，大渴引饮，《逆调论》云心移热于肺，传为膈消者是也，以白虎加人参汤治之。中消者，善食而瘦，自汗，大便硬，小便数，叔和云口干饮水，多食善饥，虚瘅成消中者是也，以调胃承气、三黄丸治之。下消者，烦躁引饮，耳轮焦干，小便如膏，叔和云焦烦水易亏，此肾消也，以六味地黄丸治之。"《医学心悟》说："三消之证，皆燥热结聚也。大法治上消者，宜润其肺，兼清其胃，二冬汤主之；治中消者，宜清其胃，兼滋其肾，生地八物汤主之；治下消者，宜滋其肾，兼补其肺，地黄汤、生脉散并主之。"程氏之说，可谓深得治疗消渴之大旨。亦有主张不分上、中、下三消，而以治肾为主，如《医贯》说："故治消之法，无分上中下，先治肾为急。惟六味、八味及加减八味丸，随证而服，降其心火，滋其肾水，而渴止矣。白虎与承气，皆非所治也。"《石室秘录》说："消渴之证，虽分上中下，而肾虚以致渴，则无不同也。故治消渴之法，以治肾为主，不必问其上中下之消也。吾有一方最奇，名合治汤，熟地三两，山茱萸、麦冬各二两，车前子五钱，元参一两，水煎服，日日饮之，三消自愈。"此二家皆强调治肾，却是偏执一端。

后世医籍记载了很多治疗消渴的方剂，治上消者，如消渴方、玉泉丸、麦门冬饮子、二冬汤、人参麦冬汤、玉液汤、滋膵饮等；治中消者，如玉女煎、生地八物汤、生津甘露汤、猪肚丸等；治下消者，如六味地黄丸、加减肾气丸、加味地黄丸、鹿茸丸、女贞汤、乌龙汤等；皆可随证选用。对于下消辨证，还补充了肾阴亏虚与阴阳两虚。

1. 肾阴亏虚

【症状】小便频数量多，尿如脂膏，或尿甜，口干唇燥，舌红，脉沉细数。

【治法】滋阴固肾。

【方药】六味地黄丸。亦可合用生地黄饮子，《杂病源流犀烛》推崇此方"造化精深，妙无伦比"。若阴虚火旺，心烦、失眠、遗精者，加黄柏、知母、龙骨、牡蛎、龟甲。若尿多混浊者，加益智仁、桑螵蛸、五味子、蚕茧。若气阴两虚，困倦、气短、舌淡红者，加党参、黄芪、麦冬、五味子。

2. 阴阳两虚

【症状】小便频数，混浊如膏，甚则饮一溲一，手足心热，咽干舌燥，面容憔悴，耳轮干枯，面色黧黑，腰膝酸软乏力，四肢欠温，畏寒怕冷，甚则阳痿，舌淡苔白而干，脉沉细无力。

【治法】温阳滋肾固摄。

【方药】肾气丸。若阴阳气血俱虚，可用鹿茸丸。《三因方》说："鹿茸丸，治失志伤肾，肾虚消渴，小便无度。"以上两方均可酌加覆盆子、桑螵蛸、金樱子以补肾固摄。

《景岳全书》对下消的治疗论述完备，可以取法，"下消证，小便淋浊，如膏如油，或加烦躁耳焦，此肾水亏竭之证，古法用六味地黄之类主之，固其宜矣。然以余观之，则亦当辨其寒热滑涩，分而治之，庶乎尽善。若淋浊如膏，兼热病而有火者，宜补而兼清，以加减一阴煎，或补阴丸，或六味地黄丸加黄柏、知母之类主之。若下消而兼涩者，宜补宜利，以六味地黄丸之类主之。若下焦淋浊而全无火者，乃气不摄精而然，但宜壮水养气，以左归饮、大补元煎之类主之。若火衰不能化气，气虚不能化液者，犹当以右归饮、右归丸、八味地黄丸之类主之。若下焦无火而兼滑者，当以固肾补阴为主，宜秘元煎、固阴煎及苓术菟丝丸之类主之。"

兼证的治疗：本病易发多种兼证，如《诸病源候论·消渴候》说："其病变多发痈疽。"《儒门事亲》说："夫消渴者，多变聋盲、疮癣、痤痱之类"，"或蒸热虚汗，肺痿劳嗽"。雀盲、白内障、耳聋，因肝肾精血不足，不能上承荣养耳目。治以滋补肝肾，用杞菊地黄丸或羊肝丸。疮疡、痈疽初起，热毒伤营，治宜解毒凉血，用五味消毒饮；病久气营两虚，脉络瘀阻，蕴毒成脓，治宜益气解毒，用黄芪六一汤以补气托毒（《和剂局方》），忍冬藤丸以解毒（《集验方》）。此外，并发肺痿、水肿、中风等证，可参考有关章节。

本病除药物治疗外，必须控制饮食，不可过饱，以清淡为宜，一般以适量米类，配以蔬菜、豆类、瘦肉、鸡蛋等，禁食辛辣之品。如《千金要方》说："治之愈否，属在病者，若能如方节慎，旬月而瘳，不自爱惜，死不旋踵。……其所慎者有三：一饮酒，二房室，三咸食及面。能慎此者，虽不服药而自可无他。不知此者，纵有金丹，亦不可救，深思慎之。"《儒门事亲》说："不减滋味，不戒嗜欲，不节喜怒，病已而复作。能从此三者，消渴亦不足忧矣。"说明还要保持情绪安定，节制性欲。

三、医案精选

（1）李某某，女，58岁，1980年2月27日初诊。患者自今年春节后发现频频口渴，饮水增多，尿多，但食量不大，体重明显下降，不到一个月的时间内即下降8市斤，体乏无力，随即来我院门诊。查尿糖定性（++），空腹血糖314毫克%。舌质红苔薄黄，脉象细数无力，体质偏虚，此气阴两虚，胃热偏盛，"消渴"为患，拟白虎加人参汤加味。

知母16克，生石膏60克，粳米10克，甘草6克，北沙参20克，麦冬20克，淮山药20克，五味子10克，生地20克。

每日煎服1剂，加减服30剂，至5月9日。口渴，多饮，多尿等症状基本消失，尿糖定性转为阴性，空腹血糖下降至133毫克%，但自觉腰酸，舌质红减轻，脉细好转，两尺脉偏弱，将上方中加仙灵脾20克又服8剂，诸自觉症状消失。又复查尿糖定性（-），患者不欲再抽血复查血糖而停止治疗。（《伤寒论临床研究》）

（2）邵某某，男，61岁。初诊：烦渴多饮，善饥多食，溲浊量多，已有年余。西医确诊为糖尿病，曾用胰岛素等药，只能控制于一时，难以根除。是肺胃肾三者皆有火，阴液亏耗，肝阳上僭，故头昏目眩。血压180/100mmHg。舌红苔色薄黄，脉象细弦略数。病属消渴，年逾花甲，颇虑生变。拟金匮肾气丸意治之。

怀山药24克，山萸肉15克，生熟地各24克，福泽泻9克，粉丹皮9克，当归身6克，云茯苓9克，绵黄芪6克，明天麻5克，双钩藤15克，滁菊花6克，制附片1.5克，肉桂粉300毫克（包），羚羊角粉1.2克（吞）。

复诊：上药服10剂，烦渴、善饥、尿多和头目昏眩等症皆有好转，尿糖定性由（++++）降至（+），并可出现阴性。精神亦好，脉细弦，苔薄，舌质偏红，阴液尚未恢复。原方生熟地改各30克，怀山药改30克。

上方又服10剂，自觉症状基本消失，尿糖定性阴性，空腹血糖由180毫克%降至120毫克%以下，血压由180/100mmHg降至130/90mmHg。服煎剂30剂后，改服金匮肾气丸，每次6克，每日3次，以巩固疗效。（《邹云翔医案选》）

第三十节　蛔虫病

蛔虫病是蛔虫寄生在人体所致的疾病。临床常见症状为脐腹阵痛，腹部虫瘕，泛吐清涎，面部白斑，或面黄肌瘦，精神萎弱，或有异嗜等。本病见于《金匮要略·趺蹶手指臂肿转筋阴狐疝蛔虫病脉证治》，"蛔虫之为病，令人吐涎，心痛发作有时，毒药不止，甘草蜜粉汤主之。""蛔厥者，当吐蛔，令病者静而复时烦，此为脏寒，蛔上入膈，故烦，须臾复止，得食而呕，又烦者，蛔闻食臭出，其人当自吐蛔。蛔厥者。乌梅丸主之。"

蛔虫病是由于误食沾有蛔虫卵的生冷蔬菜、瓜果或其他不洁食物而引起。如《景岳全书》说："惟生冷生虫为最。"蛔虫寄生在小肠内，扰乱脾胃气机，吸食水谷精微，使人体营养日亏，气血渐耗。由于蛔虫喜温，恶寒怕热，性动好窜，善钻孔窍，故当人体脾胃功能失调，如肠寒胃热，或有发热不适时，蛔即乱窜腹中，引起多种病证。如蛔虫上窜入胃，使胃失和降，引起恶心呕吐、吐蛔；钻入胆道，使肝气闭郁，胆气不行，脘腹剧痛，导致蛔厥。

蛔虫腹痛应与胃痛、伤食腹痛鉴别。蛔虫腹痛多在脐周，时作时止，甚或吐虫、便虫。胃痛在中脘心窝部，且与饮食、情志有密切关系，常伴嗳气、痞满、反酸等症状，通常有多年病史可查。伤食腹痛多在胃脘或大腹部，脘腹胀满，嗳腐吞酸，或腹痛即泻，泻后痛减，多有暴饮暴食史。

一、辨证论治

蛔虫病临床表现轻重不一，轻者有时脐周疼痛，重者脘腹剧痛，烦躁，吐蛔，四肢厥冷。辨证当分清寒证、热证、寒热错杂之证。治疗则根据病情轻重缓急，采用安蛔、驱虫等法。

（一）蛔虫腹痛

【症状】脘腹、脐周疼痛，发作有时，呕吐清水，或吐蛔虫，脉反洪大。

【治法】安蛔缓痛。

【方药】甘草粉蜜汤。方中甘草、米粉、白蜜皆是甘平安胃之药，合用可以安蛔缓痛，解毒和胃，待疼痛缓解之后，再相机用杀虫之品。关于方中之粉，后世有人认为是铅粉，但原著既云"毒药不止"，自然不当再用毒药。甘草粉蜜汤非杀虫剂，如蛔虫病在剧烈发作时，或服用杀虫剂后，而痛势不减，若继续服用杀虫药，其痛必更剧，甚至变生他病。从方后"煎如薄粥"一句来看，则粉为米粉，当更明确。不过，在临床应用时，可根据具体情况选用。如用以缓痛安胃，当用米粉；如用以杀虫治本，则用铅粉。惟铅粉为剧毒药，用时宜慎，不宜多服，应"差即止"。

（二）蛔厥

【症状】腹痛绕脐，或右上腹痛，甚则痛引右肩及背部，时作时止，呕吐或吐蛔，得食更甚，痛剧时四肢厥冷，脉微，心烦不安，痛止则安静如常。腹部切诊，腹皮柔软，脘腹及右胁部有压痛。

【治法】寒温并用，安蛔止痛。

【方药】乌梅丸。前贤认为蛔得酸则伏，故以乌梅之酸伏之；蛔得苦则安，故以黄连、黄柏之苦安之；蛔因寒而动，故以桂枝、附子、干姜、川椒温阳驱寒，使脏温蛔安，其厥自止，且川椒有驱蛔杀虫之功。人参、当归补益气血，养中安脏，是为祛邪安正之计。本方治蛔厥确有良效，因而后世奉为治蛔祖方。痛甚可加郁金、延胡索、白芍、甘草活血理气，缓急止痛，或合并针刺治疗。大便秘结加大黄、槟榔泄热通腑。呕吐甚者，加半夏、陈皮和胃降逆。出现发热，腹部压痛明显，苔黄脉数等热证表现者，去姜、桂、附之辛热，重用连、柏，并加银花、连翘、茵陈、栀子等，以清热解毒，疏利胆气。若腹痛缓解或腹痛较轻者，则应同时驱除蛔虫，可用近代新方胆道驱蛔汤。

二、历代医家补充

仲景对蛔虫病的临床表现叙述简单，后世补充诸多，如《医学心悟》说："患者嗜甘甜或异物，饥时则痛，唇之上下有白斑点者，虫也。"《医碥》说："虫证，心嘈腹痛，或上攻心如咬，呕吐涎沫或青黄水，面色萎黄，或乍赤乍白乍青黑，或面有白斑，唇常红，或生疮如粟米，或沉默欲眠，卧起不安，不欲饮食，恶闻食臭，饥则痛，得食痛更甚，饱则安，时痛时止，以手拊击即息，腹上有青筋，或腹中有块耕起，下利黑血，体有寒热，脉洪而大，皆其候也。"

关于蛔虫病的辨证，后世主张分辨其寒热虚实，如《景岳全书》说："有因胃火而吐蛔者，以内热之甚，蛔无所容而出也，但清其火，火清而蛔自静。……有因胃寒而吐蛔者，以内寒之甚，蛔不能存而出也，但温其胃，胃暖而蛔自安，仲景乌梅丸之属是也。有因胃虚无食而吐蛔者，以仓廪空虚，蛔因求食而上出也，此胃气大虚之候，速宜补胃温中，以防根本之败。"《金匮玉函要略辑义》说："有胃虚以偏于寒而动蛔者，陶华因立安蛔理中汤主之（即理中汤加乌梅、花椒，出《全生集》）。而有胃不虚以偏于热而动蛔者，汪琥因制清中安蛔汤主之（黄连、黄柏、枳实、乌梅、川椒，出《伤寒辨注》）。"

仲景治蛔二方，侧重安蛔止痛，后世医家遵其法度，并注重驱蛔杀虫、下虫，制定诸多驱蛔方剂，如化虫丸、追虫丸、治蛔虫方、使君子散、安虫散、苦楝根散、集效丸、万应丸、椒梅汤、扫虫煎等。吴昆归纳了驱虫方的组方原则，"古方杀虫，如雷丸、贯众、干漆、腊尘、百部、铅灰，皆其所常用也。有加附子、干姜者，壮正气也。加苦参、黄连者，虫得苦而安也。加乌梅、诃子者，虫得酸而软也。加藜芦、瓜蒂者，欲其带虫而吐也。加芫花、黑丑者，欲其带虫而下也（《医方考》）"。

根据上述文献内容，补充热证虫痛、寒证虫痛两证如下。

（一）热证虫痛

【症状】腹痛时作，不欲饮食，食则吐蛔，身热或厥逆，面赤心烦，口渴欲饮，溲赤便秘，舌红脉弦数。

【治法】清热安蛔。

【方药】连梅安蛔汤、清中安蛔汤。

（二）寒证虫痛

【症状】腹痛绵绵，喜温喜按，时觉恶心，口吐清涎，或吐虫，或便虫，手足不温，畏寒神怯，面色苍白，溲清便溏，舌淡脉细弱。

【治法】温中安蛔。

【方药】理中安蛔汤、椒梅汤。

蛔虫病在腹痛不剧或腹不痛时，宜驱除蛔虫，可用化虫丸。若蛔虫病已久，面黄肌瘦，或驱虫之后脾胃运化尚未恢复者，可用香砂六君子汤健运脾胃。

三、医案精选

（1）某某，蛔厥心痛，痛则呕吐酸水，手足厥冷，宜辛苦酸治之。川连、桂枝、归身、延胡、乌梅、川椒、茯苓、川楝子、炮姜。（《静香楼医案》）

（2）叶天士治一人腹痛吐蛔，审其证为肝乘胃弱，胃气受伤，蛔虫上出。用

乌梅丸加减：川椒、川连、乌梅、干姜、人参、茯苓、生白芍、川楝子，以泄肝和胃。(《清代名医医案精华》)

（3）先母侍婢曾患此（按：指蛔虫引起的吐涎、心痛），始病吐蛔，一二日后，暴厥若死。治以乌梅丸，入口即吐，予用甘草五钱，先煎去滓，以铅粉二钱，白蜜一两调饮之，半日许，下蛔虫如拇指大者九条，其病乃愈。(《金匮发微》)

第三章
皮肤病与外科疾病

第一节 疮 痈

疮是疮疡的总称。《外科启玄》说："夫疮疡者，乃疮之总名也。"痈是一种发生于皮肉之间的急性化脓性疾患，其特点是局部光软无头，红肿疼痛，结块范围多在6～9厘米左右，发病迅速，易肿，易脓，易溃，易敛，或有恶寒、发热、口渴等全身症状，一般不会损伤筋骨，也不会造成陷证。本病见于《金匮要略·疮痈肠痈浸淫病脉证并治》，"诸浮数脉，应当发热，而反洒淅恶寒，若有痛处，当发其痈"。"诸痈肿，欲知有脓无脓，以手掩肿上，热者为有脓，不热者为无脓"。《金匮要略》只论述了痈，故本节仅叙述痈。由于本病发于体表，故亦称外痈。内痈生于脏腑，如肺痈、肠痈，可参阅相关章节。

痈多由于外感六淫，及过食膏粱厚味，内郁湿热火毒，或外来伤害，感染毒气等引起，致使营卫不和，邪热壅聚，经络壅遏不通，气血凝滞而成。故《灵枢·痈疽》说："营卫稽留于经脉之中，则血泣而不行，不行则卫气从之而不通，壅遏而不得行，故热。大热不止，热胜则肉腐，肉腐则为脓。"痈肿局部热毒壅塞，营卫阻滞不通，以致红肿热痛；卫外之气不能畅行，则洒淅恶寒。

一、辨证论治

痈是急性阳证，发病迅速，局部红赤灼热疼痛，乃火热之象。欲辨其有脓无脓，可用手轻掩于痈肿上，有热感者为有脓，无热感者为无脓。其治疗之法，或消或托，在于医者因证制宜。

【症状】痈肿初起，患处皮肉之间突然肿胀，表皮焮红、灼热疼痛，伴有恶寒发热，脉浮数。

【治法】清热解毒，行瘀活血。

【方药】《金匮要略》论述了痈肿初起的脉症，未出方治。其治法方药，参见补充。

二、历代医家补充

《金匮要略》仅以触诊的热感辨别痈之有脓无脓，尚嫌简略，后世医家进一步从痈肿的软与硬，陷与起，痛与不痛，颜色变与不变等方面综合分析，辨其脓成与否。《医宗金鉴·外科心法要诀》说："凡看痈疽疮疡，形势未成者，即用内消之法；若形势已成，即用内托之法，当辨脓之有无浅深。以手按之坚硬者，无脓之象。按之不热者无脓，热者有脓。按之大软者，内脓已熟；半软半硬者，脓未全成。按之指起即复者，有脓；不复者无脓，其气血必穷而虚甚也。深按之而速起者，内是稀黄水；深按之而缓起者，内是坏污脓。按之实而痛甚者，内必是血；按之虚而不疼者，内必是气。轻按即痛者，其脓浅；重按方痛者，其脓深。薄皮剥起者，其脓必浅；皮色不变，不高阜者，其脓必稠。"

关于痈的治法，《医宗金鉴·外科心法要诀》论述详尽，录其精要，以补充《金匮要略》之不足。"痈疽疮疡初起如粟，苦麻痒焮痛者，即毒甚也。七日以前，形势未成，不论阴阳，俱先当灸之。轻者使毒气随火而散，重者拔引郁毒，通彻内外，实良法也。灸完即用汤洗之法，洗完用太乙膏帖于疮顶上，预防风袭；内服疏解宣通之剂，如神授卫生汤、内疏黄连汤、蟾酥丸之类；外围敷药，如冲和膏、玉龙膏之类，四围束之。……如形势已成，当因证施治。平塌者宜投补剂，以益其不足，使毒外出；高肿者不可过于攻伐，以伤元气，致难溃敛；内热盛者，须佐消毒之剂，以防毒炽；二便秘结者，急用通利之方，使脏腑宣通，方为佳兆。如十日之后，疮尚坚硬，必须用铍针，当头点破；半月之后，脓尚少者，急用药筒拔法拔之，脓血胶黏者为顺，紫血稀水者为逆；过二十一日，纵有稀脓，亦难治矣。若已溃之后，腐仍不脱，堵塞疮口者，用刀剪当头剪开寸余，使脓管通流，自然疮不闭塞。……腐肉处以黄灵药掺之，候腐肉脱尽，已见红肉时，洗后随用抿脚挑玉红膏于手心上，捺化搽涂疮口内，外用太乙膏盖之。不数日新肉顿生，疮势将敛，以生肌散或珍珠散撒之"。"痈疽皆因气血凝结，火毒太盛所致。故以清热解毒，活气活血为主。更宜详看部位，属何经络，即用引经之药以治之，则肿痛自消，肌肉自平矣"。

痈是气血为毒邪壅滞而成，故治疗原则应以祛除毒邪，流通气血为主，并根据病程的阶段，所患的部位，分别处理。若初起尚未化脓者，应究其病因，清除其病源，服药以消散。至成脓阶段，如成脓迟缓，则应佐以透托之法使其成脓。溃后若正气充沛，则单用外治即可，如气血虚弱，则宜加用补益之品。

1. 初期

【症状】初起在患处皮肉之间突然肿胀不适，光软无头，很快结块，表皮焮红、灼热疼痛。逐渐扩大，变成高肿坚硬。轻者无全身不适，经治疗后肿硬变软而消散；重者可有恶寒发热，头痛，口渴泛恶，舌苔黄腻，脉象洪数或浮数。

【治法】疏风清热，行瘀活血。

【方药】仙方活命饮。若发于上部，加荆芥、牛蒡、桑叶、菊花；发于中部，加龙胆草、黄芩、生山栀；发于下部，加苍术、黄柏、川牛膝、萆薢。并用金黄散、玉露散外敷，或用千捶膏、太乙膏，掺红灵丹或阳毒内消散外贴。

2. 成脓

【症状】成脓期约在7天左右。即使体质较差，气虚不易托毒外出成脓，亦不超过两周。化脓时局部肿势高突，疼痛加剧，痛如鸡啄，伴有发热持续不退等全身症状。若局部按之中软应指者，为脓已成。

【治法】和营清热，透脓托毒。

【方药】仙方活命饮。可去防风、白芷，加黄芩、生山栀等。亦可用透脓散。

外治宜切开排脓。

3. 溃后

【症状】流出脓液，多数为稠厚黄白色，亦有夹杂赤紫色血块的。若溃后排脓通畅，则局部肿消痛止，全身症状也随之消失，再经 10 天左右收口而愈。若溃后脓出不尽，延迟收口者，多为疮口过小或袋脓，导致流脓不畅所致；若脓水稀薄，疮面新肉不生，乃因脓血大泄，气血耗伤，体质虚弱影响新肉生长之故。

【治法】一般不需内治，体虚者宜调补气血。

【方药】血虚者用四物汤，气虚者用四君子汤，气血两虚者用八珍汤。

溃后外治：初宜提脓祛腐，用八二丹或九一丹，并用药线引流。脓尽宜生肌收敛，以生肌散掺入疮口中，并用太乙膏或生肌玉红膏盖贴。脓流不畅，如疮口过小，脓腔过大，宜采取扩创手术；如疮口呈袋形，有蓄脓之象，可先用垫棉法加压包扎，如无效，再用扩创术。

第二节　肠　痈

肠痈是指肠内产生肿痈而出现少腹部疼痛的一类疾患，本病见于《金匮要略·疮痈肠痈浸淫病脉证并治》，"肠痈之为病，其身甲错，腹皮急，按之濡，如肿状，腹无积聚，身无热，脉数，此为肠内有痈脓，薏苡附子败酱散主之"。"肠痈者，少腹肿痞，按之即痛如淋，小便自调，时时发热，自汗出，复恶寒。其脉迟紧者，脓未成，可下之，当有血。脉洪数者，脓已成，不可下也。大黄牡丹汤主之"。

肠痈的发生是由于饮食不节、寒温不适、劳伤过度、忧思抑郁等因素，导致肠道功能失调，传化不利，运化失职，糟粕积滞，酿湿生热，遂致热毒内聚，营血瘀结肠中，热胜肉腐则成痈脓。《诸病源候论》说："肠痈者，由寒温不适，喜怒无度，使邪气与荣卫相干，在于肠内，遇热加之，血气蕴积，结聚成痈，热积不散，血肉腐坏，化而为脓。"《外科正宗》说："肠痈者，……饥饱劳伤，……或生冷并进，以致气血乖违，湿动痰生，多致肠胃痞塞，运化不通，气血凝滞而成。"

肠痈需与胃痛、虫痛、淋证等疾病相鉴别。胃痛部位多在胃脘部近心窝处，肠痈则多在腹部或少腹部，并多伴有发热、恶寒、头痛等全身症状；胃痛如无其他并发症，则只局限于胃脘部疼痛，伴有吐酸、嗳气、痞满、嘈杂等症状，无腹皮绷急，据此不难鉴别。虫痛多见于儿童，疼痛部位多在脐周，为阵发性隐痛或绞痛；与肠痈的鉴别要点主要有三，其一，虫痛一般不会出现恶寒、发热等全身症状；其二，虫痛的疼痛部位范围较大；其三，虫痛一般无腹皮绷急等体征。淋证以小便频数短涩，淋漓刺痛，欲出未尽，少腹拘急，痛引脐中，尿道不利为主症，亦可伴有发热、恶寒等全身症状。肠痈一般不会出现小便频数短涩，滴沥刺痛等症状，而是小便自调，凭此不难作出鉴别。

一、辨证论治

肠痈的主要症状：少腹部偏右方疼痛拒按，腹皮绷急，转侧不便，常喜蜷曲右足，若牵引之，则使疼痛加剧。发热恶寒，大便秘结，或大便中夹有脓血。舌苔黄，脉数实。

肠痈的辨证论治，首先应根据其临床症状，判断痈之成脓与否，或痈脓已否破溃。《金匮要略》根据少腹肿痞的硬与软，发热之有无，脉象的迟紧与洪数等，判断肠痈是否成脓。肠痈的治疗，一般分为 3 个阶段，肠痈初期痈未成脓，治当泻热祛瘀；痈已成脓，则宜活血行瘀，排脓消肿，清热解毒；痈肿已溃，治宜排脓托毒，调理气血。各阶段的治疗虽有一定的原则，但仍需根据患者的体质、病证的寒热虚实，分别采取相应的措施。

1. 痈未成脓

【症状】少腹肿痞，按之即痛如淋，或右下腹疼痛拒按，腹皮微急，右足常喜蹴曲，时时发热，自汗出，复恶寒，恶心欲吐，大便秘结，小便自调，舌红苔黄或黄腻，脉滑数或迟紧有力。

【治法】泻热逐瘀，散结消肿。

【方药】大黄牡丹汤。方中大黄、芒硝荡涤实热，宣通壅滞；丹皮、桃仁凉血祛瘀；甜瓜子（瓜蒌子或冬瓜子亦可）排脓散痈消肿。可加金银花、红藤、连翘、蒲公英、紫花地丁、赤芍、白花蛇舌草，以增强清热解毒散瘀之效。

2. 痈肿已成，阳气不足

【症状】少腹疼痛，或右下腹疼痛，腹皮急，如肿状，按之濡软，身无热或低热，肌肤甲错，面色苍白，或肢冷神倦，脉数无力或细弱、细数。

【治法】排脓消痈，振奋阳气。

【方药】薏苡附子败酱散。方中重用薏苡仁排脓开壅利肠胃，轻用附子振奋阳气，辛热散结，佐以败酱草破瘀排脓。《医宗金鉴·外科心法要诀》说："大小肠痈，……若痈成日久不溃，身皮甲错，内无积聚，腹急腹痛，身无热而脉数者，系肠内阴冷，不能为脓，宜薏苡附子散（即薏苡附子败酱散）主之。"

二、历代医家补充

后世医家根据肠痈疼痛部位的不同，有大肠痈和小肠痈之分，如天枢穴附近作痛的名大肠痈，关元穴附近作痛的名小肠痈。也有因出现症状的不同来区分，如右腿屈而不伸的名缩脚肠痈，绕脐生疮的名盘肠痈。

《外科正宗》详细论述了肠痈的病因病机、临床表现及治疗方法，"夫肠痈者，皆湿热瘀血流入小肠而成也。……初起外症发热恶寒，脉芤而数，皮毛错纵，腹急渐肿，按之急痛，大便坠重，小便涩滞，若淋甚者，脐突腹胀，转侧水声，此等并见，则内痈已成也。初起未成时，小腹殷殷作痛，俨似奔豚，小便淋涩者，当大黄汤下之，瘀血去尽自安。体虚脉细不敢下者，活血散瘀汤和利之。已成腹中疼痛，胀满不食，便淋刺痛者，薏苡仁汤主之。腹濡而痛，小腹急胀，时时下脓者，毒未解也，用牡丹皮汤治之。如脓从脐出，腹胀不除，饮食减少，面白神劳，此皆气血俱虚，宜八珍汤加牡丹皮、肉桂、黄芪、五味子，敛而补之。"《石室秘录》说："人腹中疼甚，手不可按，右足屈而不伸，谁知大肠生痈乎？""腹痛足不能伸者，俱肠痈也。"这是诊断肠痈的一个重要体征。

肠痈初期痈未成脓，使用大黄牡丹汤的同时，可合用张景岳肠痈秘方，以增强清热解毒之功。

1. 痈脓已成

【症状】腹痛剧烈，腹皮拘急，拒按，右下腹处可触及肿块，壮热自汗，大便秘结，小便短赤，舌苔黄腻，脉洪数。

【治法】活血散瘀，排脓消肿，清热解毒。

【方药】薏苡仁汤。并可酌加金银花、蒲公英、生甘草之类。《医宗金鉴·外科心法要诀》说："大小肠痈，……若脉见洪数，肚脐高突，腹痛胀满不食，动转侧身则有水声，便淋刺痛者，痈脓已成，宜薏苡汤主之。"或用仙方活命饮加蒲公英、紫花地丁等药，亦可用仙方活命饮合大黄牡丹汤。

2. 痈脓已溃

【症状】腹濡而痛，时下脓血，舌色少华，脉濡。

【治法】托里排脓。

【方药】牡丹皮散。若腹痛未除，脓毒未清，症见饮食减少，面白神疲，为气血两亏，治宜参苓内托散扶正托毒。

历代医籍记载了很多治疗肠痈的方剂，如《千金要方》治肠痈汤、大黄汤、七贤散、排脓散、梅人汤、四圣散、保安散、排脓内补散、复方大承气汤、红藤煎剂等，皆可随证选用。此外，还可配合针刺足三里等穴，以提高疗效。

三、医案精选

（1）程某，女，24岁。小腹右侧痛如刀刺，伴有恶寒发热。先由本院西医诊断为阑尾脓疡，用药5天，未见效果。按其脉象浮洪，舌苔黄腻，大便3日未下，小便赤热，此乃肠中热结之候。宜清热化结，则疼痛可止。拟以大黄牡丹汤加味治之。处方：西大黄五线，苏桃仁一钱五分，川红花一钱五分，牡丹皮二钱，青木香二钱，川雅连二钱，延胡索二钱，风化硝二钱。连服 2 剂，大便通畅，疼痛减轻。再照原方续服二剂，疼痛完全消失。调理数日，痊愈出院。（《福建中医医案医话选编》）

（2）胡某某，女，60 岁。患慢性阑尾炎五六年，右少腹疼痛，每遇饮食不当，或受寒、劳累即加重，反复发作，缠绵不愈。经用西药青霉素、链霉素等消炎治疗，效果不佳。又建议手术治疗，因患者考虑年老体衰，而要求服中药治疗。初诊时呈慢性病容，精神欠佳，形体瘦弱，恶寒喜热，手足厥冷，右少腹阑尾点压痛明显，舌淡，苔白，脉沉弱。患者平素阳虚寒甚，患阑尾炎后，数年来更久服寒凉之药，使阳愈衰而寒愈甚，致成沉疴痼疾，困于阴寒，治宜温化为主。熟附子 15 克，薏苡仁 30 克，鲜败酱全草 15 根，水煎服，共服 6 剂，腹痛消失，随访 2 年，概未复发。（《经方发挥》）

第三节　浸淫疮

浸淫疮是一种皮肤病，为较顽固的小粟疮，起病时范围小，先痒后痛，分泌黄汁浸渍皮肤，逐渐蔓延遍及全身。本病见于《金匮要略·疮痈肠痈浸淫病脉证并治》，"浸淫疮，黄连粉主之"。

浸淫疮是由于心火脾湿，凝滞不散，湿热火毒内盛，复感风邪，郁于肌肤而成。风性善行而数变，来去急快，游走不定，故可蔓延全身。湿性黏滞，故分泌黄汁浸渍肌肤。风湿夹热蕴结，可致皮肤潮红、灼热、作痒、疼痛。《素问·至真要大论》说："诸痛痒疮，皆属于心。"《诸病源候论》说："浸淫疮是心家有风热，发于肌肤。"《医宗金鉴》认为，浸淫疮"由心火、脾湿受风而成"。

一、辨证论治

浸淫疮初起形如粟米，范围较小，瘙痒不止，后见疼痛，搔破流黄水，浸渍皮肤，蔓延迅速，浸淫成片。病由风湿热毒郁于肌肤所致，治疗以清热燥湿解毒疏风为原则。

【症状】皮肤生疮，初起形如粟米，先痒后痛，瘙痒剧烈难忍，搔破流黄水，蔓延遍体，伴有胸闷纳呆，小便黄赤，舌尖红，苔黄腻，脉数或滑数。

【治法】清热泻火，燥湿解毒。

【方药】黄连粉。本方未见，可用黄连粉外敷、内服。黄连苦寒，能泻心火，具有清热燥湿解毒之功。据桂林古本《伤寒杂病论卷第十五·辨瘀血吐衄下血疮痈病脉证并治》，本方由黄连、甘草组成，"捣为末，饮服方寸匙，并粉其疮上"。

关于本病的预后，《金匮要略》说："浸淫疮，从口流向四肢者，可治；从四肢流来入口者，不可治。"说明若先从口部发生，然后流散于四肢，是疮毒从内向外，故为顺可治；若先从四肢发生，然后流向口部，是疮毒从外向内，故为逆难治。

二、历代医家补充

后世医家对浸淫疮的补充较多。《诸病源候论》说："浸淫疮是心家有风热，发于肌肤，初生甚小，先痒后痛而成疮，汁出浸渍肌肉，浸淫渐阔，乃遍体。其疮若从口出，流散四肢者轻；若从四肢生，然后入口者则重。以其渐渐增长，因名浸淫也。"论述了本病的病因、临床表现与预后。《千金要方》说："浸淫疮者，浅搔之曼延长不止，搔痒者，初如疥，搔之转生汁相连是也。""治浸淫疮苦瓠散方：苦瓠一两，蛇蜕皮、蜂房各半两，梁上尘一合，大豆半合。上五味治下筛，以粉为粥和敷纸上帖之，日三。"记述了浸淫疮的症状及外治方。《医宗金鉴·外科心法要诀》说："浸淫疮发火湿风，黄水浸淫似疥形，蔓延成片痒不止，治宜清热并消风。……此证初生如疥，搔痒无时，蔓延不止，抓津黄水，浸淫成片，由心火、脾湿受风而成。经云：岁火太过，甚则身热，肌肤浸淫。……初服升麻消毒饮加苍术、川黄连。抓破津血者，宜服消风散；外搽青蛤散即愈。若脉迟不食，黄水不止，此属脾败，不治之证也。"详细论述了浸淫疮的治疗方药，至今仍在临床上广泛应用。《金匮要略浅述》说："浸淫疮，与今之湿疹相似，……用黄连、炉甘石为末扑之有效，预后多良。"此外，《外科精义》黄柏散、《青囊秘传》燥湿丹以及经验方青黛散、三石散等外用方，皆可随证选用。

三、医案精选

尝有妇人，唇四周糜烂汁出，疼痛不可饮食，教以一味黄连粉粉之，汁大出而愈。(《金匮要略今释》)

第四节　趺　蹶

趺蹶是因太阳经脉受伤，以致足背强直，行动不便的疾病。本病见于《金匮要略·趺蹶手指臂肿转筋阴狐疝蛔虫病脉证治》，"师曰：病趺蹶，其人但能前，不能却，刺腨入二寸，此太阳经伤也。"

趺蹶的发生，是由于寒湿损伤太阳经脉所致。由于居处潮湿、涉水冒雨、气候剧变等原因，以致寒湿乘虚侵袭人体，损伤太阳经脉，使气血痹阻，经脉不和。太阳经脉行身之后，下贯腨内，出外踝之后，其经受伤，所以只能前行，不能后退。故《金匮悬解》说："病趺蹶，其人能前不能却，足跌硬直，能前走而不能后移也。筋脉寒湿缩急不柔，是以不能后却。阳明行身之前，筋脉松和则能步前。太阳行身之背，筋脉柔濡则能后移。今能前不能却，是病不在前而在后，太阳经伤也。……此脏腑经络篇所谓湿伤于下，寒冷筋急者也。"

一、辨证论治

趺蹶以足背强直，后跟不能落地，只能前行，不能后退为特征。病由寒湿侵袭太阳经脉所致，治疗以散寒除湿，舒缓筋脉为原则。

【症状】足背强直，后跟不能落地，只能前行，不能后退，舌苔白腻，脉紧。

【治法】散寒除湿，舒缓筋脉。

【方药】本病仲景未出方药，但曰："刺腨入二寸"，示人以针刺腨部合阳、承山等穴，使寒湿去，经脉和，其病自愈。《金匮悬解》说："太阳之经入腘中，贯腨内外踝，至小指之外侧，刺腨入二寸，泻太阳之寒湿，筋柔则能却矣。"根据临床体会，小腿部的腧穴一般刺入八分至一寸，因此对于文中的"二寸"不应拘泥。

二、历代医家补充

后世对跌蹶的研究其少。《金匮教学参考资料》说："跌蹶，是指患者足背僵直，属于痹厥一类的疾患。"本病由寒湿损伤太阳经脉，日久可致肝肾亏虚，或寒湿郁久化热。除针刺治疗外，亦可采用中药治疗，或针药并进，以提高疗效。寒湿证，可用《医学心悟》蠲痹汤、薏苡仁汤散寒除湿，温经通络；若兼肝肾亏虚，可用独活寄生汤祛邪扶正，攻补兼施。湿热证，可用宣痹汤、四妙丸清利湿热，宣通经络。

第五节　手指臂肿

手指臂肿是手指臂部关节肿胀，并作振颤，身体肌肉微微跳动的病证。本病见于《金匮要略·跌蹶手指臂肿转筋阴狐疝蚘虫病脉证治》，"患者常以手指臂肿动，此人身体瞤瞤者，藜芦甘草汤主之"。

手指臂肿是由于风痰阻滞经络所致。风痰在膈，攻走流窜，痰滞关节，所以肿胀；风伤经络，所以身体瞤动。故《金匮要略心典》说："湿痰凝滞关节则肿，风邪袭伤经络则动。手指臂肿动身体瞤瞤者，风痰在膈攻走肢体，陈无择所谓痰涎留在胸膈上下，变生诸病，手足项背，牵引钓痛，走易不定者是也。"

一、辨证论治

手指臂肿的特征为手指和臂部肿胀、颤动，或身体某一部分的肌肉微微跳动。病因风痰所致，治疗以祛风化痰为原则。

【症状】手指及臂部时常肿胀、颤动，身体某一部分的肌肉微微跳动，舌苔白厚滑腻，脉浮滑。

【治法】涌吐风痰。

【方药】藜芦甘草汤。本方虽未见，但从二药的功效来推测，属于涌吐剂，藜芦涌吐风痰，制以甘草之和中缓毒，风痰去则诸症自愈。

二、历代医家补充

后世对手指臂肿研究较少。治疗本病，常用导痰汤、指迷茯苓丸，亦可配合针灸疗法。

《古今图书集成·医部全录》说："茯苓丸，本治臂痛，具指迷方中，云：有人臂痛，不能主手足，或左右时复转移，由伏痰在内，中脘停滞，脾气不流行，上与气搏，四肢属脾，脾滞而气不下，故上行攻臂，其脉沉细者是，后人谓此臂痛乃痰证也，但治痰而臂痛自止。……累有人为痰所苦，夜间两臂如人抽牵，两手战掉，茶盏亦不能举，服此随愈。痰药方多，惟此立见功效。"其所述病证与手指臂肿类似。

三、医案精选

张子和云：一妇病风痫。自六七岁因惊风得之。后每三二年间一二作，至五七年五七作。逮三十岁至四十岁，则日作，甚至一日十余作。遂昏痴健忘，求死而已。值岁大饥，采百草而食。于水滨见草若葱状，采归煮熟食之，至五更忽觉心中不安，吐痰如胶，连日不止约一二斗，汗出如洗，甚昏困。三日后遂轻健。病去食进百脉皆和。以所食葱访之，乃憨葱苗也。即本草藜芦是也（《续名医类案》）。

第六节　阴狐疝

阴狐疝，简称狐疝，是一种阴囊偏大偏小，时上时下的病证。本病见于《金匮要略·趺蹶手指臂肿转筋阴狐疝蛔虫病脉证治》，"阴狐疝气者，偏有小大，时时上下，蜘蛛散主之。"

阴狐疝多由寒气凝结厥阴肝经所致。肝脉循少腹，络阴器。寒邪客于厥阴肝经，寒凝气滞，使肝气不宣，络气痹阻，聚散无常而成狐疝。《金匮玉函二注》说："狐，阴兽，善变化而藏，睾丸上下，有若狐之出入无时也。足厥阴之筋，上循阴股，结于阴器，筋结，故偏有大小；气病，故时时上下也。"此外，情志抑郁，致肝郁气滞，亦可导致本病。

狐疝阴囊偏有大小，时时上下，与今之小肠脱出相似，实非睾丸本体受病，故与睾丸肿大之癫疝不同，癫疝虽亦偏有大小，但不时时上下。狐疝与第一章第二十七节之寒疝亦不同，寒疝则小肠不脱出，睾丸不肿大，而以小腹疝痛为主症。

一、辨证论治

阴狐疝以阴囊偏大偏小，时上时下为特征。治疗以辛温通利为主。

【症状】阴囊偏有大小，时上时下，似有物状，卧则入腹，立则入囊，胀痛俱作，重者由阴囊牵引少腹剧痛，轻者仅有重坠感，舌苔白，脉弦或迟。

【治法】辛温通利。

【方药】蜘蛛散。蜘蛛破结通利，配桂枝之辛温，引入厥阴肝经以散寒气。但蜘蛛有毒性，用时宜慎。

二、历代医家补充

疝气是指少腹痛引睾丸，或睾丸肿痛的一类疾病。阴狐疝为其中之一。疝的名称很多，《内经》有七疝之称，为厥疝、冲疝、疝瘕、狐疝、癫疝、溃疝、癫疝等，主要以症状命名。《儒门事亲》也将疝病分为七种，"寒疝，其状囊冷，结硬如石，阴茎不举，或控睾丸而痛"。"水疝，其状肾囊肿痛，阴汗时出，或囊肿而状如水晶，或囊痒而搔出黄水"。"筋疝，其状阴茎肿胀，或溃或脓，或痛而里急筋缩"。"血疝，其状如黄瓜，在少腹两傍，横骨两端约中，俗云便痈"，"气疝，其状上连肾区，下及阴囊，或因号哭忿怒，则气郁之而胀，怒哭号罢则气散者是也"。"狐疝，其状如瓦，卧则入小腹，行立则出小腹入囊中"。"癫疝，其状阴囊肿缒，如升如斗，不痒不痛者是也"。

疝气的病因较多，病机复杂，凡房劳、忿怒、劳倦、感受外邪，而致阴寒内盛、水湿停留、痰热瘀滞、气虚下陷等，均可引起。《金匮翼》说："至论疝病之因，有主寒者，有主湿热者，有火从寒化者，要之疝病不离寒、湿、热三者之邪，寒则急，热则纵，湿则肿，而尤必以寒气为主。"论述了疝气的外因。由于疝气发生的部位是任脉与厥阴经循行之处，故与二经的病变有密切关系。

《医宗必读·疝气》说："寒则多痛，热则多纵；湿则肿坠，虚者亦肿坠；在血分者不移，在气分者多动。"指出了疝气辨证要点。关于疝气的治疗，《景岳全书·疝气》说："治疝必先治气。……盖寒有寒气，热有热气，湿有湿气，逆有逆气，气在阳分则有气中之气，气在阴分则有血中之气。凡气实者必须破气，气虚者必须补气，故治疝者，必于诸证之中俱当兼用气药。"这一论点，直至现在仍为临床所遵循，是治疗疝气病的一个主要法则。

关于狐疝的治疗，后世主张以疏肝理气为治，以导气汤为主方。暖肝行气可加乌药、玄胡、橘核、青皮等。若久病气虚，宜用人参、黄芪、柴胡、升麻之类以益气升阳；血分不足者，宜加当归、白芍以养血柔肝；阴寒内盛，可加肉桂、附子以温经散寒。

1. 寒疝

寒疝可分为寒实证与虚寒证两类。本证与第二章第二十七节之寒疝名同而实异，不可混淆。

（1）寒实证

【症状】阴囊肿硬而冷，甚则坚硬如石，控睾而痛，畏寒喜暖，舌苔白，脉沉弦。

【治法】温经散寒，疏肝理气。

【方药】椒桂汤。如气滞有寒者，可用天台乌药散疏肝理气，加肉桂、吴萸以温经散寒。《卫生宝鉴》说："天台乌药散治小肠疝气，牵引脐腹疼痛。"

（2）虚寒证

【症状】阴囊肿胀而冷，按之不坚，腹中切痛，痛引睾丸，形寒足冷，手足不仁，舌淡苔白，脉沉细而迟。

【治法】散寒行气，养血和肝。

【方药】暖肝煎。本方对内寒盛而兼血虚者，尤为相宜。《景岳全书·疝气》说："非有实邪而寒胜者宜暖肝煎主之。"若下焦阳虚，阴寒内盛，疼痛较剧者，可用沉香桂附丸。《卫生宝鉴》说："沉香桂附丸……又治下焦阳虚，及疗七疝，痛引小腹不可忍，腰屈不能伸，喜热熨稍缓。"

2. 水疝

【症状】阴囊水肿，状如水晶，或痛或痒，或囊湿出水，或少腹按之作水声，苔薄腻，脉弦。

【治法】逐水行气。

【方药】五苓散加减。《世医得效方》说："五苓散，治撮聚疝气，连根葱白二寸，灯心十茎，盐炒茴香一撮，川楝子三个去核，煎汤调下，大效。"少腹按之作声，为水邪停聚，宜合用禹功散以行气逐水。如囊红湿痒，流黄水，小溲短赤，乃湿已化热之象，可用大分清饮以利水泄热；热甚者可加黄芩、龙胆草等苦寒清热。《景岳全书·疝气》说："凡火邪聚于阴分而为痛者，必有热证热脉，或大便秘结，或小水热闭不通，或为胀为满而烦热喜冷者是也。宜大分清饮，或茵陈饮加茴香、川楝子之类。"

3. 气疝

【症状】阴囊肿胀偏痛，少腹结滞不舒，缓急无时，因忿怒、号哭、过劳而发，舌淡苔薄，脉弦。

【治法】气结偏实，宜疏肝理气；气陷偏虚，宜补中益气。

【方药】气滞不行，用天台乌药散以理气止痛；气虚下陷，用补中益气汤以益气举陷。

4. 癞疝

【症状】阴囊肿硬重坠，如升如斗，麻木不知痛痒。

【治法】行气消坚。

【方药】橘核丸。《济生方》说："橘核丸治四种癫病，卵核肿胀，或成疮毒，轻则时出黄水，甚则成痈溃烂。"偏于气滞者，可用荔香散、三层茴香丸等方。《景岳全书》说："疝之暴痛或痛甚者，必以气逆，宜先用荔香散。"

三、医案精选

（1）乙亥重九日，有倪姓来诊。其证时发时止，今以遇寒而发，偏坠微痛，夜有寒热，睡醒汗出，两脉迟滑，方用大蜘蛛一枚，炙过，川桂枝四钱，一剂即愈。（《金匮发微》）

（2）治疗疝气，不论老幼，皆用《金匮》蜘蛛散。以蜘蛛十四枚，新瓦上焙干，肉桂五钱，共为细末，为一帖。每服一钱，日服两次。60 年中，所治不下千例，疗效甚佳。尚未发现有中毒者。曾治一张性男童，7 岁，生后数月即发现患儿哭啼时，有物降入阴囊，哭闹更甚，卧时可还纳入腹，曾经多方治疗不效。家长惧怕手术而来求治。诊见右侧阴囊肿大，质软。嘱患儿平卧，即推入腹中，站立后，旋即降入阴囊。处以蜘蛛散，服药 1 周，病愈。十余年后亦未复发。[河南中医，1984，（1）：41]

第四章
妇科疾病

第一节　漏　下

漏下即崩漏，指经血非时暴下不止或淋漓不尽，前者称崩中，后者称漏下。崩与漏出血情况虽不同，但二者常交替出现，故概称崩漏。本病见于《金匮要略·妇人妊娠病脉证并治》，"妇人宿有癥病，经断未及三月，而得漏下不止者，……其癥不去故也"；"妇人有漏下者，……胶艾汤主之"；《金匮要略·妇人杂病脉证并治》，"妇人年五十所，病下利数十日不止，暮即发热，少腹里急，腹满，手掌烦热，唇口干燥，……曾经半产，瘀血在少腹不去，……当以温经汤主之。……兼取崩中去血"；"妇人陷经，漏下黑不解，胶姜汤主之"。

本病的发病机制主要是冲任损伤，不能约制经血，故经血从胞宫非时妄行。有冲任虚寒、虚寒挟瘀两型。妇人五十岁左右，天癸将竭，肾气渐虚，封藏失司，冲任失固，不能约制经血，乃成崩漏；加之曾经半产，瘀血在少腹不去，瘀阻冲任，发为崩漏。若素体血虚，复受寒凉，冲任虚损，阴血不能内守，故成崩漏。

崩漏的发病特点是月经的期、量发生严重紊乱，经血不按周期而妄行，出血或量多如注，或淋漓不断，甚至屡月未有尽时。故当与月经先期、经期延长、月经量多鉴别；崩漏还需与胎漏、异位妊娠、产后病、赤带、癥瘕所致的阴道出血证鉴别。赤带为挟血性的黏液，见于未行经时期，月经多属正常。对疑为妊娠出血者，应通过病史询问及做妊娠诊断检查，方可明确诊断。产后出血证是胎儿娩出后产褥期发生的阴道出血，在病史及发病时期上可作鉴别。癥瘕出血多有癥可查，不难鉴别。

一、辨证论治

崩漏的特征是经血非时暴下不止或淋漓不尽，有以崩为主的，有以漏为主的，或崩与漏交替出现的，或停经日久而忽然血大下的。久崩多虚，久漏多瘀。崩为漏之甚，漏为崩之渐。辨证有冲任虚寒、虚寒挟瘀两型。治以温补冲任，养血祛瘀。

（一）冲任虚寒

【症状】经血非时而至，崩中继而淋漓，色淡质清，面色㿠白，手足不温，头晕眼花，舌质淡，苔薄白，脉细弱或沉弱。

【治法】温补冲任，养血止血。

【方药】胶艾汤、胶姜汤。前方以阿胶补血止血，艾叶温经止血，两药合用，调经止漏。地黄、当归、川芎、芍药养血和血，甘草调和诸药，清酒以行药力，诸药合用，温补冲任，养血止血。后方以阿胶补血止血，干姜温经散寒，亦达温补冲任，养血止血之效。《医宗金鉴》谓："陷经者，谓经血下陷，即今之漏下崩中病也。……李彣曰：陷经漏下，谓经脉下陷，而血漏下不止，乃气不摄血也。黑不解者，瘀血不去，则新血不生，荣气腐败也。然气血喜温恶寒，用胶姜汤温养气血，则气盛血充，推陈致新，而经自调矣。"

（二）虚寒挟瘀

【症状】经乱无期，出血淋漓不尽或量多，色紫黑有块，少腹疼痛或胀痛，畏寒肢冷，或伴暮即发热，手掌烦热，唇口干燥，舌质暗，苔薄白，脉沉涩。

【治法】温经散寒，养血祛瘀。

【方药】温经汤。方中吴茱萸、桂枝、生姜温经散寒，通利血脉；阿胶、当归、川芎、芍药、丹皮活血祛瘀，养血调经；麦冬养阴润燥而清虚热；人参、甘草补中益气，半夏、生姜降逆和胃。诸药共奏温补冲任，养血祛瘀，扶正祛邪之功。《医宗金鉴》谓："妇人年已五十，冲任皆虚，天癸当竭，地道不通矣。今下血数十日不止，宿瘀下也。五心烦热，阴血虚也；唇口干燥，冲任血伤，不上荣也；少腹急满，胞中有寒，瘀不行也。此皆曾经半产崩中，新血难生，瘀血未尽，风寒客于胞中，为带下，为崩中，为经水衍期，为胞寒不孕。均用温经汤主之者，以此方生新祛瘀，暖子宫补冲任也。"

二、历代医家补充

漏下、崩中，总称崩漏，轻重不同而已，《景岳全书·妇人规》说："崩漏不止，经乱之甚者也。盖乱则或前或后，漏则不时妄行。由漏而淋，由淋而崩，总因血病，而但以其微甚耳。"

崩漏的辨证分型，除仲景的冲任虚寒学说外，尚有血热、肾虚、脾虚之说，《傅青主女科》说："冲脉太热而血即沸，血崩之为病，正冲脉之太热也"，指出了血热导致崩漏的机制；《东垣十书·兰室秘藏》说："妇人血崩，是肾水阴虚不能镇守胞络相火，故血走而崩也"，提出了肾虚致崩之说；《妇科玉尺》说："思虑伤脾，不能摄血致令妄行"，说明脾虚亦可致崩。

治疗上，《傅青主女科》认为："血海太热血崩……必须滋阴降火，以清血海而和子宫，则终身之病，可半载而除矣。然必绝欲三月而后可，方用清海丸"；"妇人有一时血崩，两目黑暗，昏晕在地，不省人事者，人莫不谓火盛动血也。然此火非实火，乃虚火耳。世人一见血崩，往往用止涩之品，虽亦能取效于一时，而虚火不用补阴之药，则易于冲击，恐随止而随发，以致终年累月不能痊愈者有之。是止崩之药，不可独用，必须于补阴之中而行其止崩之法，方用固本止崩汤。"《景岳全书·妇人规》提出："若阴虚血热妄行者，宜保阴煎、加减一阴煎"；"若火盛迫血妄行而无虚证者，宜徙薪饮、黄芩散加续断、丹参"，"若脾气虚陷不能收摄而脱血者，寿脾煎、归脾汤、四君子汤加芎、归。再甚者，举元煎"。

（一）血热

1. 虚热

【症状】经血非时突然而下，量多势急或量少淋漓，血色鲜红而质稠，心烦潮热，或小便黄少，或大便干结，苔薄黄，脉细数。

【治法】滋阴清热，止血调经。

【方药】清海丸。《傅青主女科》说："此方补阴而无浮动之虑，缩血而无寒凉之苦，日计不足，月计有余，潜移默夺，子宫清凉，而血海自固。"或保阴煎、加减一阴煎。

2. 实热

【症状】经血非时忽然大下，或淋漓日久不净，色深红质稠，口渴烦热，或有发热，小便黄，或大便干结，苔黄或黄腻，脉洪数。

【治法】清热凉血，止血调经。

【方药】清热固经汤加沙参，徙薪饮，黄芩散加续断、丹参。症兼少腹及两胁胀痛，心烦易怒，脉弦者，为肝经火炽，清热固经汤加柴胡、夏枯草、益母草以清肝化瘀；苔黄腻，少腹疼痛者，为湿热阻滞冲任，加蚕矢、黄柏以清热燥湿止血；实热耗气，兼见少气懒言神疲者，加党参以益气。

（二）肾虚

1. 肾气虚

【症状】多见青春期少女或经断前后妇女出现经乱无期，出血量多势急如崩，或淋漓日久不净，或由崩而淋，由淋而崩反复发作，色淡红或淡暗，质清稀；面色晦暗，眼眶暗，小腹空坠，腰脊酸软；舌质暗，苔薄润，脉沉弱。

【治法】补肾益气，固冲止血。

【方药】加减苁蓉菟丝子丸加党参、黄芪、阿胶。

2. 肾阳虚

【症状】经来无期，出血量多或淋漓不净，或停经数月后又暴下不止，色淡质清，畏寒肢冷，面色晦暗，腰腿酸软，小便清长，舌质淡，苔薄白，脉沉细无力。

【治法】温肾固冲，止血调经。

【方药】右归丸加黄芪、党参、三七、覆盆子、赤石脂。加黄芪、党参补气摄血，覆盆子、赤石脂固肾涩血，三七化瘀止血；年少肾气不足，加紫河车、仙茅、仙灵脾以补肾益冲；兼见浮肿、纳差、四肢欠温者，加茯苓、砂仁、炮姜健脾温中；症见出血量多、色暗红有块、小腹疼痛者，为寒凝血瘀，加乳香、没药、五灵脂以温经活血。

3. 肾阴虚

【症状】经乱无期，出血量少淋漓累月不止，或闭经数月后又突然暴崩下血，经色鲜红，质稍稠，头晕耳鸣，腰膝酸软，五心烦热，夜寐不宁，舌质红，苔少或有裂纹，脉细数。

【治法】滋肾益阴，止血调经。

【方药】左归丸去牛膝合二至丸。若肝阴失养，见咽干、眩晕者，加夏枯草、牡蛎；心阴不足，见心烦、失眠者，加五味子、夜交藤。

（三）脾虚

【症状】经血非时而至，崩中继而淋漓，血色淡而质薄，气短神疲，面色㿠白，或面浮肢肿，手足不温，或饮食不佳，舌质淡胖，边有齿印，苔薄白，脉弱或沉弱。

【治法】补气摄血，养血调经。

【方药】固本止崩汤去当归，加升麻、山药、大枣、乌贼骨。方中当归性温，故暂不用；加升麻以升提气机，山药、大枣补中益血，乌贼骨涩血固冲；兼血虚者，加何首乌、白芍、桑寄生；久漏不止，或少腹胀痛者，加荆芥、益母草、木香。《傅青主女科》说，此方"妙在全不去止血而惟补血，又不止补血而更补气，非惟补气而更补火，盖血崩而至于黑暗昏晕，则血已尽去，仅存一线之气，以为护持，若不急补其气以生血，而先补其血而遗气，则有形之血，恐不能遽生，而无形之气，必且至尽散，此所以不先补血而先补气也。然单补气，则血又不易生；单补血而不补火，则血又必凝滞，而不能随血速生。况黑姜引血归经，是补中而又有收敛之妙，所以同补气、补血药并用之耳"。还可用寿脾煎、归脾汤、举元煎。

三、医案精选

（1）粟某某，女，32 岁，教员，1979 年 11 月 25 日诊。月经一月两潮已有一年余，西医诊断功能性子宫出血。曾服归脾汤、补中益气汤数十剂，效果不显著，此次月经来潮量多、色淡、质稀，至今 10 天仍淋沥不尽，身倦无力，头晕眼花，面色萎黄，身腰畏寒，腹胀腰酸，胃纳不佳，偶有心悸，手足麻木，下肢浮肿等症，舌体稍胖，舌质浅淡，舌苔薄白，脉沉细无力。辨证为肾虚冲任不固，血海不藏之患，方用胶艾四物汤（《金匮要略》）加味：熟地 30 克，白芍 12 克，当归 12 克，杜仲 12 克，川续断 15 克，山茱萸 10 克，川芎 3 克，茯苓 10 克，菟丝子 12 克，艾叶炭 10 克，阿胶 15 克（蒸兑）。

服药 5 剂，药见初效，守原方 15 剂，身倦腰酸、头晕诸症显著减轻。12 月份月经正常来潮一次，但量仍多。三诊嘱每次月经干净后开始，服原方 5 剂，连续 3 个月。停药后观察半年，月经恢复正常。[陕西中医，1981，（1）：10]

（2）邵某某，50 岁，1981 年 3 月 16 日初诊。不规则阴道出血 2 年，有时量多，淋沥不断。西医诊断为更年期功能性子宫出血，用丙酸睾丸酮及黄体酮等激素治之无效，求中医治疗。除上述症状外，自觉头晕，虚烦少眠，手足心热，腰酸腿软，少腹冷痛，喜暖喜按，白带稍多，舌淡尖红苔薄白，脉细滑。诊为上热下寒型崩漏。拟温经汤加川续断、菟丝子、补骨脂治之。服药 42 剂则绝经。自觉症状基本消失。后服归芍地黄丸和乌鸡白凤丸以调养之。[辽宁中医杂志，1982，（7）：27]

（3）道光四年，闽都阃府宋公，其三媳妇产后三月余，夜半腹痛发热，经血暴下鲜红，次下黑块，继有血水，崩下不止，约有三四盆许，不省人事，牙关紧闭，挽余诊之，时将五鼓矣。其脉似有似无，身冷面青，气微肢厥。余曰：血脱当益阳气，用四逆汤加赤石脂一两，煎汤灌之，不瘥，又用阿胶、艾叶各四钱，干姜、附子各三钱亦不瘥，沉思良久，方悟前方用干姜，守而不走，不能导血归经也，乃用生姜一两，阿胶五钱，大枣四枚，服半时许，腹中微响，四肢头面有微汗，身渐温，须臾苏醒，自道身中疼痛，余令先与米汤一杯，又进前方，血崩立止，脉复厥回。大约胶姜汤，即生姜、阿胶二味也。(《金匮方歌括》)

第二节　妊娠恶阻

妊娠后出现恶心呕吐，头晕厌食，或食入即吐者，称妊娠恶阻。本病见于《金匮要略·妇人妊娠病脉证并治》，"妇人得平脉，阴脉小弱，其人渴，不能食，无寒热，名妊娠，桂枝汤主之"；"妊娠呕吐不止，干姜人参半夏丸主之"。

妊娠恶阻由冲脉之气上逆，胃失和降所致。轻者由于妊娠初期，胎元初结，经血归胞养胎，胎气未盛，阴血相对不足，致阴阳气血失调。冲为血海，隶于阳明，由于阴阳失调，冲脉之气犯胃，胃气上逆，故恶心呕吐。重者由脾胃素虚，痰湿内生，冲气挟痰湿上逆而致恶心呕吐。

妊娠期间尚有因其他原因引起恶心呕吐，如肠痈、胃脘痛等。肠痈多伴有右下腹疼痛、发热等症状；胃脘痛孕前即有胃病史，胃脘部固定性疼痛，孕期可加重。据此可鉴别。

一、辨证论治

妊娠恶阻是妊娠后出现恶心呕吐，头晕厌食，或食入即吐等症状。辨证分妊娠初期由阴阳失调引起的轻证和胃虚寒饮引起的重证。治疗原则总以调气和中，降逆止呕为主。轻者化气调阴阳，使脾胃调和；重者温中补虚，蠲饮止呕。

（一）阴阳失调

【症状】妊娠初期恶心呕吐，头晕厌食，无恶寒发热，舌质淡，苔薄白，尺脉小弱。

【治法】化气调阴阳，调和脾胃。

【方药】桂枝汤。方中桂枝辛温发散以通阳，白芍甘温益阴敛营，两者相和，化气调阴阳；生姜辛温暖胃止呕，大枣甘平，既益气补中，又滋脾生津，炙甘草益气和中，全方共达阴阳脾胃和调之效。《金匮要略心典》云："桂枝汤，外证得之，为解肌和营卫，内证得之，为化气调阴阳。"

（二）胃虚寒饮

【症状】妊娠以后，恶心呕吐不食，胸脘满闷，呕吐清涎，舌淡苔白润，脉缓滑无力。

【治法】温中补虚，蠲饮止呕。

【方药】干姜人参半夏丸。方中干姜温中散寒，人参扶正补虚，半夏、生姜汁蠲饮降逆，和胃止呕，四味合用共奏温中补虚，蠲饮止呕之功。《金匮要略浅注》云："此为妊娠之呕吐不止，而出其方也。半夏得人参，不惟不碍胎，且能固胎。"

二、历代医家补充

妊娠恶阻辨证论治，历代医家在仲景学说的基础上，有所补充。《金匮要略心典》说："夫阳明之脉，顺而下行者也。有寒则逆，有热亦逆，逆则饮必从之，而妊娠之体，精凝血聚，每多蕴而成热者也。按《外台》方：青竹茹、橘皮、半夏各五两，生姜、茯苓各四两，麦冬、人参各三两，为治胃热气逆呕吐之法，可补仲景之未备也。"《景岳全书·妇人规》说："凡恶阻多由胃虚气滞，然亦有素本不虚，而忽受胎妊，则冲任上壅，气不下行，故为呕逆等证，及三月余而呕吐渐止者，何也？盖胎元渐大，则脏气仅供胎气，故无暇上逆矣。凡治此者，宜以半夏茯苓汤、人参橘皮汤之类。随宜调理，使之渐安，必俟及期，方得帖然也。若中脘多痰者，用二陈汤加枳壳，或用小半夏汤。若饮食停滞作胀者，宜小和中饮加减主之。若气逆作胀者，宜半夏茯苓汤加枳壳、苏梗、香附。若脾胃气虚者，宜五味异功散、六君子汤、人参橘皮汤之类主之。若胃虚兼寒多呕者，宜六味异功煎、温胃饮之类主之。若肝肾阳虚作呕者，宜理阴煎主之。"

（一）肝胃不和

【症状】妊娠初期，呕吐酸水或苦水，恶闻油腻，胸满胁胀，烦热口苦，头胀而晕，嗳气叹息，舌淡红，苔微黄腻，脉弦滑。

【治法】清肝和胃，降逆止呕。

【方药】苏叶黄连汤合青竹茹汤。

（二）脾胃虚弱

【症状】妊娠以后，恶心呕吐不思饮食，口淡或呕吐清涎，神疲思睡，脘痞腹胀，头晕体倦，舌淡，苔白润，脉缓滑无力。

【治法】健脾和胃，降逆止呕。

【方药】香砂六君子汤、五味异功散、六君子汤、人参橘皮汤。

（三）气阴两虚

【症状】呕吐剧烈，甚则呕吐带血样物，精神萎靡，形体消瘦，眼眶下陷，双目无神，四肢乏力，或发热口渴，尿少便秘，唇舌干燥，舌质红，苔薄黄而干或光剥，脉细滑数无力。

【治法】益气养阴，和胃止呕。

【方药】生脉饮合增液汤加竹茹、陈皮、天花粉。

三、医案精选

（1）同学祁君之妻妊娠两月呕逆恶食，其父颇知医，治以参苓茹橘等药不应，延医诊视，有谓中气不足，痰聚胃脘者；有谓气血壅滞秽气上攻者，愈治愈剧。祁翁阅《金匮》"设有医治逆者则绝之"句，遂停药半月，而呕逆如故，证状渐起，如大病然。不得已，招余视之。其人体胰面白，脉浮缓微弦，舌质淡红，苔薄白而滑，自诉头目重眩，口酸苦，胸胁苦满，默默不欲食，食下则脘胀，先吐清涎，继而吐食，吐后始舒，身体疼痛，四肢沉重不用，时方初夏，尚衣棉袄，询之，曰："本不恶风，自觉衣单怯寒耳。"即疏桂枝汤合小柴胡汤予之，翁疑曰："病不由于外感，桂柴岂可妄用？"余曰：仲景惟平脉辨证，因证立法，据法处方，本无囿于内伤外感也，翁既读《金匮》，岂不见妇人妊娠第一方乃桂枝汤乎？病诚非由于外感实缘其人阳气素虚，妊娠之初，气血下聚以养胎元，故上焦阳气不充，中州无以生化，而少阳木气郁遏，横来侮土，乃有种种见症。余以桂枝汤扶中上焦之阳，小柴胡汤舒少阳之枢，清阳振布，内外调和，诸恙可愈。后人治恶阻皆以参苓茹橘为主药，随证加减数味而已，陆渊雷亦谓自千金、外台及后世妇人方莫不如此，无怪陆氏反疑桂枝汤方药不对症，其实病万变，药亦万变，岂有板法？果然药进两付而诸恙悉退，惟疲倦，食欲未佳耳。翁问此时可绝药乎？余曰："未也，中阳犹虚，不从本治，当复病"。令隔日服小建中汤加黄芪一剂，快步健啖，面色红润矣。[广东中医，1962，（9）：36]

（2）郭某某，女，成人，已婚。初诊：1959年6月18日，现妊娠一个半月，停经30天即有泛恶呕吐，近4天加重，不能饮水进食，呕吐黄水，头晕，大便干燥，舌苔薄腻，根微黄垢，脉软滑微数。证属肝胃气逆，痰浊不降，治以和肝胃，降痰浊。处方：北秫米12克，清半夏9克，2剂。二诊：6月20日，入院后服药仍吐，心中烦热，口干且苦，但喜热饮，胃脘作痛，少腹胀坠，舌苔淡黄腻，根微垢，脉左细弦数，右滑数，病因痰湿中阻，胃浊不克下降，治以益气温中，化痰降浊。处方：党参3克，干姜3克，清半夏3克，三味研末，早晚各服1.5克，服前再加生姜汁4滴，调和徐服。（《钱伯煊妇科医案》）

第三节　半　产

半产指妊娠12～28周内，胎儿已成形而自然殒堕者，又称"小产"。本病见于《金匮要略·妇人妊娠病脉证并治》，"妇人有漏下者，有半产后因续下血都不绝者，……胶艾汤主之"；《金匮要略·妇人杂病脉证并治》，"寸口脉弦而大，弦则为减，大则为芤，减则为寒，芤则为虚，寒虚相搏，此名曰革，妇人则半产漏下，旋覆花汤主之"。

半产的发病机制是因冲任损伤，胎结不实，胎元不固，以致胚胎、胎儿自然殒堕离宫而下。可由胎漏、胎动不安发展而来，也有不经此阶段而直接成为小产者。本病的发生一由禀赋素弱，气血亏虚，或饮食劳倦损伤脾胃，气血化源不足，或大病久病，损伤气血，以致气血两虚，无以载胎养胎，胎元不固而殒堕；二由孕后不慎，劳力过度，跌扑闪挫，致气血紊乱，冲任损伤，或瘀阻子宫，胎失所养；甚或直接损伤胎元，而发生小产。

本病当与胎漏、胎动不安鉴别，一是从时间上，半产是妊娠 12～28 周内，而后者是妊娠 12 周之前；二是从妊娠的转归上，半产多胚胎已自然殒堕难留，而后者经过治疗可继续妊娠。

一、辨证论治

半产的诊断必须明确妊娠的时间，以及出血量的多少，有无胚胎排出，以决定治疗是安胎，还是下胎益母。

（一）冲任虚寒

【症状】妊娠 3 月后，阴道少量流血、色淡红、质稀薄，神疲肢倦，面色㿠白，心悸气短，舌质淡，苔薄白，脉细滑。

【治法】养血固冲安胎。

【方药】胶艾汤。阿胶补血止血，艾叶温经止血，两药合用，安胎止漏。地黄、当归、川芎、芍药养血和血，甘草调和诸药，清酒行药力，诸药合用，养血固冲安胎。《金匮要略心典》说："妇人经水淋漓及胎前产后下血不止者，皆冲任脉虚而阴气不能守也。是惟胶艾汤为能补而固之，中有芎、归，能于血中行气；艾叶利阴气，止痛安胎，故亦治妊娠胞阻。"

（二）瘀血停滞

【症状】半产后漏下不止，腰酸腹痛，有血块，色暗红，气短懒言，面色无华，舌质暗，苔薄白，脉弦或芤。

【治法】行气活血，通阳散结。

【方药】旋覆花汤。方中旋覆花行气，新绛（茜草）活血化瘀，青葱温通阳气而散结。《金匮悬解》云：“水寒木枯则脉弦，营虚卫浮则脉大，弦则阳衰而脉减，大则阴衰而内芤。减则阳气不足而为寒，芤则阴血不充而为虚，寒虚相合，此名为革，如鼓之外硬而中空也，气血虚寒，妇人见此则胎孕殒落而半产，经脉沉陷而漏下，旋覆花汤旋覆行血脉之瘀，葱白通经气之滞，新绛止崩而除漏也。”

二、历代医家补充

半产的辨证论治，《诸病源候论·妇人妊娠病诸候》指出：“凡胎儿不固，无非气血损伤之病，若气虚则提摄不固，血虚则灌溉不固，所以多致小产……胎动不安者，多因劳役气力，或触冒冷热，或饮食不适，或居处失宜，轻者转动不安，重者便致伤堕。”《景岳全书·妇人规》说：“若腹痛血多，腰酸下坠，势有难留者，无如决津煎、五物煎助其血而落之，最为妥当。……若胎已死，当速去其胎，以救其母。……凡气血衰弱无以滋养其胎，或母有弱病，度其终不能成者，莫若下之，以免他患。”

胎堕难留

【症状】怀孕 4～7 月，出现小腹疼痛，阵阵紧逼，会阴逼胀下坠，或有羊水流出，继而出血，出血量多，甚或大出血。

【治法】活血祛瘀，养血止血。

【方药】决津煎、五物煎、生化汤。生化汤可加牛膝、红花、车前子以祛瘀引血下行，促使殒胎或瘀血排出。

三、医案精选

（1）君某某，女，29 岁，教师，已婚。妊娠 3 月，突感下腹坠胀疼痛，阴道不时流血，首见色鲜红有块，后逐渐为深褐色血。半天后上症更益加剧，并诉心悸气短，周身无力。特来我院求医保胎。诊视脉来虚弱无力，舌质淡，苔薄白，面苍无华，此属冲任脉虚，阴不内守之故，当以调其冲任，固经补血，止血保妊。仿仲景《金匮要略》胶艾汤加黄芩去甘草治之。熟地25克，炒白芍15克，当归身12克，大川芎3克，白驴胶（烊化兑服）12克，艾叶炭10克，黄芩炭10克。复诊：投上方4剂，阴道下血已止，下腹坠胀疼痛渐瘥，惟神疲乏力，心悸气短，少寐多梦，脉象转细，舌质淡，苔薄白。漏下虽止，心脾犹虚，气血不足，改拟归脾汤以善其后。西党参12克，炙黄芪12克，云茯苓12克，炒白术10克，当归身12克，酸枣仁12克，龙眼肉10克，炙远志5克，广木香3克，炙甘草6克，大红枣5枚，鲜生姜3片。三诊：连服归脾汤10剂，诸症悉愈，嘱其停药，以观后效。1971年春节追访：诉其服上述方药后，前症未见再发，嗣后，足月平产一女，母子均健。（《言庚孚医疗经验集》）

（2）戴某某，女，社员。1975年来我处就诊。自述于去年小产后，阴道出血至今未净。诊脉细数，舌红润苔白，小腹部时有隐痛，下血量虽不多，但终日淋漓不清。其症显属半产后瘀血结聚，用旋覆花汤治之。处方：旋覆花（布包）10克，新绛（茜草）12克，青葱10根，生地15克，当归10克，白芍6克，川芎6克，3剂。二诊：服药后下血块数枚，血渐止，腹亦不痛，继以十全大补汤调理而愈。[江苏中医杂志，1981，（3）：19]

第四节　脏　躁

凡妇人精神忧郁，心中烦乱，哭笑无常，呵欠频作，称为"脏躁"。本病见于《金匮要略·妇人杂病脉证并治》，"妇人脏躁，喜悲伤欲哭，象如神灵所作，数欠伸，甘麦大枣汤主之"。

脏躁即脏阴不足，有干燥躁动之象。脏躁的发生，与患者的体质因素有关，如素多抑郁，忧愁思虑，积久伤心，劳倦伤脾，心脾受伤，化源不足，脏阴更亏；

或病后伤阴，或因产后亡血，使精血内亏，五脏失于濡养，五志之火内动，上扰心神，以致脏躁。

脏躁与百合病相似，但本病以哭笑无常，悲伤欲哭为主；而百合病以沉默寡言，抑郁少欢为主。脏躁亦应与癫狂鉴别，癫狂亦属神志疾病，出现意识错乱，伤人毁物，甚至自残的症状，与脏躁者虽自悲哭，情绪低落，但意识清楚，发作后复如常人不同。

一、辨证论治

脏躁的特征是精神忧郁，烦躁不宁，哭笑无常，呵欠频作，病在于心脾肾经，属内伤虚证，治当以甘润滋养为主。

心脾不足

【症状】精神不振，神志恍惚，情绪易于激动，心中烦乱，睡眠不安，少寐多梦。发作时呵欠频作，哭笑无常，不能自主；伴口干，大便燥结，舌质红或嫩红，苔少，脉细弱或细弦。

【治法】甘润滋补，养心益脾。

【方药】甘麦大枣汤。方中小麦养心安神，甘草、大枣润燥补脾缓急，使脏不躁而悲伤叹息诸症自除。本方可与酸枣仁汤合用，或加山药、地黄、当归、白芍、茯神、青龙齿、北五味等，则疗效更佳。《金匮要略心典》说："脏躁，沈氏所谓子宫血虚，受风化热者是也。血虚脏躁，则内火扰而神不宁。悲伤欲哭，有如神灵，而实为虚病，前《五脏风寒积聚》篇所谓'邪哭使魂魄不安者，血气少'而属于心也。数欠伸者，经云：肾为欠嚏；又肾病者，善伸数欠颜黑，盖五志生火，动必关心，脏阴既伤，穷必及肾也。小麦为肝之谷，而善养心气，甘草、大枣甘润生阴，所以滋养脏气而止其躁也。"

二、历代医家补充

脏躁的辨证论治，后世医家有所补充，《张氏医通·神志门》有："脏躁者，火盛烁津，肺失其润，心系了戾而然，故用甘草缓心系之急而润肺躁，大枣行脾胃之津，小麦降肝火之逆，火降则肺不躁而悲自已也。凡肺躁悲伤欲哭，宜润肺气降心火为主，余尝用生脉散、二冬膏，并加姜枣治之，未尝不随手而效。若作癫疾，用金石药则误矣。"《校注妇人良方·妇科杂证门》记载新治法，"一妊妇无故自悲，用大枣汤二剂而愈。后复患，又用前汤，佐以四君子汤加山栀而安。"王肯堂《证治准绳·女科》以红枣烧存性，米饮调服，治脏躁自悲、自哭、自笑。除上述症型外，尚有因肝肾不足引起的，治疗以滋补肝肾为主。

肝肾不足

【症状】哭笑无常，呵欠频作，夜寐梦善惊，甚则意识朦胧，精神恍惚，伴头晕耳鸣，心烦易怒，懊侬不安，口干喜饮，手足心热，腰膝酸软，尿黄便燥，舌质红，苔薄白而干，脉细数。

【治法】滋肾清肝，养心安神。

【方药】百合地黄汤合滋水清肝饮。

三、医案精选

（1）邓某某，女，32岁。症状：头昏冒，喜欠伸，精神恍惚，时悲时喜，自哭自笑，默默不欲饮食，心烦失眠，怔忡心悸，多梦纷纭，喜居暗室，颜面潮红，舌苔薄白，脉象弦滑。诊断：子脏血虚，受风化热，虚热相搏，扰乱神明。治法：拟养心缓肝法，宗金匮甘麦大枣汤与百合地黄汤加减主之。粉甘草18克，淮小麦120克，大红枣10枚，炒枣仁15克，野百合60克，生牡蛎30克。水煎服，日服2剂，数剂见效，20剂痊愈。（《蒲园医案》）

（2）张某某，女，41岁，已婚。初诊：1976年5月20日。1972年10月，因子宫内膜异位症，行子宫全切术，并将左侧卵巢切除。术后经常虚汗淋漓，手足浮肿，心慌失眠，悲伤欲哭，周期性发作，每在月中，心烦懊侬，到处乱跑，烘热阵作，胸闷泛恶，纳少寐差，右胁胀痛，二便频数，舌苔薄黄腻，脉象沉细。病由心肾两虚，肝胃不和，治以益心肾，和肝胃。处方：甘草6克，淮小麦15克，大枣6枚，茯苓12克，合欢皮12克，麦冬9克，橘皮6克，扁豆9克，制香附6克，川续断12克，9剂。二诊：6月10日，服上方9剂，诸差均见好转，睡眠亦较前安宁，二便正常，舌苔淡黄腻，脉象沉细，治以健脾、宁心、疏肝。处方：党参12克，茯苓12克，甘草6克，小麦15克，大枣6枚，麦冬9克，旋覆花6克（包），橘皮6克，莲肉12克，竹茹9克，9剂。三诊：7月1日，服药后，诸恙均见改善，上月中旬患病时，仅感心烦胸闷，已不乱走，目前症状，头晕头痛，面浮肢肿，右胁作胀，口渴喜饮，大便偏稀，日1～2次，两腿酸痛，舌苔薄白，边有齿痕，脉象细软，治以健脾宁心，疏肝益肾。处方：甘草6克，淮小麦15克，大枣6枚，党参12克，茯苓12克，山药12克，橘皮6克，木香6克，白芍9克，川断9克，9剂。(《钱伯煊妇科医案》)

第五节 胞 阻

妊娠期，因胞脉阻滞或失养，气血运行不畅而发生小腹疼痛者，称胞阻，又称妊娠腹痛。本病见于《金匮要略·妇人妊娠病脉证并治》，"妇人有漏下者，有半产后因续下血都不绝者，有妊娠下血者，假令妊娠腹中痛，为胞阻，胶艾汤主之"；"妇人怀娠六七月，脉弦发热，其胎愈胀，腹痛恶寒者，少腹如扇，所以然者，子脏开故也，当以附子汤温其脏"；"妇人怀妊，腹中疠痛，当归芍药散主之"。

胞阻主要由于素体血虚、阳虚、虚寒等因素，导致妊娠期胞脉失养，气血运行不畅，而发生腹痛。血虚由于素体气血虚弱，妊娠以后血聚养胎，阴血益虚，气血运行无力，胞脉失养，因而腹痛。虚寒、阳虚均由于素体阳虚，孕后胞脉失于温煦，有碍气血运行，因而发生腹痛。

胞阻是妊娠后发生小腹疼痛，痛时多腹软而不拒按。当与胎漏、半产鉴别，后者伴有阴道出血，可由胞阻久延失治而致。

一、辨证论治

胞阻的特征是妊娠后小腹疼痛，结合其兼证及舌脉，当辨其为血虚、阳虚、虚寒所致腹痛，治法以调理气血为主。

（一）血虚

【症状】妊娠后小腹绵绵作痛，按之痛减，面色萎黄，头晕目眩，或心悸少寐多梦，舌质淡，苔薄白，脉细滑弱。

【治法】养血补血，安胎止痛。

【方药】当归芍药散。方中当归养血和血；川芎行血中之滞，白芍养血缓急止痛；茯苓、白术健脾益气以资生化之源，泽泻利水渗湿，全方使气血充沛，运行调畅，收安胎止痛之效。可加何首乌、桑寄生以养血固胎。《金匮方歌括》云"怀妊腹痛，多属血虚。而血生于中气。中者土也，土过燥不生物，故以归、芎，芍药滋之；土过湿亦不生物，故以苓、术、泽泻渗之。燥湿得宜，则中气治而血自生，其痛自止。"

（二）虚寒

【症状】妊娠小腹冷痛，绵绵不止，喜温喜按，形寒肢冷，体倦乏力，面色㿠白，或纳少便溏，舌淡，苔白滑，脉沉细滑。

【治法】暖宫止痛，养血安胎。

【方药】胶艾汤。方中艾叶暖宫止痛，川芎、当归温养血脉，白芍、甘草缓急止痛，阿胶、地黄养血安胎。可加巴戟天、杜仲、补骨脂以温肾补阳，使阴寒消散，气血流畅，腹痛缓解。《金匮要略心典》云："妇人经水淋漓及胎前产后下血不止者，皆冲任脉虚而阴气不能守也。是惟胶艾汤为能补而固之，中有芎、归，能于血中行气；艾叶利阴气，止痛安胎，故亦治妊娠胞阻。胞阻者，胞脉阻滞，血少而气不行也。"

（三）阳虚

【症状】妊娠三月后腹痛胎胀，畏寒，少腹如扇，阵阵作冷，面色苍白，舌淡苔薄白，脉沉细弱。

【治法】温阳祛寒，暖宫安胎。

【方药】附子汤。《张氏医通》云："妊娠脉弦为虚寒，虚阳散外，故发热。阴寒内逆故胎胀。腹痛恶寒者，其内无阳，子藏不能司闭藏之令，故阴中觉寒气习习如扇也。用附子汤以温其脏，则胎自安。世人皆以附子为堕胎百药长，仲景独用以为安胎圣药，非神而明之，莫敢轻试也。"

二、历代医家补充

　　胞阻的辨证论治，后世医家有所补充，《圣济总录·妊娠门》论述有："妊娠脏腑虚弱，冒寒湿之气，邪气与正气相击，故令腹痛。病不已，则伤胞络，令胎不安。治法宜祛散寒湿，安和胎气，则痛自愈。"说明寒湿滞于胞中，而致胞阻。《傅青主女科·妊娠》云："妊娠少腹作疼，胎动不安，如有下坠之状，人只知带脉无力也，谁知是脾肾之亏乎！夫胞胎虽系于带脉，而带脉实关于脾肾。脾肾亏损，则带脉无力，胞胎即无以胜任矣。"说明脾肾亏损，系胞无力，以致胞阻。《胎产心法·诸痛论》云："如不时腹痛，名曰胎痛，有血虚、气滞二因，然血虚者居多。"指出因气滞导致妊娠腹痛，如素性忧郁，孕后血聚以养胎，肝血偏虚，肝气失于条达，血海气机失调，胞脉阻滞，气血不畅，以致腹痛。治疗当以舒肝解郁，止痛安胎。《胎产新书·女科秘旨》提出新的治疗方法，"孕妇腹中不时疼痛，或小腹重坠，名曰胎痛，宜地黄当归汤主之。如不应，加人参、白术、陈皮。如因血气，加砂仁。因中气下坠而作痛，则服补中益气汤。"此外，尚有因血瘀所致者，素有癥瘕，或因气滞、或因寒凝，瘀血内停，阻滞子宫、胞脉，不通则痛，遂致腹痛。

（一）气滞

【症状】孕后小腹胁肋胀痛，或情志不爽，或急躁易怒，苔薄黄，脉弦滑。

【治法】舒肝解郁，止痛安胎。

【方药】逍遥散。可加苏梗宽中行气安胎；郁而化热者，加栀子、黄芩清热安胎。

（二）血瘀

【症状】妊娠后小腹常隐痛不适，或刺痛，痛处不移，或素有癥瘕，舌暗有瘀点，脉弦滑。

【治法】养血活血，补肾安胎。

【方药】桂枝茯苓丸合寿胎丸。

三、医案精选

（1）某妇，怀孕后时常腹痛，痛连腰胁，痛时不能食，亦不能寐，此为胎气不调，气血不和，应慎防流产。治宜调气安胎。方用：当归 18 克，白芍、白术各 9 克，茯苓 15 克，菖蒲 2.4 克，香附 9 克，木香 4.5 克（后下），甜橙皮 9 克，素馨花 6 克，苏梗 4.5 克，苎麻根 9 克，桑寄生 15 克。服后痛减，照方再服而安。（《广州近代老中医医案医话选编》）

（2）李某，女，28 岁，1978 年 3 月 12 日初诊。妊娠 3 个月，常觉小腹绵绵作痛，并感头晕，心烦，口微苦，纳呆。1977 年曾经坠胎一次。诊见：形体消瘦，面色萎黄，舌质淡红，苔薄黄，脉虚细。证属血虚妊娠腹痛，治宜养血行气，缓急止痛。药用：当归 9 克，白芍 12 克，白术 10 克，茯苓 9 克，川芎 4.5 克，砂仁 3 克，阿胶 9 克（烊化），菟丝子 10 克，泽泻 6 克，黄芩 6 克，黄芪 15 克。服药 1 剂痛减，3 剂诸症明显减轻，直至足月分娩。[广西中医药，1982，（5）：26]

（3）张路玉治一妇人，素禀气虚多痰，怀妊三月，因腊月举丧受寒，遂恶寒呕逆清血（血字疑水字之误），腹痛下坠，脉得弦细如丝，按之欲绝。与生料干姜人参半夏丸，二服不应，更与附子理中加苓、半、肉桂，调理而康。大抵怀孕母气多火，得连则安；多寒，得桂附则安；多痰，得苓半则安，务在调其偏盛，适其寒温。未有母气逆而胎得安，亦未有母气安而胎反堕者，所以《金匮》有妊娠六七月，胎胀腹痛恶寒，少腹如扇，用附子汤温其脏者。然认证不果，不得妄行是法。（《续名医类案》）

第六节　转　胞

转胞指小便不通，甚至小腹胀急疼痛，心烦不得卧。妊娠期及产后多见。本病见于《金匮要略·妇人杂病脉证并治》，"问曰：妇人病饮食如故，烦热不得卧，而反倚息者，何也？师曰：此名转胞不得溺也，以胞系了戾，故致此病，但利小便则愈，宜肾气丸主之。"

转胞的发病是由于素体肾气不足，肾虚不能温煦膀胱以化气行水；或孕后系胞无力，胎压膀胱，以致膀胱不利，水道不通，尿不得出。

转胞当与淋证鉴别，淋证是小便频数，淋漓涩痛；转胞是小便不通，以致小腹胀急疼痛，可资鉴别。

一、辨证论治

转胞的特征是小便不通，甚至小腹胀急疼痛，辨证是肾虚系胞无力，胎压膀胱或膀胱失于温煦，不能化气行水，故治疗以温肾扶阳，化气行水。

肾虚

【症状】妊娠或非妊娠期，小便频数不畅，继则闭而不通，小腹胀满而痛，坐卧不宁，畏寒肢冷，腰腿酸软。舌质淡，苔薄润，脉沉滑无力。

【治法】温肾扶阳，化气行水。

【方药】肾气丸。方中地黄、山茱萸、山药为滋补肝肾之品，泽泻、茯苓渗利行水，桂枝通阳化气，附子通阳化气以行水。丹皮泻火伤阳，宜去之。

二、历代医家补充

转胞除肾虚外，尚有其他原因所致者，如《金匮要略浅注》云："了戾与缭戾同，言胞系缭戾而不顺，而胞为之转，胞转则不得溺也。治以此方，补肾则气化，气化则水行而愈矣。然转胞之病，亦不尽此，或中焦脾虚，不能散精归于胞；及上焦肺虚，不能下输布于胞；或胎重压其胞；或忍溺入房，皆能致此，当求其所因而治之。"说明脾肺气虚可致转胞。《丹溪心法》云："胞转证，凡强忍小便，或尿急疾走，或饱食忍尿……气迫于胞，故屈戾不得舒张也。"《沈氏女科辑要笺正》云："转胞一证，因胎大压住膀胱，或因气虚不能举膀胱之底，气虚者补气，胎压者托胎，若浪投通利，无益于病，反伤正气。"朱丹溪创有"丹溪举胎法"，对胎大压住膀胱者，用香油涂手，自产户伸入托其胎，溺自下。

气虚

【症状】孕期或非孕期，小便不通，或频数量少，小腹胀急疼痛，坐卧不安，面色㿠白，精神疲倦，头重眩晕，短气懒言，大便不爽，舌质淡，苔薄白，脉虚缓滑。

【治法】补气升陷。

【方药】益气导溺汤。

三、医案精选

（1）周姓妇，年三十余，产后已逾两月，忽心中烦热，气短，不能安枕，欲小便不得，腹胀满；杂治半月，益剧。幸饮食如常，脉之弦缓。一医欲与五苓散；余曰用肾气丸，《金匮》云：妇人烦热不得卧，反倚息，此名转胞，不得溺也，肾气丸主之。主人正检前方中有五苓散，即疏肾气丸与之，一服知，二服愈。(《豚园医案》)

（2）周某某，女，29岁，干部，1976年4月8日初诊。本人自述：妊娠已8个月，面目及下肢浮肿，疲乏，头眩怕冷，腰腿酸软，小便不通，大便溏泄。诊之舌质淡，苔薄白，脉沉迟而虚。治法：温补肾阳行水，用金匮肾气丸。处方：熟地10克，山药10克，山萸肉10克，泽泻10克，茯苓10克，丹皮10克，桂枝6克，熟附子6克，共3剂。

二诊：服上方3剂后，尿量增多，下肢浮肿已消，但大便仍烂，腰腿酸软。继服上方，加白术10克，巴戟天10克，连服6剂而愈。(《中医妇科临床经验选》)

第七节　恶露不尽

产后血性恶露持续10天以上，仍淋漓不断者，称恶露不尽，又称"恶露不绝"或"恶露不止"。本病见于《金匮要略·妇人产后病脉证并治》，"产后七八日，无太阳证，少腹坚痛，此恶露不尽；不大便，烦躁发热，切脉微实，再倍发热，日晡时烦躁者，不食，食则谵语，至夜即愈，宜大承气汤主之。热在里，结在膀胱也。"

本病的发生是冲任失固，气血运行失常所致。因冲为血海，任主胞胎，恶露为血所化，而血海源于脏腑，注于冲任。产后胞脉空虚，寒邪乘虚入胞，与血相搏，瘀血内阻，或胞衣残留，影响冲任，血不归经，以致恶露淋漓，日久不尽。本病若治不及时或迁延日久，可因失血伤阴而致血虚阴竭，若复加感染，可变生他症。

一、辨证论治

产后血性恶露，在正常情况下，一般持续 3～4 天，如超过这段时间，仍然淋漓不断者，为恶露不尽。如恶露臭秽，色紫暗有块，并伴有大便不通，烦躁发热，为血瘀兼阳明里实证，治宜瘀者攻之，热者清之，实者泻之。

血瘀兼阳明里实

【症状】产后恶露不尽，少腹坚痛，大便不通，烦躁发热，或狂躁谵语，不欲食，舌质红，苔黄或厚腻，脉微实。

【治法】泻热通便祛瘀。

【方药】大承气汤。本方不仅可泄热通便，治阳明实热，亦可使瘀血随热去便通而下，从而收一举两得之效。《金匮要略心典》云："产后七八日，少腹坚痛，恶露不尽，但宜行血去瘀而已。然不大便，烦躁，发热，脉实则胃之实也……盖胃不独血结于下，而热亦聚于中也。若但治其血而遗其胃，则血虽去而热不除，即血亦未必能去，而大承气汤中，大黄、枳实，均为血药，仲景取之者，盖将一举而两得之欤。"

二、历代医家补充

恶露不尽的发病机制，历代医家在血瘀的基础上均有发挥，《胎产心法》云："产后恶露不止，……由于产时伤其经血，虚损不足，不能收摄，或恶血不尽，则好血难安，相并而下，日久不止"；"火动病热，下血日久不止，此产后间有之实证"。《妇人大全良方》载有"夫产后恶露不绝者，由产后伤于经血，虚损不足。或分解之时，恶血不尽，在于腹中，而脏腑夹于宿冷，致气血不调，故令恶露淋沥不尽也。"提出用牡蛎散、独圣汤等方药以治之。《医学心悟·恶露不绝》云："产后恶露不绝，大抵因产时劳伤经脉所致也。其症若肝气不和，不能藏血者，宜用逍遥散。若脾气虚弱，不能统血者，宜用归脾汤。若气血两虚，经络亏损者，宜用八珍汤。若瘀血停积，阻碍新血，不得归经者，其症腹痛拒按，宜用归芎汤，送下失笑丸，先去其瘀而后补其新，则血归经矣。"

（一）气虚

【症状】产后恶露过期不止，量多，或淋漓不断，色淡红，质稀薄，无臭气，小腹空坠，神倦懒言，面色㿠白，舌淡，苔薄白，脉缓弱。

【治法】补气摄血。

【方药】补中益气汤、归脾汤。可加鹿角胶、艾叶炭以温阳益气摄血。

（二）血热

【症状】恶露过期不止，量较多，色深红，质黏稠，有臭秽气，面色潮红，口燥咽干，舌质红，脉虚细而数。

【治法】养阴清热，凉血止血。

【方药】保阴煎。可加阿胶、旱莲草、乌贼骨以增加养阴清热止血之力。

（三）血瘀

【症状】产后恶露淋漓不爽，量少，色紫暗有块，小腹疼痛拒按，舌紫暗或边有紫点，脉弦涩或沉而有力。

【治法】活血化瘀。

【方药】生化汤、归芎汤、失笑丸。生化汤可加益母草、炒蒲黄以祛瘀止血；伴小腹空坠者，加党参、黄芪；瘀久化热，恶露臭秽者，加蚤休、蒲公英。

三、医案精选

同乡姻亲高长顺之女嫁王鹿萍长子，住西门路，产后六七日，体健能食，无病，忽觉胃纳反佳，食肉甚多。数日后，日晡所，觉身热烦躁，中夜略瘥，次日又如是。延悍医诊，断为阴亏阳越。投药五六剂，不效。改请同乡朱医，谓此乃桂枝汤证，如何可用养阴药？即予轻剂桂枝汤，内有桂枝五分，白芍一钱。二十日许，病益剧。长顺之弟长利与余善，乃延余诊。知其产后恶露不多，腹胀，予桃核承气汤，次日稍愈。但仍发热，脉大，乃疑《金匮》有产后大承气汤条，得毋指此证乎？即予之，方用：生大黄五钱，枳实三钱，芒硝三钱，厚朴二钱，方成……服后，当夜不下，次早，方下一次，干燥而黑。午时又来请诊，谓热已退，但觉腹中胀，脉仍洪大，嘱仍服原方。实则依余意，当加重大黄，以病家胆小，姑从轻。次日，大下五六次，得溏薄之黑粪，粪后得水，能起坐，调理而愈。(《经方实验录》)

第八节　产后痉病

产后发生四肢抽搐，项背强直，甚则口噤不开，角弓反张，称为产后痉病。本病见于《金匮要略·妇人产后病脉证并治》，"问曰：新产妇人有三病，一者病痉，二者病郁冒，三者大便难，何谓也？师曰：新产血虚，多汗出，喜中风，故令病痉。"

本病的发生由于产后失血伤津，营阴耗损，血少津亏，不能濡润筋脉，以致拘急抽搐。

本病的特征是四肢抽搐，项背强直，甚则口噤不开，角弓反张，当与产后子痫、高热抽搐鉴别。子痫多有高血压、水肿、蛋白尿等体征；高热抽搐有热可辨。

一、辨证论治

产后痉病的特征是产后发生四肢抽搐，项背强直，甚则口噤，角弓反张。由于阴血亏虚者，治疗以养血息风为主。

【症状】产后骤然发痉，头项强直，牙关紧闭，四肢抽搐，面色苍白或萎黄。舌淡红无苔，脉虚细。

【治法】滋阴养血，柔肝息风。

【方药】产后痉病治疗，仲景未言及，可用三甲复脉汤加人参、钩藤、天麻、石菖蒲，或大定风珠。

二、历代医家补充

《景岳全书·妇人规》说："产后发痉，乃阴血大亏证也，其证则腰背反张，戴眼直视，或四肢强劲，身体抽搐。……凡遇此证，速当察其阴阳，大补气血，用大补元煎或理阴煎及十全大补汤之类，庶保其生。若认为风痰，而用发散消导等剂，则死无疑矣。"《女科撮要》指出："产后发痉，因去血过多，元气亏极；或外邪相搏，其形牙关紧急，四肢颈强，或腰背反张，肢体抽搐。若有汗而不恶寒者，曰柔痉。若无汗而恶寒者，曰刚痉。然产后患之，实由亡血过多，筋无所养而致。故伤寒汗下过多，溃疡脓血大泄，多患之，乃败症也。若大补血气，多保无虞。"说明产后痉证尚有因感染邪毒而致者，产时接生不慎，局部创伤，伤口不洁，邪毒乘虚而入，伤动血脉，直窜筋络，以致经脉拘急发痉。

【症状】新产后头项强痛，发热恶寒，牙关紧闭，口角抽动，面呈苦笑，继而项背强直，角弓反张，舌质正常，苔薄白，脉浮而弦。

【治法】解毒镇痉，理血祛风。

【方药】撮风散。

第九节　经水不利

经水不利指经血行而不畅，伴有小腹疼痛。本病见于《金匮要略·妇人杂病脉证并治》，"带下经水不利，少腹满痛，经一月再见者，土瓜根散主之"。《金匮要略·妇人产后病脉证并治》："师曰：产妇腹痛，法当以枳实芍药散，假令不愈者，此为腹中有干血着脐下，宜下瘀血汤主之；亦主经水不利。"

经水不利由气滞血瘀或瘀热内结，阻滞胞脉，使血行不畅，而致经行不畅，小腹疼痛。

经水不利当与闭经鉴别，虽皆由瘀血所致，但本病为经行不畅，小腹疼痛；后者为经水闭阻不通，两者在程度上有轻重的不同。本病若失治久延，可发展为闭经。

一、辨证论治

经水不利的特征是经血行而不畅，小腹疼痛，若伴舌红苔黄，溲黄便结，为瘀热内结，治宜破血逐瘀泻热；若伴舌暗脉涩，为血瘀，治宜活血通经。

（一）瘀血内停

【症状】月经量少，色紫有块，少腹满痛，舌质紫暗，脉涩。

【治法】活血通经。

【方药】土瓜根散。方中土瓜根、䗪虫祛瘀破血，桂枝、芍药调营止痛，加酒以行药势，瘀去则经水自调。《金匮要略直解》云："土瓜根破瘀血而兼治带下，故以为君，䗪虫下血闭，以为臣，芍药通顺血脉，以为佐，桂枝通行瘀血，以为使。"

（二）瘀热内结

【症状】月经量少推迟，色暗有块，少腹刺痛拒按，痛处固定不移，大便干结，小便黄赤，舌质红或紫暗或有瘀斑、瘀点，苔白，脉涩。

【治法】破血逐瘀泻热。

【方药】下瘀血汤。方中大黄荡逐瘀血，桃仁活血化瘀，䗪虫逐瘀破结，三药相伍，破血逐瘀之力颇猛。用蜜为丸以缓药性；酒煎者，意在运行药势，以达病所。《金匮玉函经二注》云："血之干燥凝着者，非润燥荡涤，不能去也；芍药、枳实不能治，须用大黄荡逐之；桃仁润燥，缓中破结；䗪虫下血；用蜜补不足，止痛和药，缓大黄之急，尤为润也。"

二、历代医家补充

经水不利是经行不畅，少腹满痛，《景岳全书·妇人规》说："经行腹痛，证有虚实。实者或因寒滞，或因血滞，或因气滞，或因热滞；虚者有因血虚，有因气虚。然实痛者，多痛于未行之前，经通而痛自减；虚痛者，于既行之后，血去而痛未止，或血去而痛益甚。大都可按、可揉者为虚；拒按、拒揉者为实。有滞无滞，于此可察。但实中有虚，虚中亦有实，此当于形气禀质兼而辨之。……凡妇人经期有气逆作痛，全滞而不虚者，须顺其气，宜调经饮主之。……若寒滞于经，或因外寒所逆，或素日不慎寒凉，以致凝结不行，则留聚为痛而无虚者，须去其寒，宜调经饮加姜、桂、吴茱萸之类主之。""凡妇人经行作痛，挟虚者多，全实者少。即如以可按、拒按，及经前、经后辨虚实，固其大法也。然有气血本虚，而血未得行者，亦每拒按。故于经前亦常有此证。此以气虚血滞，无力流通而然……若痛在经后者，多由血虚，当用大、小营煎随宜加减治之，或四物、八珍俱可用。"《傅青主女科》说："妇人有少腹疼于行经之后者，人以为气血之虚也，谁知是肾气之涸乎。"

（一）气滞

【症状】经行不畅或经行量少，经色紫暗有块，经前或经期小腹胀痛拒按，经净后疼痛消失，舌紫暗，脉弦或弦滑。

【治法】理气活血，化瘀止痛。

【方药】调经饮、膈下逐瘀汤。

（二）寒凝胞中

1. 寒湿凝滞

【症状】经量少，经色紫暗有块，经前数日或经期小腹冷痛，得热痛减，按之痛甚，苔白腻，脉沉紧。

【治法】温经散寒，祛瘀止痛。

【方药】少腹逐瘀汤，调经饮加干姜、肉桂、吴茱萸。

2. 阳虚内寒

【症状】经量少，经色暗淡，经期或经后小腹冷痛，喜按，得热则舒，苔白润，脉沉。

【治法】温经暖宫，散寒止痛。

【方药】温经汤加附子、艾叶、小茴香。

（三）气血虚弱

【症状】月经量少，色淡质薄，经期或经后小腹隐隐作痛，或小腹空坠，喜揉按，或面色不华，神疲乏力，舌质淡，脉细弱。

【治法】益气补血，和中止痛。

【方药】大营煎、小营煎、四物汤、八珍汤。

（四）肝肾虚损

【症状】经色暗淡量少，质稀薄，经后小腹隐隐作痛，腰部酸胀，或有潮热耳鸣，苔薄白或薄黄，脉细弱。

【治法】益肾养肝，养血止痛。

【方药】调肝汤。

第十节　闭　经

闭经指月经闭阻而不行，凡女子年逾 18 周岁月经尚未初潮，或已行经而又中断达 6 个月以上者，均称闭经，又称作"经水断绝""经水不利下""经水闭不利""至期不来"。本病见于《金匮要略·妇人杂病脉证并治》，"妇人之病，因虚、积冷、结气，为诸经水断绝，至有历年，血寒积结，胞门寒伤，经络凝坚"；"妇人经水闭不利，脏坚癖不止，中有干血"；"妇人经水不利下，抵当汤主之"；"妇人年五十所，病下利数十日不止，暮即发热，少腹里急，腹满，手掌烦热，唇口干燥，……当以温经汤主之。……兼取崩中去血，或月水来过多，及至期不来"。

闭经的病因病机较复杂，分虚实两端，虚者由气虚血少，血海空虚，无血可下；实者由寒冷久积，气滞血凝，胞门闭塞，经络阻滞而致。

闭经与经水不利均属月经不调，但经水不利是月经行而不畅，出现月经推迟且量少，小腹疼痛；闭经是经水不通，经水不利失治久延，可转为闭经。

一、辨证论治

闭经辨证当分虚实，一般月经逐渐稀发而停闭，并伴有其他虚象的，多属虚证；既往月经尚属正常而突然停闭，又伴有其他实象的，则多是实证。虚者由气虚血少所致者，当调养气血；实者由寒凝或瘀热内结所致者，当温经散寒或攻瘀破血。

（一）瘀热内结

【症状】月经数月不行，少腹硬满疼痛拒按，或腹不满，自觉胀满，精神抑郁，烦躁易怒，胸胁胀满。舌紫暗，有瘀点，苔黄或薄白，脉沉涩或沉弦。

【治法】攻瘀破血。

【方药】抵当汤。方中以水蛭、虻虫攻其瘀，大黄、桃仁下其血，瘀血去而血流畅，血流畅则经自行。

（二）寒凝

【症状】月经至期不来，小腹冷痛，得热则减，形寒肢冷，畏寒喜暖，舌质淡或舌质紫暗苔白，脉沉涩或沉紧。

【治法】温经散寒，活血调经。

【方药】温经汤。方中吴茱萸、桂枝、生姜温经散寒，通利血脉；阿胶、当归、川芎、芍药、丹皮活血祛瘀，养血调经；麦冬养阴润燥；人参、甘草、半夏补中益气，降逆和胃。诸药合用，达温经散寒，活血调经之效。

二、历代医家补充

闭经最早记载于《内经》，称为"女子不月""月事不来"，此后，医家对闭经的论述颇多，《景岳全书·妇人规》以"血枯""血隔"分虚实立论，言简理明，书中云："血枯之与血隔，本自不同，盖隔者，阻隔也；枯者，枯竭也。阻隔者，因邪气之隔滞，血有所逆也。枯竭者，因冲任之亏败，源断其流也。凡妇女病损，至旬月半载之后，则未有不闭经者。正因阴竭，所以血枯，枯之为义，无血而然。故或以羸弱，或以困倦，或以咳嗽，或以夜热，或以食饮减少，或以亡血失血，及一切无胀、无痛、无阻、无隔，而经有久不至者，即无非血枯经闭之候。欲其不枯，无如营养；欲以通之，无如克之……此之治法，当与前血虚、肾虚二条查而用之。""若经候微少，渐渐不通，手足骨肉烦疼，日渐羸瘦，渐生潮热，其脉微数，此由阴虚血弱，阳往乘之，少水不能减盛火，火逼水涸，耗亡津液。治当养血益阴，慎毋以毒药通之。宜用柏子仁丸、泽兰汤。"《妇科秘书八种·妇科秘书》曰："经闭不行三候：一则脾胃有损伤，食少血亏非血停，急宜补脾养血，血充气足经自行。一则忧怒损肝经，肝火郁闭经始停，开郁二陈汤急用，四制女圣丸亦灵。一则体肥痰滞壅，故令经血不能通，加减导痰汤作主，多服方知药有功。未嫁愆期经忽闭，急宜婚嫁自然通。"

（一）气血虚弱

【症状】月经逐渐后延，量少，经色淡而质薄，继而停闭不行。或头晕眼花，或心悸气短，神疲肢倦，或食欲不振，毛发不泽或易脱落，羸瘦萎黄。舌淡苔少或薄白，脉沉缓或虚数。

【治法】补气养血调经。

【方药】人参养荣汤。

（二）肝肾不足

【症状】月经后期量少渐至停闭，腰酸腿软，头晕耳鸣，舌淡红苔少，脉沉弱或细弱。

【治法】补肾养肝调经。

【方药】归肾丸。

（三）阴虚血燥

【症状】经血由少而渐至停闭，五心烦热，两颧潮红，盗汗，或骨蒸潮热，或咳嗽唾血，舌红苔少，脉细数。

【治法】养阴清热调经。

【方药】加减一阴煎加黄精、丹参、枳壳，或柏子仁丸、泽兰汤。

（四）痰湿阻滞

【症状】月经停闭，形体肥胖，胸胁满闷，呕恶痰多，神疲肢倦，或面浮肢肿，头晕目眩，或带下量多色白，苔腻脉滑。

【治法】豁痰除湿，调气活血通经。

【方药】苍附导痰丸合佛手散。

三、医案精选

（1）龚某某，女，28岁，病由行经时，赴池塘洗衣，失足跌入水内，月经即止。因而小腹胀满如鼓，剧痛不已，前阴肿，大便不利，此水与血结，瘀留不去故也。处方用大黄四钱，甘遂二钱，阿胶二钱，服三剂，大便下如米泔水，小便下血水；但小腹仍痛，再方用大黄三钱，虻虫钱半，水蛭三钱，桃仁二钱，连服3剂，下瘀血块甚多，自后经色遂逐渐正常，但腹稍有疼痛，以小建中汤加当归，遂痊愈如常矣。(《湖南省老中医医案选》)

（2）周姓少女，……年约十八九。经事三月未行，面色萎黄，少腹微胀，证似干血痨初起，因嘱其吞服大黄䗪虫丸，每服三钱，日三次，尽月可愈。自是之后，遂不复来，意其瘥矣。越三月，忽一中年妇人扶一女子来请医，顾视其女，面颊以下几瘦不成人，背驼腹胀，两手自按，呻吟不绝。余怪而问之，病已至此，何不早治？妇泣而告曰：此吾女也，三月之前，曾就诊于先生，先生令服丸药，今腹胀加，四肢日削，背骨突出，经仍不行，故再求诊。余闻而骇然，深悔前药之误，然病已奄奄，尤不能不尽心力。第察其情状，皮骨仅存，少腹胀硬，重按痛益甚，此瘀积内结，不攻其瘀，病焉能除？又虑其元气已伤，恐不胜攻，思先补之。然补能恋邪，尤为不可，于是决以抵当汤予之。虻虫一钱，水蛭一钱，大黄五钱，桃仁五十粒。明日母女复偕来，知女下黑瘀甚多，胀减痛平。惟脉虚甚，不宜再下，乃以生地、当归、潞党、川芎、白芍、陈皮、茺蔚子活血行气，导其瘀积。一剂之后，遂不复来。后六年，值于途，已生子，年四五岁矣。（《经方实验录》）

（3）李某某，女，38 岁。1965 年 2 月 10 日初诊：于 1966 年夏天产后十余天，进食大量的瓜果及生冷食物，次日即感少腹冷而痛，自用生姜汤饮服，得汗，症状稍减，此后未经医治，病情渐重，月经已 3 年未行，曾服中药数十剂，未获效，经某医院妇产科诊为"继发性闭经"，注射黄体酮 2 周，效果亦不显。目前症见：面色白而浮肿，四肢不温，少腹冷痛，倦怠乏力，目眩，动则喘促，胸闷恶心，饮食欠佳，大便不实，白带量多，唇舌淡红，脉沉而紧，乃产后过食生冷，血为寒凝，滞于冲任，壅塞胞脉，属虚寒闭经。治宜温经散寒，养血调经，用《金匮》温经汤。归身 15 克，川芎、炒白芍、制香附、丹皮、炒吴茱萸各 9 克，阿胶 12 克，姜半夏、炮姜各 6 克，桂心、甘草各 3 克。3 月 5 日二诊：服上方 4 剂后，食欲增加，少腹冷痛、四肢不温已消，其他症状均有减轻，原方继服 4 剂。8 月 16 日随访，服二诊方 4 剂后，上述症状均消失。目前经期、经量、经色等均已正常。[上海中医药杂志，1966，（5）：193]

第十一节　阴　寒

阴寒指自觉阴中寒冷，又称阴冷。本病见于《金匮要略·妇人杂病脉证并治》，"蛇床子散方，温阴中坐药"。

素体阳虚，复感寒湿之邪，寒湿下注阴中，而致阴冷、带下清稀。

阴寒当与阴痒鉴别，前者以阴中寒冷为主症，可合并有阴痒，阴痒以外阴瘙痒为主症，但不一定会出现阴寒。

一、辨证论治

本病的特征是阴中寒冷，病由寒湿所致者，治当温肾暖宫燥湿。

【症状】自觉阴中寒冷，带下清稀，少腹冷，腰膝重，或阴痒，舌质淡，苔薄白，脉沉。

【治法】温肾暖宫，燥湿杀虫。

【方药】蛇床子散。方中蛇床子温肾暖宫，燥湿杀虫，使寒湿得去，则带下自除。《医宗金鉴》云："阴寒，前阴寒也，治以温中坐药。蛇床子，性温热能壮阳，故纳之以助阳驱阴也。"

二、历代医家补充

阴寒的辨证论治，后世医家有所补充，《景乐全书·妇人规》说："妇人阴冷，有寒证有热证，寒由阳虚，真寒证也；热由湿热，假寒证也。假寒者，必有热证，如小便涩数黄赤，大便燥结，烦渴之类是也。真寒者，小便清利，阳虚畏寒者是也。真寒者，宜补其阳，如理阴煎、十补丸、加减续嗣降生丹。假寒者，当清其火，宜龙胆泻肝汤、加味逍遥散。"《千金要方·妇人方》中说："治阴冷令热方，内吴茱萸于牛胆中令满，阴干百日，每取二、七枚绵裹之，齿嚼令碎，内阴中，良久热如火。"《医宗金鉴·妇科心法》治阴寒，主张内服桂附地黄丸，同时外用蛇床子、吴茱萸、远志、干姜等分，研细，棉裹纳阴中，可收卓效。

湿热

【症状】阴中寒冷，带下量多色黄，外阴瘙痒，口苦，溺黄赤，舌红，苔黄腻，脉弦滑。

【治法】清热利湿。

【方药】龙胆泻肝汤、加味逍遥散。

第十二节　阴　疮

妇人阴户肿痛，甚或化脓溃疡，黄水淋漓；或阴户一侧凝结成块坚硬，或如蚕茧状者，总称阴疮。本病见于《金匮要略·妇人杂病脉证并治》，"少阴脉滑而数者，阴中即生疮，阴中蚀疮烂者，狼牙汤洗之"。

阴疮由经行产后，忽视卫生，或阴户破损，感染邪毒，或湿热下注，聚于前阴，与血气相搏，郁结成疮。

阴疮当与阴痒鉴别，阴疮是阴户上有红肿热痛或兼有脓水淋漓，或结块坚硬；阴痒是阴户瘙痒不堪，甚或痒痛难忍，或伴有带下增多等，二者鉴别不难。

一、辨证论治

阴疮的特征是阴户有红肿热痛，或兼有脓水淋漓，若伴有带下量多色黄，畏寒发热，便结溲黄，此为湿热下注所致，治以清热燥湿。

【症状】阴户一侧或双侧肿胀疼痛，行动艰难，继之肿块破溃，溃后脓多臭秽黏稠，伴有带下量多色黄，畏寒发热，口干纳少，大便秘结，小便涩滞，舌苔黄腻，脉沉数。

【治法】清热燥湿，除痒止痛。

【方药】狼牙汤。方中狼牙草味苦性寒，煎水洗涤阴中，可清热燥湿，除痒止痛。《医宗金鉴》云："阴中，即前阴也。生疮蚀烂，乃湿热不洁而生䘌也。用狼牙汤洗之，以除湿热杀䘌也。狼牙非狼之牙，乃狼牙草也，如不得，以狼毒代之亦可。"

二、历代医家补充

阴疮首见于《金匮要略》，后世医家在外洗方的基础上，提出了内服外治的各种方法。《景岳全书·妇人规》说："妇人阴中生疮，多由湿热下注，或七情郁火，或纵情敷药，中于热毒。其外证则或有阴中挺出如蛇头者，谓之阴挺；如菌者谓之阴菌；或如鸡冠，或生虫湿痒，或内溃肿烂疼痛，常流毒水。其内证则或为体倦内热，经候不调，或为饮食不甘，晡热发热，或为小腹痞胀，腰胁不利，或为小水淋漓，赤白带下。凡治此之法，若肿痛内外俱溃者，宜芍药蒺藜煎为最佳，或四物汤加栀子、丹皮、胆草、荆芥，用加味逍遥散；若湿痒者，宜芍药蒺藜煎或归脾汤加柴、栀、丹皮；淋涩者，宜龙胆泻肝汤加白术、丹皮；淋涩而火盛痛胀者，宜大分清饮或抽薪饮；肿而坠重者，补中益气汤加山栀、丹皮；可洗者用百草煎；可敷者宜螵蛸散、完疮散。"《医宗金鉴》也说："妇人阴疮系总名，各有形证各属经，……阴肿劳伤血分成，阴蚀胃虚积郁致。""癫蚀成疮浓水淋，时痛时痒若虫行，少腹胀闷溺赤涩，食少体倦晡热蒸，四物柴栀丹胆草，溃腐逍遥坠补中。"《女科撮要·阴疮》记载有："一妇人腐溃，脓水淋沥，肿痛寒热，小便赤涩，内热作渴，肢体倦怠，胸胁不利，饮食少思，3 月余矣。用补中益气，内柴胡、升麻各一钱，加茯苓一钱，炒山栀二钱，数剂稍愈。又与归脾加山栀、川芎、茯苓 30 余剂，诸症悉退。惟内热尚在，再与逍遥散，倍用山栀而愈。"

（一）热毒

【症状】阴户肿胀疼痛，行动艰难，继之肿块破溃，溃后脓多臭秽黏稠，或发热恶寒，溲黄便结，舌红苔黄，脉弦数。

【治法】清热解毒。

【方药】芍药蒺藜煎。《景岳全书》云，本方"治通身湿热疮疹及下部红肿热痛诸疮，神效。……如火不甚者，宜去龙胆草、栀子，加当归、茯苓、薏仁之属。如湿毒甚者，加土茯苓"。

（二）寒凝

【症状】肿块坚硬，皮色不变，不甚肿痛，经久不消。或日久溃烂，瘙痒出血，脓水淋漓，疮久不敛，神疲体倦，纳谷不香，心悸烦躁，舌质淡嫩，苔淡黄而腻，脉细软无力。

【治法】益气养血，托毒外出。

【方药】托里消毒散。

（三）阳虚寒凝

【症状】阴户一侧肿胀结块，不红不热，状如蚕茧，经久不消，舌质淡，苔薄白，脉沉细。

【治法】温经散寒，化痰养荣。

【方药】阳和汤合小金丹。

第十三节 阴 吹

妇女阴道中时时出气或气出有声，状如矢气，谓之阴吹。本病见于《金匮要略·妇人杂病脉证并治》，"胃气下泄，阴吹而正喧，此谷气之实也，膏发煎导之"。

阴吹由胃肠燥结，腑气不畅，以致浊气下泄，干及前阴所致。

阴吹为阴道出气有声，状如矢气，应通过阴道和直肠检查，与直肠阴道瘘鉴别。

一、辨证论治

阴吹的特征为阴道出气有声，状如矢气，若伴有大便秘结，腹部作胀者，为腑气不通证，治疗当以润燥通便。

【症状】阴吹较剧，大便干燥秘结难行，口干烦热，腹部胀满，舌苔黄腻，脉弦滑。

【治法】润燥通便。

【方药】膏发煎。方中猪脂、乱发可润肠通便。《金匮要略心典》云："阴吹，阴中出声，如大便矢气之状，连续不绝，故曰'正喧'。谷气实者，大便结而不通，是以阳明下行之气，不得从其故道，而乃别走旁窍也。猪膏发煎润导大便，便通，气自归矣。"

二、历代医家补充

阴吹的原因很多，除用膏发煎治疗外，后世医家对证属气虚下陷者，用补中益气汤治疗。《温病条辨》从饮病论治，提出"饮家阴吹，脉弦而迟，……橘半桂苓枳姜汤主之"。

（一）气虚

【症状】阴吹时断时续，时甚时微，头晕神疲，四肢乏力，倦怠嗜卧，胃脘痞闷，或有小腹下坠，舌质淡，苔白，脉细弱。

【治法】益气升清，调理脾胃。

【方药】补中益气汤。

（二）痰湿

【症状】阴吹而带下量多，色白质黏腻无臭，胸闷脘痞，口腻痰多，舌苔白腻，脉细滑。

【治法】化痰燥湿，健脾和胃。

【方药】橘半桂苓枳姜汤加白术、薏苡仁。

三、医案精选

（1）沈某某，38岁，1947年7月间分娩一孩，将近弥月，一日中午，因气候炎热，神疲思睡，遂将竹床于阴凉处迎风而卧，约2小时，是夜即发生前阴出气作声，如放屁然，但无臭气，自后经常如此，迁延五六年。诊其色脉及各部，俱无病征，惟询得大便间常秘结，由于此证所见甚稀，胸无成竹，遂按《金匮》法，用膏发煎治之：猪油半斤，乱头发如鸡子大三团，洗净油垢。共熬至发熔化，候温度可口，分2次服，服2剂，果获痊愈。（《湖北中医医案选集》）

（2）蒋某某，女，38岁，1976年3月诊。嗜食辛辣厚味，大便经常干结，阴户时有出气作声，无臭气，但脘腹胀满，口干舌燥，小便短赤，舌苔腻燥，拟用：猪油半斤，乱发鸡子大三撮，洗净油垢，共发熬至熔化，分2次口服。3剂后，大便通顺，阴吹亦止。[浙江中医杂志，1982，（10）45]

第十四节 梦 交

梦交即夜梦性交，指在梦中与人发生性交者。古人多认为梦交是女子梦中与人交媾，男子梦交称梦遗。本病见于《金匮要略·血痹虚劳病脉证并治》，"夫失精家少腹弦急，阴头寒，目眩，发落，脉极虚芤迟，为清谷亡血，失精。脉得诸芤动微紧，男子失精，女子梦交，桂枝加龙骨牡蛎汤主之"。

女子因大病久病之后，气血不足，或因房劳过度，肾水亏损，以致阴血不足，阳失去阴的涵养，浮而不敛；阴失去阳的固摄，走而不守，心肾不交而夜寐梦交。

一、辨证论治

本病的特征是夜梦性交，当辨其阴阳气血虚实，属阴阳两虚者，治当调和阴阳。

阴阳两虚

【症状】夜寐梦交失精，头晕目眩，毛发脱落，面色苍白，阴部寒冷，少腹弦急，舌质淡嫩，苔薄白，脉细无力或芤紧。

【治法】调和阴阳，固摄阴精。

【方药】桂枝加龙骨牡蛎汤。方中桂枝汤调和阴阳，加龙骨、牡蛎潜镇固摄，如此则阳能固，阴亦能守，则精不致外泄。《金匮要略心典》谓："徐氏曰：桂枝汤外证得之，能解肌去邪气，内证得之，能补虚调阴阳。加龙骨、牡蛎者，以失精梦交为神精间病，非此不足以收敛其浮越也。"

二、历代医家补充

《景岳全书·妇人规》说："妇人之梦与邪交，……若失于调理，久之不愈，则精血日败，真阴日损。……凡治此者，所因虽有不同，而伤精败血，其病则一。故凡病生于心者，当先以静心为主，然后因其病而药之，神动者安其神，定其志；精滑者固其精，养其阴。尤当以培补脾肾，要约门户，以助生气为主。"说明了梦交对人体的不良影响，治疗上宜静心安神，养阴固精，然后审因论治，临床上常见下列证型。

（一）肝肾阴虚

【症状】夜寐梦交失精，头晕耳鸣，骨蒸盗汗，腰膝酸软，夜寐多梦，五心烦热，舌质红少苔，脉细数。

【治法】滋阴降火。

【方药】知柏地黄丸加减。

（二）心脾两虚

【症状】梦交反复发作，带下清稀淋漓不尽，心悸气短，纳少乏力，失眠健忘，面色少华，舌淡苔白，脉沉细无力。

【治法】补益心脾。

【方药】归脾丸。

（三）心肾不交

【症状】寐则多梦，梦中交合，心悸失眠，头晕耳鸣，五心烦热，口干咽燥，舌红苔少或薄黄，脉细。

【治法】补肾清心，交通心肾。

【方药】交泰丸合黄连阿胶汤加减。

（四）心胆气虚

【症状】夜寐梦交，梦幻纷纭，心悸胆怯，善惊易恐，精神萎靡，面色无华，舌淡，脉迟伏。

【治法】宁心安神定志。

【方药】安神定志丸。

（五）肝郁化火

【症状】夜寐反复梦交，头晕目胀，烦躁易怒，情志不舒，带下量多色黄，口干口苦，胸胁胀满，小便黄赤，大便秘结，舌质红，苔黄，脉弦滑数。

【治法】清肝泻火。

【方药】龙胆泻肝汤。

三、医案精选

李某某，女，24 岁，已婚，工人。半年前做人工流产手术，失血颇多，尔后眩晕、耳鸣、食少、白带增多，如是约一月后，于每夜入寐之后即梦异性入床，有如交接之感，天明方去，夜夜如是，白昼即感神疲体倦乏力，精神恍惚，初时不以为然，稍久则愧对人言，及至形体日渐消瘦，精神倦怠难支，由其夫伴来求治。形体消瘦，面萎无华，精神萎靡，声低息微，头晕目眩，耳鸣心悸，肢软疲惫，食少，带多清稀、色白无臭，经期延后，量少质稀色淡，脱发，苔薄白，唇舌淡，脉沉细。分析：皆一派虚弱之象，溯源乃由失血所致，阴血亏损，阴损及阳。盖血生于心，统于脾，未自虚而不累及心脾者，心脾既虚，神不安宅则夜寐梦交。治疗：益心脾以安神，调阴阳以定神志。处方以桂枝加龙牡汤合归脾汤化裁：桂枝 9 克，白芍 12 克，大枣 12 枚，生姜 10 克，龙牡各 30 克，炙甘草 9 克，黄芪 30 克，党参 30 克，白术 15 克，当归 15 克，茯神 12 克，远志 9 克，枣仁 15 克，辰砂 6 克（吞），水煎，连服 11 剂后食纳旺，梦交止，睡眠安，面色渐润，惟肢倦，带多清，上方加苡仁 18 克，白鸡冠花 30 克，6 剂。治疗后梦交证已全消失，继用养心安神，健脾益气之剂调理补虚，诸症消失。[新中医，1980，（4）：29]

第十五节　久不受胎

久不受胎即不孕证，指女子结婚后夫妇同居 2 年以上，配偶生殖功能正常，未避孕而不受孕者。本病见于《金匮要略·妇人杂病脉证并治》，"问曰：妇人年五十所，病下利数十日不止，暮即发热，少腹里急，腹满，手掌烦热，唇口干燥，……曾经半产，瘀血在少腹不去。……当以温经汤主之。……亦主妇人少腹寒，久不受胎。"

久不受胎多由虚寒挟瘀导致。女子先天肾气不充，阳虚不能温煦子宫，子宫虚冷，或感受寒邪，寒凝血瘀，胞脉阻滞，不能摄精成孕。

久不受胎者多合并有月经失调，月经后期、量少。

一、辨证论治

本病的特征是结婚 2 年以上，或曾孕育 2 年以上，夫妇同居，未避孕而不受孕。由子宫虚寒所致者，治以温补冲任，养血祛瘀。

【症状】婚久不孕，月经后期，量少色暗，有血块，小腹冷痛，得热减轻，畏寒肢冷，或月经稀发、闭经，舌质淡，苔白，脉沉紧。

【治法】温补冲任，养血祛瘀。

【方药】温经汤。方中吴茱萸、桂枝、生姜温经散寒，通利血脉；阿胶、当归、芍药、丹皮活血祛瘀，养血调经；麦冬养阴润燥而清虚热；人参、甘草、半夏补中益气，降逆和胃。《女科方萃》说："全方之意，注重阳明，一寒一热，一滋一燥，不使偶偏，故能统治带下三十六种病。血少能通，经多能止，子宫虚寒不孕者能孕，调经种子诸方，皆莫能脱此范围也。"

二、历代医家补充

久不受胎在《山海经》中称"无子"，《素问·骨空论》有"不孕"之名，《千金要方》又称"全不产",为原发性不孕,"断绪"为继发性不孕。历代妇科医籍均辟有"求嗣""种子""嗣育"门加以研究。《校注妇人良方·求嗣门》云:"窃谓妇人之不孕,亦有因六淫七情之邪,有伤冲任,有宿疾淹留,传遗脏腑,或子宫虚冷,或气旺血衰,或血中伏热,又有脾胃虚弱,不能营养冲任。审此,更当查其男子之形气虚实何如,有肾虚精弱,不能融育成胎者,有禀赋微弱,气血虚损者,有嗜欲无度,阴精衰惫者,各当求其源而治之。"不仅指出了女子不孕的各种原因,并且说明男精不实亦可致女子久不受胎。《医宗金鉴·妇科心法要诀》说:"女子不孕之故,由伤其冲任也。经曰:女子二七而天癸至,任脉通,太冲脉盛,月事以时下,故能有子。若为三因之邪伤其冲任之脉,则有月经不调、经漏、崩漏等病生焉。或因宿血积于胞中,新血不能成孕,或因胞寒胞热,不能摄精成孕,或因体盛痰多,脂膜壅塞胞中而不孕,皆当细审其因,按证调治,自能有子也。"进一步说明了肾虚、肝郁、血瘀、痰湿等皆可导致不孕。

(一)肾虚

1. 肾气虚

【症状】婚久不孕,月经不调或停闭,经量或多或少,色暗;头晕耳鸣,腰酸腿软,精神疲倦,小便清长,舌淡苔白,脉沉细,两尺尤甚。

【治法】补肾益气,温养冲任。

【方药】毓麟珠。

2. 肾阴虚

【症状】婚久不孕,月经先期,量少,色红无血块,或月经尚正常,但形体消瘦,腰腿酸软,头晕眼花,心悸失眠,性情急躁,口干,五心烦热,午后低热,舌质偏红,苔少,脉沉细数。

【治法】滋阴养血,调冲益精。

【方药】养精种玉汤。《傅青主女科校释》云,服此方"三月便可身健受孕,断可种子。此方之用，不特补血，而纯于填精。精满则子宫易于摄精，血足则子宫易于容物，皆有子之道也。……服此者果能节欲三月，心静神满，自无不孕之理，否则不过身体壮健而已，无咎方之不灵也"。若合并有子宫发育不良者，可加阿胶、枸杞子、五味子、鹿角胶、紫河车等填精温肾之品。伴有形体消瘦、五心烦热，午后潮热者，可加丹皮、地骨皮、黄柏、龟甲以清热降火，滋润填精。

3. 肾阳虚

【症状】婚久不孕，月经迟发，或月经推后，或停闭不行，经色淡暗，性欲淡漠，小腹冷，带下量多，清稀如水。或子宫发育不良；头晕耳鸣，腰酸腿软，夜尿多；眼眶暗，面部暗斑，或环唇暗；舌质淡暗，苔白，脉沉细尺弱。

【治法】温肾暖宫，调补冲任。

【方药】温胞饮。《傅青主女科评注》说，本方"重在温补心肾之火，以养精益气，使火旺而精不伤，阳回而血亦沛，有如春风化雨，万物滋生，即所谓'天地氤氲，万物化醇'。其制方妙义，读者宜仔细研求之"。若性欲淡漠者，可加仙茅、仙灵脾、石楠藤、肉苁蓉以温肾填精。

（二）肝郁

【症状】多年不孕，经期先后不定，经来腹痛，行而不畅，量少色暗，有小血块，经前乳房胀痛，精神抑郁，烦躁易怒，舌质正常或暗红，苔薄白，脉弦。

【治法】舒肝解郁，养血理脾。

【方药】开郁种玉汤。《傅青主女科校释》云："此方之妙，解肝气之郁，宣脾气之困，而心、肾之气亦因之俱舒，所以腰脐利而任带通达，不必启胞胎之门，而胞胎自启，不特治嫉妒者也。"若胸胁胀满甚者，去白术，加青皮、玫瑰花、绿萼梅舒肝解郁；梦多而睡眠不安者，加炒枣仁、夜交藤以益肝宁神；乳胀有块，加王不留行、橘叶、橘核、路路通以疏肝通络；乳房胀痛有灼热感或触痛者，加川楝子、蒲公英以清热散结。

（三）痰湿

【症状】婚后久不受孕，形体肥胖，经行延后，甚或闭经，带下量多，色白质黏稠，面色㿠白，头晕心悸，胸闷泛恶，舌淡胖，苔白腻，脉滑。

【治法】燥湿化痰，理气调经。

【方药】苍附导痰丸。

（四）血瘀

【症状】婚久不孕，月经后期量少，色紫黑，有血块，或痛经，平时少腹作痛，痛时拒按。舌质紫暗或舌边有瘀点，脉细弦。

【治法】活血化瘀调经。

【方药】少腹逐瘀汤。《医林改错》云："更出奇者，此方种子如神，每经初见之日吃起，一连吃五付，不过四月必成胎。"

三、医案精选

陈某某，女，28 岁。患痛经病多年，经期先后无定，色暗有块，又兼有胃病，形容非常憔悴……切其脉弦细而涩，视其面色甚为憔悴，又瘦又黄，食欲减少……乃就平日习用之温经汤作三剂试之……越三日，适经水来而腹不痛，妇甚为异，又延余治，复与原方改党参为红参服三剂，而胃病亦不发……予仍以原方嘱每月经来时一剂，年终来信鸣谢，并告已生一男矣。（《湖北中医医案选集》）

病名索引

三　画

干血劳（134）

干霍乱（73，74）

大结胸（66，67）

上气（1，4，89，92，119，138，150，151，152，153，154，157，158，159）

上消（183，184）

下消（183，184，185）

久不受胎（248，249）

小产（217，218，219，220）

小结胸（66，67）

女劳疸（120，123）

四　画

太阳病（5，6，7，8，10，11，12，13，20，34，37，38，51，66，70，76，176，178）

太阴病（7，10，11，27，28）

历节（1，4，7，8，48，58，125，126，127，128，129）

支饮（9，143，144，146，148，158）

不孕证（248）

中风（4，5，6，7，8，39，54，58，59，60，61，62，63，64，65，66，99，125，176，178，186，231）

中络（59）

五　画

十二画

十三画

方剂索引

三　画

三石散（《中医外科学》） 制炉甘石 熟石膏 赤石脂（201）

三甲复脉汤（《温病条辨》） 炙甘草 干地黄 白芍药 麦冬 阿胶 麻仁 生牡蛎 生鳖甲 生龟甲（44，232）

三生益元散（《医方考》） 生柏叶 生藕节 生车前 益元散（113）

三层茴香丸（《证治准绳》） 大茴香 川楝子 沙参 木香 荜茇 茯苓 黑附子 槟榔（207）

三棱丸（《宣明论方》） 三棱 莪术 当归 白术 木香 槟榔（106，108）

三棱消积丸（《脾胃论》） 丁香树皮 益智仁 巴豆 茴香 陈皮 青皮 京三棱 蓬莪术 炒曲（102）

三物白散（《伤寒论》） 桔梗 巴豆 贝母（68，69，94）

三加减正气散（《温病条辨》） 藿香 茯苓皮 厚朴 广皮 杏仁 滑石（45）

大七气汤（《济生方》） 青皮 陈皮 桔梗 藿香 肉桂 甘草 三棱 莪术 香附 益智仁（107）

大补元煎（《景岳全书》） 人参 炒山药 熟地黄 杜仲 枸杞子 当归 山茱萸 炙甘草（138，185，232）

大补阴丸（《丹溪心法》） 知母 黄柏 熟地黄 龟甲 猪脊髓（80，134）

大青龙汤（《伤寒论》） 麻黄 杏仁 桂枝 甘草 石膏 生姜 大枣（12，37，146）

大定风珠（《温病条辨》） 白芍药 阿胶 生龟甲 生地黄 火麻仁 五味子 生牡蛎 麦冬 炙甘草 鸡子黄 生鳖甲（37，44，179，180，232）

大建中汤（《金匮要略》） 川椒 干姜 人参 饴糖（173，180）

大承气汤（《伤寒论》） 大黄 厚朴 枳实 芒硝（23，31，36，37，39，100，101，103，176，177，178，181，198，229，231）

大秦艽汤（《素问病机气宜保命集》） 秦艽 当归 甘草 羌活 防风 白芷 熟地黄 茯苓 石膏 川芎 白芍药 独活 黄芩 生地黄 白术 细辛（61）

大柴胡汤（《伤寒论》） 柴胡 黄芩 半夏 枳实 白芍药 大黄 生姜 大枣（26，103，121）

大黄硝石汤（《金匮要略》） 大黄 黄柏 硝石 栀子（121，125，）

大黄䗪虫丸（《金匮要略》） 䗪虫 干漆 干地黄 甘草 水蛭 芍药 杏仁 黄芩 桃仁 虻虫 蛴螬虫 大黄（105，109，133，238）

小金丹（《外科全生集》）　白胶香　草乌　五灵脂　地龙　木鳖子　没药　归身　乳香　麝香　墨炭（243）

小营煎（《景岳全书》）　当归　熟地　芍药　山药　枸杞　炙甘草（234，235）

小续命汤（《千金要方》）　麻黄　防己　人参　黄芩　桂心　甘草　芍药　川芎　杏仁　附子　防风　生姜（61，62，127，129，178，179）

小陷胸加枳实汤（《温病条辨》）　黄连　瓜蒌　枳实　半夏（42）

土瓜根散（《金匮要略》）　土瓜根　芍药　桂枝　䗪虫（232，233）

干姜附子汤（《伤寒论》）　干姜　附子（16）

干姜人参半夏丸（《金匮要略》）　干姜　人参　半夏（214，215，226）

干姜黄芩黄连人参汤（《伤寒论》）　干姜　黄芩　黄连　人参（32）

下瘀血汤（《金匮要略》）　大黄　桃仁　䗪虫（105，232，233）

万应丸（《外台秘要》）　槟榔　大黄　黑丑　皂荚　苦楝根皮　沉香　雷丸（190）

千捶膏（《中医外科学》）　蓖麻子肉　嫩松香粉　轻粉　东丹　银朱　茶油（194）

门冬清肺饮（《内外伤辨惑论》）　紫菀茸　黄芪　白芍　甘草　人参　麦门冬　当归身　五味子（91）

女贞汤（《医醇賸义》）　女贞子　龟甲　生地　当归　茯苓　石斛　花粉　萆薢　牛膝　车前子　大淡菜（184）

四　画

天王补心丹（《摄生秘剖》）　人参　玄参　丹参　茯苓　五味子　远志　桔梗　当归身　天冬　麦冬　柏子仁　酸枣仁　生地黄　辰砂（118，137）

天麻钩藤饮（《杂病诊治新义》）　天麻　钩藤　生石决明　川牛膝　桑寄生　杜仲　山栀　黄芩　益母草　朱茯神　夜交藤（64）

天台乌药散（《医学发明》）　乌药　木香　小茴香　良姜　槟榔　青皮　川楝子（与巴豆同炒，去巴豆）（174，205，206）

天雄散（《金匮要略》）　天雄　白术　桂枝　龙骨（133）

无比山药丸（《太平惠民和剂局方》）　山药　肉苁蓉　熟地黄　山茱萸　茯神　菟丝子　五味

丹参饮（《医宗金鉴》）　丹参　檀香　砂仁（117）

乌头汤（《金匮要略》）　川乌　麻黄　芍药　黄芪　甘草（4，125，127，130，173）

乌头赤石脂丸（《金匮要略》）　蜀椒　乌头　炮附子　干姜　赤石脂（116）

乌头桂枝汤（《金匮要略》）　桂枝　芍药　甘草　生姜　大枣　乌头（172，173，174，175）

乌梅丸（《伤寒论》）　乌梅　黄连　黄柏　人参　当归　附子　桂枝　蜀椒　干姜　细辛（32，187，189，191）

乌龙汤（《医醇賸义》）　龟甲　生地　天冬　南沙参　蛤粉　女贞子　料豆　山药　茯苓　泽泻　车前（184）

乌头煎（《金匮要略》）　乌头　蜜（171，173，175）

水红花膏（《景岳全书》）　水红花或子（107）

木香调气散（《杂病源流犀烛》）　乌药　香附　枳壳　青皮　陈皮　厚朴　川芎　苍术　木香　砂仁　肉桂　甘草　生姜（108）

木萸散（《中医内科学》）　川木瓜　吴茱萸　防风　全蝎　蝉蜕　天麻　僵蚕　胆星　藁本　桂枝　蒺藜　朱砂　雄黄　猪胆汁（182）

开郁种玉汤（《傅青主女科》）　白芍　当归　白术　茯苓　丹皮　香附　天花粉（250）

太乙膏（《外科正宗》）　玄参　白芷　归身　轻粉　柳槐枝　血余　东丹　乳香　没药　麻油　肉桂　赤芍　大黄　生地黄　土木鳖　阿魏（193，194，195）

历节风方（《奇效良方》）　白芥子　大戟　木鳖子　甘遂　乳香　川乌（129）

内疏黄连汤（《医宗金鉴》）　山栀　连翘　薄荷　甘草　黄芩　黄连　大黄　桔梗　当归　白芍　木香　槟榔　蜜（193）

手拈散（《医学心悟》）　延胡索　香附　五灵脂　没药（117）

升麻消毒饮（《医宗金鉴》）　当归尾　赤芍　金银花　连翘　牛蒡子　栀子　羌活　白芷　红花　防风　甘草　升麻　桔梗（200）

升麻鳖甲汤（《金匮要略》）　升麻　当归　蜀椒　甘草　雄黄　鳖甲（81，82，84）

化斑汤（《温病条辨》）　石膏　知母　生甘草　玄参　犀角　白粳米（83）

化癥回生丹（《温病条辨》）　人参　安南桂　两头尖　麝香　片子姜黄　公丁香　川椒炭　虻虫　京三棱　蒲黄炭　藏红花　苏木　桃仁　苏子霜　五灵脂　降真香　干漆　当归尾　没

右归丸（《景岳全书》） 山药 山茱萸 枸杞子 杜仲 菟丝子 附子 肉桂 当归 鹿角胶 熟地黄（114，123，134，139，185，212）

右归饮（《景岳全书》） 熟地 山萸肉 枸杞子 山药 杜仲 甘草 附子 肉桂（118，134，139，185）

甘麦大枣汤（《金匮要略》） 甘草 淮小麦 大枣（77，99，118，220，221，222，）

甘草干姜汤（《金匮要略》） 甘草 干姜（17，90，91，92）

甘草泻心汤（《伤寒论》） 炙甘草 黄芩 大枣 干姜 半夏 黄连 人参（19，77，78，80）

甘遂半夏汤（《金匮要略》） 甘遂 半夏 芍药 甘草（145）

甘露消毒丹（《温热经纬》） 滑石 茵陈 黄芩 石菖蒲 川贝母 木通 藿香 射干 连翘 薄荷 白蔻仁（46）

甘草汤（《伤寒论》） 甘草（14，15，16，17，31，49，51，82，91，112，116，118，135，202，203）

甘草附子汤（《伤寒论》） 甘草 附子 白术 桂枝（17，21，51，53）

甘草麻黄汤（《金匮要略》） 甘草 麻黄（164）

甘草粉蜜汤（《金匮要略》） 甘草 粉蜜（188）

甘李根散（《太平圣惠方》） 李根白皮 半夏 干姜 人参 附子 桂心 吴茱萸 当归 槟榔（98）

四七汤（《太平惠民和剂局方》引《简易方》） 苏叶 制半夏 厚朴 茯苓 生姜 大枣（159）

四妙丸（《成方便读》） 苍术 黄柏 牛膝 薏苡仁（128，202）

四君子汤（《太平惠民和剂局方》） 党参 白术 茯苓 甘草（112，125，135，195，210，222）

四物汤（《太平惠民和剂局方》） 当归 白芍药 川芎 熟地黄（127，129，136，180，195，213，235，242）

四神丸（《证治准绳》） 补骨脂 肉豆蔻 吴茱萸 五味子 生姜 大枣（139）

四逆汤（《伤寒论》） 炙甘草 干姜 附子（16，27，28，33，71，72，98，122，123，124，175，214）

四逆散（《伤寒论》） 炙甘草 枳实 柴胡 芍药（31）

四逆加人参汤（《伤寒论》） 炙甘草 附子 干姜 人参（28，29，72，83）

白通汤（《伤寒论》） 葱白 干姜 附子（29）

白通加猪胆汁汤（《伤寒论》） 葱白 干姜 附子 人尿 猪胆汁（29）

白术附子汤（《金匮要略》） 白术 附子 炙甘草 生姜 大枣（51）

归脾汤（《济生方》） 党参 黄芪 白术 茯神 酸枣仁 龙眼 木香 炙甘草 当归 远志 生姜 大枣（106，117，118，135，210，213，220，230，242，247）

加味四君子汤（《三因方》） 人参 茯苓 白术 炙甘草 黄芪 白扁豆（125，135）

加味桔梗汤（《医学心悟》） 桔梗 甘草 贝母 橘红 银花 薏苡仁 葶苈子 白及（95）

加味地黄丸（《丹台玉案》） 山药 山茱萸 北五味 泽泻 黄柏 知母 怀生地 牡丹皮 白茯苓（184）

加味防己黄芪汤（《医经会元》） 防己 黄芪 白术 甘草 苍术 薏苡仁 川独活 姜 红枣（52）

加味四物汤（《医学正传》） 当归 熟地黄 川芎 芍药 桃仁 牛膝 陈皮 茯苓 甘草 白芷 草龙胆（129）

加味逍遥散（《校注妇人良方》） 柴胡 当归 芍药 白术 茯苓 甘草 丹皮 山栀（240，242）

加减一阴煎（《景岳全书》） 生地 熟地 芍药 麦冬 炙甘草 知母 地骨皮（185，210，211，238）

加减肾气丸（《济生方》） 山茱萸 白茯苓 牡丹皮 熟地黄 五味子 泽泻 鹿角 山药 沉香 肉桂（184）

加减复脉汤（《温病条辨》） 炙甘草 干地黄 白芍药 麦冬 阿胶 麻仁（43）

加减苁蓉菟丝子丸（《中医妇科治疗学》） 熟地 肉苁蓉 覆盆子 当归 枸杞子 桑寄生 菟丝子 焦艾叶（211）

《古今验录》续命汤（《金匮要略》） 麻黄 桂枝 当归 人参 石膏 干姜 甘草 川芎 杏仁（61，62，127，129，178，179）

叶氏养胃方（《临证指南》） 麦冬 生扁豆 玉竹 甘草 桑叶 沙参（137）

仙方活命饮（《证治准绳》） 银花 陈皮 当归 防风 白芷 甘草 贝母 天花粉 皂角 穿山甲 乳香 没药（194，198）

《外台》茯苓饮（《金匮要略》） 茯苓 人参 白术 枳实 橘皮 生姜（145，148，150）

代赭石汤（《御药院方》） 代赭石 陈皮 桃仁 桂 吴茱萸 生姜（69，98）

瓜蒂散（《伤寒论》） 瓜蒂 赤小豆（21，34，50，100，101）

瓜蒌枳实汤（《万病回春》） 瓜蒌仁 枳实 贝母 桔梗 片芩 陈皮 山栀 麦门冬 茯苓 人参 当归 苏子 甘草 姜 竹沥 姜汁（180）

半夏泻心汤（《伤寒论》） 半夏 黄芩 干姜 人参 炙甘草 黄连 大枣（19）

半夏茯苓汤（《外台秘要》） 半夏 生姜 茯苓 旋覆花 陈橘皮 人参 桔梗 芍药 炙甘草 桂心（68，148，215，216）

半夏散及汤（《伤寒论》） 半夏 桂枝 炙甘草（32）

归肾丸（《景岳全书》） 熟地 山药 山茱萸肉 茯苓 当归 枸杞 杜仲 菟丝子（238）

六 画

百合洗方（《金匮要略》） 百合（76）

百合地黄汤（《金匮要略》） 百合 生地黄汁（9，75，76，222，）

百合知母汤（《金匮要略》） 百合 知母（9，75）

百合滑石散（《金匮要略》） 百合 滑石（76）

百合鸡子汤（《金匮要略》） 百合 鸡子黄（9，75）

地黄饮子（《宣明论方》） 生地黄 巴戟天 山萸肉 石斛 肉苁蓉 五味子 肉桂 茯苓 麦冬 炮附子 石菖蒲 远志 生姜 大枣 薄荷（64，185）

如金解毒散（《景岳全书》） 桔梗 甘草 黄芩 黄连 黄柏 山栀（94）

至宝丹（《太平惠民和剂局方》） 朱砂 麝香 安息香 金银箔 犀角 牛黄 琥珀 雄黄 玳瑁 龙脑（37，43，46，56，63，124，179）

羊肝丸（《类苑方》） 夜明砂 蝉蜕 木贼草 当归 羊肝（186）

安宫牛黄丸（《温病条辨》） 牛黄 郁金 犀角 黄连 朱砂 冰片 珍珠 山栀 雄黄 黄芩 麝香 金箔衣（43，56，63，124，179）

当归龙荟丸（《宣明论方》） 当归 龙胆草 栀子 黄连 黄芩 黄柏 大黄 青黛 芦荟 木香 麝香（79）

当归四逆汤（《伤寒论》）　当归　桂枝　芍药　细辛　炙甘草　通草　大枣（33，98）

当归四逆加吴茱萸生姜汤（《伤寒论》）　当归　芍药　炙甘草　通草　大枣　桂枝　细辛　生姜　吴茱萸（34，175）

当归生姜羊肉汤（《金匮要略》）　当归　生姜　羊肉（171，172，124）

当归地黄汤（《证治准绳》）　当归　地黄　白芍　川芎　防风　白芷　藁本　细辛（182）

竹叶石膏汤（《伤寒论》）　竹叶　石膏　麦冬　人参　半夏　粳米　炙甘草（35，39，55，80，85，90）

血府逐瘀汤（《医林改错》）　当归　生地黄　桃仁　红花　枳壳　赤芍药　柴胡　甘草　桔梗　川芎　牛膝（117）

导赤散（《小儿药证直诀》）　生地黄　木通　竹叶　甘草（113，114）

导痰汤（《济生方》）　半夏　陈皮　枳实　茯苓　甘草　制南星（180，203，237）

导气汤（《和剂局方》）　川楝　木香　茴香　吴萸（205）

防己黄芪汤（《金匮要略》）　防己　白术　黄芪　甘草　生姜　大枣（48，50，52，162，163，166，169）

防己地黄汤（《金匮要略》）　防己　桂枝　防风　甘草　生地黄（59，60）

防己茯苓汤（《金匮要略》）　防己　黄芪　桂枝　茯苓　甘草（162，163，170）

防风汤（《济生方》）　防风　川独活　川当归　赤芍药　秦艽　黄芩　桂心　杏仁　炙甘草　姜（129，142）

阳毒升麻汤（《类证活人书》）　升麻　犀角屑　射干　黄芩　人参　甘草（83）

阳毒内消散（《外科正宗》）　麝香　冰片　白及　姜黄　南星　甲片　樟冰　轻粉　胆矾　铜绿　青黛（194）

阴阳攻积丸（《医宗必读》）　吴茱萸　干姜　肉桂　川乌　黄连　半夏　橘红　茯苓　槟榔　厚朴　枳实　菖蒲　延胡索　人参　沉香　琥珀　桔梗　巴霜　皂角（108）

红藤煎剂（《中医外科学》）　红藤　地丁　乳香　没药　连翘　大黄　玄胡　丹皮　甘草　银花（198）

芍药甘草附子汤（《伤寒论》）　芍药　炙甘草　附子（17）

芍药蒺藜煎（《景岳全书》）　龙胆草　栀子　黄芩　木通　泽泻　生地　芍药　白蒺藜（242）

芍药甘草汤（《伤寒论》）　白芍药　炙甘草（17，122）

阳和汤（《外科证治全生集》）　熟地　肉桂　麻黄　鹿角胶　白芥子　姜炭　生甘草（129，243）

扫虫煎（《景岳全书》）　青皮　小茴香　槟榔　乌药　细榧肉　吴茱萸　乌梅　甘草　朱砂　雄黄（190）

托里消毒散（《外科正宗》）　人参　川芎　白芍　黄芪　当归　白术　茯苓　金银花　白芷　甘草　皂角刺　桔梗（243）

达原饮（《温疫论》）　槟榔　厚朴　草果仁　知母　芍药　黄芩　甘草（87）

交泰丸（《韩氏医通》）　黄连　肉桂（246）

安虫散（《小儿药证直诀》）　胡粉　槟榔　川楝子　鹤虱　白矾　干漆　雄黄　巴豆霜（190）

安神定志丸（《医学心悟》）　茯苓　茯神　远志　人参　石菖蒲　龙齿（247）

冲和膏（《医宗金鉴》）　紫荆皮　独活　白芷　赤芍　石菖蒲（193）

决津煎（《景岳全书》）　当归　泽泻　牛膝　肉桂　熟地　乌药（219）

七　画

麦门冬汤（《金匮要略》）　麦冬　人参　半夏　甘草　粳米　大枣（80，90，147，153）

寿胎丸（《医学衷中参西录》）　菟丝子　桑寄生　续断　阿胶（226）

苏子降气汤（《太平惠民和剂局方》）　苏子　橘皮　半夏　当归　前胡　厚朴　肉桂　甘草　生姜（156，160）

苏合香丸（《太平惠民和剂局方》）　白术　青木香　犀角　香附　朱砂　诃子　檀香　安息香　沉香　麝香　丁香　荜茇　苏合香油　熏陆香　冰片（46，63，88，117，118）

杞菊地黄丸（《医级》）　枸杞子　菊花　熟地黄　山茱萸　山药　泽泻　丹皮　茯苓（186）

吴茱萸汤（《伤寒论》）　吴茱萸　人参　生姜　大枣（34，92）

沉香散（《金匮翼》）　沉香　石韦　滑石　当归　橘皮　白芍　冬葵子　甘草　王不留行（111，113）

沙参麦冬汤（《温病条辨》）　沙参　麦冬　玉竹　桑叶　甘草　天花粉　生扁豆（136，150）

补中益气汤（《脾胃论》）　人参　黄芪　白术　甘草　当归　陈皮　升麻　柴胡（55，79，112，113，114，134，135，142）

补阳还五汤（《医林改错》） 当归尾 川芎 黄芪 桃仁 地龙 赤芍 红花（61，64）

补肝汤（《医宗金鉴》） 当归 白芍 川芎 熟地 酸枣仁 木瓜 炙甘草（137）

补肺汤（《永类钤方》） 人参 黄芪 熟地 五味子 紫菀 桑白皮（134，135，159）

何人饮（《景岳全书》） 何首乌 人参 当归 陈皮 生姜（88）

皂荚丸（《金匮要略》） 皂荚 大枣（150，151，156）

附子理中丸（《太平惠民和剂局方》） 炮附子 人参 白术 炮姜 炙甘草（138）

附子粳米汤（《金匮要略》） 炮附子 粳米 半夏 甘草 大枣（172）

附子八物汤（《三因方》） 附子 干姜 芍药 茯苓 炙甘草 桂心 白术 人参（129）

附子散（《三因方》） 附子 桂心 当归 白术 半夏 干姜（83，116，197）

附子汤（《伤寒论》） 附子 茯苓 人参 白术 芍药（12，16，17，21，29，50，51）

附子泻心汤（《伤寒论》） 大黄 黄连 黄芩 附子（19）

阿魏膏（《景岳全书》） 羌活 独活 玄参 肉桂 赤芍 穿山甲 苏合油 生地 猥鼠矢 大黄
白芷 天麻 红花 麝香 土木鳖 黄丹 芒硝 阿魏 乳香 没药（107）

阿魏丸（《济生方》） 阿魏 肉桂 蓬术 麦蘖 神曲 青皮 萝卜 白术 干姜 百草霜 巴
豆（102，106）

改容膏（《医方集解》） 蓖麻子 冰片（65）

忍冬藤丸（《集验方》） 忍冬藤（186）

赤小豆汤（《济生方》） 赤小豆 当归 商陆 泽泻 连翘仁 赤芍药 汉防己 木猪苓 桑
白皮 泽漆 生姜（24，121，125，166）

赤小豆当归散（《伤寒论》） 赤小豆 当归（78，80）

赤石脂禹余粮汤（《伤寒论》） 赤石脂 禹余粮（30）

麦门冬饮子（《卫生宝鉴》） 人参 茯神 麦门冬 知母 五味子 生地黄 甘草 栝楼根 葛
根 竹叶（184）

寿脾煎（《景岳全书》） 白术 当归 山药 炙甘草 枣仁 远志 干姜 莲肉 人参（210，
213）

苍附导痰丸（《叶天士女科诊治秘方》） 苍术 香附 半夏 陈皮 茯苓 甘草 南星 枳壳
生姜 神曲（238，251）

八　画

实脾散（《济生方》）　附子　干姜　白术　甘草　厚朴　木香　草果　槟榔　木瓜　生姜　大
　　枣　茯苓（165，167）

知柏地黄丸（《医宗金鉴》）　知母　黄柏　熟地黄　山萸肉　山药　茯苓　丹皮　泽泻（113，
　　114，246）

《金匮》肾气丸（《金匮要略》）　桂枝　附子　熟地黄　山萸肉　山药　茯苓　丹皮　泽泻（114）

金锁固精丸（《医方集解》）　沙菀蒺藜　芡实　莲须　龙骨　牡蛎　莲肉（113，139）

炙甘草汤（《伤寒论》）　炙甘草　人参　桂枝　生姜　阿胶　生地黄　麦冬　火麻仁　大枣（15，
　　91，118，135）

参附龙牡汤（《方剂学》）　人参　附子　煅龙骨　煅牡蛎（118）

参附汤（《妇人良方》）　人参　熟附子　姜　枣（64，118，138，153，160）

参苓白术散（《太平惠民和剂局方》）　人参　茯苓　白术　桔梗　山药　甘草　白扁豆　莲子
　　肉　砂仁　薏苡仁（135）

参苓内托散（《外科正宗》）　归身　黄芪　川芎　芍药　陈皮　白术　山药　熟地　茯苓　人
　　参　甘草　肉桂　附子　牡丹皮　地骨皮　姜　枣（198）

奔气汤（《千金要方》）　半夏　吴萸　生姜　桂心　人参　甘草（98）

奔豚丸（《医学心悟》）　川楝子　茯苓　橘核　肉桂　附子　吴萸　荔枝核　小茴香　木香（98）

奔豚汤（《金匮要略》）　甘草　川芎　当归　芍药　葛根　甘李根白皮　半夏　黄芩　生姜（96，
　　97，98，99）

抽薪饮（《景岳全书》）　黄芩　石斛　木通　栀子　黄柏　枳壳　泽泻　甘草（112，158，242）

抵当丸（《伤寒论》）　水蛭　虻虫　桃仁　大黄（18，68）

抵当汤（《伤寒论》）　水蛭　虻虫　桃仁　大黄（18，25，37，68，235，236，239）

松枝酒（《医学心悟》）　松节　桑枝　桑寄生　钩藤　续断　天麻　金毛狗脊　虎骨　秦艽　青
　　木香　海风藤　菊花　五加皮　当归（129）

青蛤散（《医宗金鉴》）　蛤粉　青黛　煅石膏　轻粉　黄柏（200）

青竹茹汤（《证治准绳》）　鲜竹茹　橘皮　茯苓　制半夏　生姜（216）

青黛散（《中医外科学》）　青黛　石膏　滑石　黄柏（201）

青蒿鳖甲汤（《温病条辨》）　青蒿　鳖甲　细生地　知母　丹皮（44）

九 画

茵陈五苓散（《金匮要略》）　茵陈蒿　桂枝　茯苓　白术　泽泻　猪苓（120，122，123）

茵陈术附汤（《医学心悟》）　茵陈蒿　白术　附子　干姜　炙甘草　肉桂（124）

茵陈蒿汤（《伤寒论》）　茵陈蒿　山栀　大黄（24，39，120，121，123，125）

茵陈饮（《景岳全书》）　茵陈　焦栀子　泽泻　青皮　甘草　甘菊花（52，206）

茵陈散（《济生方》）　茵陈　木通　栀子仁　大黄　瓜蒌　石膏　炙甘草　生姜　葱白（124）

茵陈四逆汤（《卫生宝鉴》）　干姜　炙甘草　附子　茵陈（123，124）

茵陈胃苓汤（《实用中医内科学》）　胃苓汤加茵陈（122）

指迷茯苓丸（《全生指迷方》）　茯苓　枳壳　半夏　玄明粉　生姜（203）

拯阳理劳汤（《医宗必读》）　人参　黄芪　肉桂　当归　白术　甘草　陈皮　五味子　生姜　大枣（138）

拯阴理劳汤（《医宗必读》）　人参　麦冬　五味子　当归　白芍　生地　丹皮　薏苡仁　莲子橘红　炙甘草（136）

牵正散（《杨氏家藏方》）　白附子　僵蚕　全蝎（64，65）

《济生》肾气丸（《济生方》）　地黄　山药　山茱萸　丹皮　茯苓　泽泻　炮附子　桂枝　牛膝车前子（139）

养心汤（《证治准绳》）　黄芪　茯苓　茯神　当归　川芎　炙甘草　半夏曲　柏子仁　酸枣仁远志　五味子　人参　肉桂（118，135）

宣痹汤（《温病条辨》）　防己　杏仁　连翘　滑石　薏苡仁　半夏　蚕沙　赤小豆皮　栀子（52，202）

香附旋覆花汤（《温病条辨》）　生香附　旋覆花　苏子霜　薏苡仁　半夏　茯苓　橘皮（149）

香砂六君子汤（《时方歌括》）　木香　砂仁　陈皮　半夏　党参　白术　茯苓　甘草（190，216）

保元汤（《博爱心鉴》）　人参　黄芪　肉桂　甘草　生姜（118）

保和丸（《丹溪心法》）　神曲　山楂　茯苓　半夏　陈皮　连翘　莱菔子（101，102，206）

独参汤（《景岳全书》）　人参（47，159）

独活寄生汤（《备急千金要方》）　独活　桑寄生　秦艽　防风　细辛　当归　芍药　川芎　干

厚朴麻黄汤（《金匮要略》）　厚朴　麻黄　石膏　杏仁　半夏　干姜　细辛　小麦　五味子（152）

星蒌承气汤（验方）　胆南星　全瓜蒌　芒硝　生大黄（62）

侯氏黑散（《金匮要略》）　菊花　白术　细辛　茯苓　牡蛎　桔梗　防风　人参　矾石　黄芩　当归　干姜　川芎　桂枝（59，65）

保安散（《经验良方》）　上甜瓜子　蛇蜕皮　当归（198）

保阴煎（《景岳全书》）　生地　熟地　芍药　山药　川续断　黄芩　黄柏　生甘草（210，211，213）

保和汤（《医学心悟》）　知母　贝母　天冬　麦冬　薏苡仁　北五味　甘草　桔梗　马兜铃　百合　阿胶　薄荷　饴糖（91）

佛手散（《普济本事方》）　当归　川芎（238）

复元丹（《济生方》）　附子　木香　茴香　川椒　独活　厚朴　橘红　吴茱萸　桂心　白术　肉豆蔻　槟榔　泽泻（165，168）

复方大承气汤（《中西医结合治疗急腹症》）　厚朴　炒莱菔子　枳壳　桃仁　赤芍　大黄　芒硝（198）

香棱丸（《济生方》）　木香　丁香　京三棱　枳壳　蓬术　青皮　川楝子　茴香（108）

香薷饮（《直指方》）　白扁豆　厚朴　香薷（36，55，57）

禹功散（《儒门事亲》）　黑牵牛　茴香（206）

追虫丸（《医学入门》）　大黄　黑丑　山楂　莪术　槟榔　大腹子　雷丸　沙糖　木香　皂角（190）

宣白承气汤（《温病条辨》）　生石膏　生大黄　杏仁粉　瓜蒌皮（41）

祛风导痰汤（《中国医学大辞典》）　防风　羌活　茯苓　半夏　陈皮　甘草　南星　枳实　白术　姜汁　竹茹（180）

神应散（《三因方》）　延胡索　胡椒（173，174）

神效琥珀散（《太平圣惠方》）　琥珀　磁石　桂心　滑石　葵子　川大黄　腻粉　木通　木香（111，112）

神授卫生汤（《医宗金鉴》）　皂角刺　防风　羌活　白芷　穿山甲　连翘　归尾　乳香　沉香

姜（12）

桂枝加附子汤（《伤寒论》）　桂枝　芍药　炙甘草　生姜　大枣　附子（12，178）

桂枝加葛根汤（《伤寒论》）　葛根　桂枝　芍药　生姜　炙甘草　大枣（12，178）

桂枝加黄芪汤（《金匮要略》）　桂枝　芍药　甘草　生姜　大枣　黄芪（121，156，165，169）

桂枝加龙骨牡蛎汤（《金匮要略》）　桂枝　芍药　生姜　甘草　大枣　龙骨　牡蛎（133，245）

桂枝麻黄各半汤（《伤寒论》）　桂枝　芍药　生姜　炙甘草　麻黄　大枣　杏仁（13）

桂枝去芍药汤（《伤寒论》）　桂枝　炙甘草　生姜　大枣（12，170）

桂枝去芍药加附子汤（《伤寒论》）　桂枝　炙甘草　生姜　大枣　附子（12）

桂枝去芍药加蜀漆牡蛎龙骨救逆汤（《伤寒论》）　桂枝　炙甘草　生姜　大枣　牡蛎　蜀漆　龙
　　骨（14）

桂枝附子去桂加白术汤（《伤寒论》）　附子　白术　生姜　炙甘草　大枣（21）

桂枝去芍药加皂荚汤（《千金要方》）　桂枝　生姜　甘草　皂荚　大枣（91）

桃红饮（《类证治裁》）　桃仁　红花　川芎　当归尾　威灵仙（129）

桃花汤（《伤寒论》）　赤石脂　干姜　粳米（30）

桃仁汤（《三因方》）　桃仁　槐子　艾　姜　枣（78）

桃核承气汤（《伤寒论》）　桃仁　大黄　桂枝　炙甘草　芒硝（17，37，231）

桔梗白散（《外台秘要》）　桔梗　贝母　巴豆（69，93，95）

桔梗杏仁煎（《景岳全书》）　桔梗　杏仁　甘草　银花　贝母　枳壳　红藤　连翘　夏枯草　百
　　合　麦冬　阿胶（95）

桔梗汤（《伤寒论》）　桔梗　甘草（31，93，95）

桔梗汤（《济生方》）　桑白皮　桔梗　贝母　当归　瓜蒌仁　生黄芪　枳壳　甘草节　防己　百
　　合　薏苡仁　五味子　地骨皮　知母　杏仁　葶苈（31，93，95）

瓜蒌薤白半夏汤（《金匮要略》）　瓜蒌　薤白　白酒　半夏（77，115，116，119）

瓜蒌薤白白酒汤（《金匮要略》）　瓜蒌　薤白　白酒（115，116，119）

柴胡桂枝干姜汤（《伤寒论》）　柴胡　桂枝　干姜　黄芩　栝楼根　牡蛎　炙甘草（27，86）

柴枳半夏汤（《医学入门》）　柴胡　黄芩　半夏　瓜蒌仁　枳壳　桔梗　杏仁　青皮　甘草
　　（148）

母 石膏 甘草 木通（200）

消积保中丸（《寿世保元》） 陈皮 半夏 茯苓 白术 香附 青皮 木香 槟榔 莱菔子 白芥子 砂仁 神曲 麦芽 黄连 山栀子 三棱 莪术 川芎 当归 桃仁 红花 干漆 阿魏（108）

海桐皮散（《小儿卫生总微论》） 海桐皮 当归 牡丹皮 熟干地黄 牛膝 山茱萸 补骨脂（129）

益气导溺汤（《中医妇科治疗学》） 党参 白术 扁豆 茯苓 桂枝 炙升麻 桔梗 通草 乌药（228）

调肝汤（《傅青主女科》） 当归 白芍 山茱萸 巴戟 阿胶 山药 甘草（235）

调经饮（《景岳全书》） 当归 牛膝 山楂 香附 青皮 茯苓（234）

调荣散（《医门法律》） 蓬莪术 川芎 当归 延胡索 白芷 槟榔 陈皮 赤芍 桑白皮 大腹皮 赤茯苓 葶苈 瞿麦 大黄 细辛 肉桂 炙甘草 生姜 红枣（168）

调胃承气汤（《伤寒论》） 大黄 炙甘草 芒硝（22，39，42，183）

十一画

理中丸（《伤寒论》） 人参 白术 干姜 炙甘草（27，35，72，138）

黄连阿胶汤（《伤寒论》） 黄连 阿胶 黄芩 鸡子黄 芍药（30，43，246）

黄连香薷饮（《类证活人书》） 黄连 香薷 厚朴（57）

黄连温胆汤（《千金方》） 半夏 陈皮 茯苓 甘草 枳实 竹茹 黄连 大枣（45）

黄芪六一汤（《太平惠民和剂局方》） 黄芪 甘草（186）

黄芪建中汤（《金匮要略》） 黄芪 白芍 桂枝 炙甘草 生姜 大枣 饴糖（132，139）

黄芪鳖甲散（《卫生宝鉴》） 黄芪 鳖甲 天冬 地骨皮 秦艽 柴胡 紫菀 半夏 茯苓 知母 生地 白芍 桑白皮 人参 肉桂 桔梗（135）

黄芩散（《景岳全书》） 黄芩（210，211）

黄芩滑石汤（《温病条辨》） 黄芩 滑石 茯苓皮 大腹皮 白蔻仁 通草 猪苓（46）

黄芩汤（《伤寒论》） 黄芩 芍药 炙甘草 大枣（26）

清瘴汤（验方）　青蒿　柴胡　茯苓　知母　陈皮　半夏　黄芩　黄连　枳实　常山　竹茹　益元散（88）

清燥救肺汤（《医门法律》）　桑叶　石膏　杏仁　甘草　麦冬　人参　阿胶　炒胡麻仁　炙枇杷叶（91）

银翘散（《温病条辨》）　金银花　连翘　豆豉　牛蒡子　薄荷　荆芥穗　桔梗　甘草　竹叶　鲜芦根（36，41，83，94，179）

猪苓汤（《伤寒论》）　猪苓　茯苓　泽泻　阿胶　滑石（22，30，110，167）

猪肤汤（《伤寒论》）　猪肤　白蜜　白粉（31）

猪肚丸（《千金要方》）　猪肚　黄连　粱米　栝楼根　茯神　知母　麦门冬（184）

假苏散（《医学心悟》）　荆芥　陈皮　香附　麦芽　瞿麦　木通　赤茯苓（113）

理中安蛔汤（《万病回春》）　人参　白术　茯苓　川椒　乌梅　干姜（190）

菖蒲郁金汤（《温病全书》）　鲜石菖蒲　广郁金　炒山栀　连翘　菊花　滑石　竹叶　丹皮　牛蒡子　竹沥　姜汁　玉枢末（37，46）

萆薢丸（《圣济总录》）　萆薢　山芋　牛膝　泽泻　生干地黄　白术　茵芋　蛴螬　干漆　狗脊　车前子　天雄（142）

萆薢饮（《医学心悟》）　萆薢　文蛤粉　石韦　车前子　茯苓　灯心　莲子肉　石菖蒲　黄柏（113）

菟丝子丸（《沈氏尊生书》）　菟丝子　茯苓　山药　莲肉　枸杞子（114，211）

排气饮（《景岳全书》）　陈皮　木香　藿香　香附　枳壳　泽泻　乌药　厚朴（74，106，108）

排脓内补散（《直指方》）　人参　当归　厚朴　防风　北梗　白芷　辣桂　炙黄芪　炙甘草　白茯苓（198）

蛇床子散（《金匮要略》）　蛇床子仁　白粉（239，240）

徙薪饮（《景岳全书》）　陈皮　黄芩　麦冬　芍药　黄柏　茯苓　牡丹皮（210，211）

旋覆花汤（《金匮要略》）　旋覆花　葱　新绛（149，218，219，220）

鹿茸丸（《医碥》）　川牛膝　鹿茸　五味子　石斛　菟丝子　附子　川楝子　沉香　磁石　肉桂　泽泻（114，184，185）

鹿茸散（《太平圣惠方》）　鹿茸　熟地黄　山茱萸　五味子　黄芪　煅牡蛎（123，125）

十二画

越婢加半夏汤（《金匮要略》） 麻黄 石膏 生姜 大枣 甘草 半夏（151，152，160）

椒目瓜蒌汤（《医醇賸义》） 川椒目 瓜蒌仁 葶苈子 桑白皮 苏子 半夏 茯苓 橘红 蒺
藜 生姜（149）

硝石矾石散（《金匮要略》） 硝石 矾石（123）

紫雪丹（《太平惠民和剂局方》） 滑石 石膏 寒水石 磁石 羚羊角 青木香 犀角 沉香
丁香 升麻 玄参 甘草 朴硝 朱砂 麝香 黄金 硝石（37，43，56，88，180）

黑锡丹（《太平惠民和剂局方》） 黑锡 硫黄 川楝子 胡芦巴 木香 炮附子 肉豆蔻 阳
起石 沉香 茴香 肉桂 补骨脂（153，160，168）

温胆汤（《备急千金要方》） 半夏 橘皮 甘草 枳实 竹茹 生姜 茯苓（45，116）

程氏萆薢分清饮（《医学心悟》） 萆薢 车前子 茯苓 莲子心 菖蒲 黄柏 丹参 白术
（113）

犀角地黄汤（《备急千金要方》） 犀角 生地黄 丹皮 芍药（46，57，68）

犀角汤（《备急千金要方》） 犀角 羚羊角 前胡 黄芩 栀子 大黄 升麻 射干 豆豉（78，
128）

犀角散（《备急千金要方》） 犀角 黄连 升麻 山栀 茵陈（124）

犀黄丸（《外科证治全生集》） 犀黄 麝香 没药 乳香（94）

疏凿饮子（《济生方》） 商陆 泽泻 赤小豆 椒目 木通 茯苓皮 大腹皮 槟榔 生姜 羌
活 秦艽（165，167）

越婢汤（《金匮要略》） 麻黄 石膏 生姜 甘草 大枣（13，162，163，166，169）

葳蕤汤（《千金要方》） 葳蕤 白薇 麻黄 独活 杏仁 川芎 甘草 青木香 石膏
（39，40）

散聚汤（《三因方》） 半夏 槟榔 当归 橘皮 杏仁 桂心 茯苓 炙甘草 附子 川芎 枳
壳 厚朴 吴茱萸（108）

葛根加半夏汤（《伤寒论》） 葛根 麻黄 炙甘草 芍药 桂枝 生姜 半夏 大枣（12）

葛根汤（《济生方》） 葛根 枳实 栀子仁 豉 炙甘草（12，37，124，177，178，181）

葛花解酲汤（《脾胃论》） 莲花 青皮 木香 橘皮 人参 猪苓 白茯苓 神曲 泽泻 干
生姜 白术 白豆蔻仁 葛花 砂仁（102）

十三画

十四画

截疟七宝饮（《杨氏家藏方》） 常山 草果 厚朴 槟榔 青皮 陈皮 炙甘草（87）

酸枣仁汤（《金匮要略》） 酸枣仁 知母 川芎 茯苓 甘草（130，131，140，221）

膏淋汤（《医学衷中参西录》） 山药 芡实 龙骨 牡蛎 生地黄 党参 白芍（113）

膈下逐瘀汤（《医林改错》） 五灵脂 当归 川芎 桃仁 丹皮 赤芍药 乌药 延胡索 甘草 香附 红花 枳壳（106，107，234）

毓麟珠（《景岳全书》） 人参 白术 茯苓 芍药 川芎 炙甘草 当归 熟地 菟丝子 杜仲 鹿角霜 川椒（249）

蜜煎导（《伤寒论》） 食蜜（24）

十五画以上

增液承气汤（《温病条辨》） 大黄 芒硝 玄参 麦冬 生地黄（36，179）

燃照汤（《随息居重订霍乱论》） 滑石 豆豉 焦山栀 酒黄芩 省头草 制厚朴 制半夏 白蔻仁（73）

藿香正气散（《太平惠民和剂局方》） 藿香 紫苏 白芷 桔梗 白术 厚朴 半夏曲 大腹皮 茯苓 橘皮 甘草 大枣（55，73，74）

鳖甲煎丸（《金匮要略》） 鳖甲 乌扇 黄芩 柴胡 鼠妇 干姜 大黄 芍药 桂枝 葶苈子 石韦 厚朴 丹皮 瞿麦 紫葳 半夏 人参 䗪虫 阿胶 蜂房 赤硝 蜣螂 桃仁（4，86，89，104，105，124）

薯蓣丸（《金匮要略》） 薯蓣 人参 白术 茯苓 甘草 当归 芍药 川芎 干地黄 阿胶 麦冬 杏仁 桔梗 豆黄卷 防风 柴胡 桂枝 神曲 干姜 白蔹 大枣（133，140）

镇肝息风汤（《医学衷中参西录》） 淮牛膝 龙骨 生白芍 天冬 麦芽 代赭石 牡蛎 玄参 川楝子 茵陈蒿 甘草 龟甲（61，62，64）

蠲痹汤（《医学心悟》） 羌活 独活 桂心 秦艽 当归 川芎 炙甘草 海风藤 桑枝 乳香 木香（202）

蠲痛丸（《济生方》） 川乌 黑豆 全蝎 地龙 麝香（129）